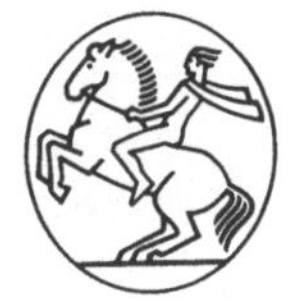

W0256714

Medizin und Ethik

Herausgegeben von J. Bonelli

Springer-Verlag Wien GmbH

Eine Buchreihe des IMABE - Instituts für medizinische Anthropologie und Bioethik, Wien
herausgegeben von
Univ.-Prof. Dr. Johannes Bonelli (Direktor des IMABE)

Die Deutsche Bibliothek - CIP-Einheitsaufnahme

Der Mensch als Mitte und Maßstab der Medizin / [im
Auftr. von IMABE - Institut für Medizinische
Anthropologie und Bioethik, Wien, hrsg. von Johannes
Bonelli]. - Wien; New York: Springer, 1992
(Medizin und Ethik)
ISBN 978-3-211-82410-8   ISBN 978-3-7091-6694-9 (eBook)
DOI 10.1007/978-3-7091-6694-9
NE: Bonelli, Johannes [Hrsg.]

ISBN 978-3-211-82410-8

Geleitwort

Seit Jahrtausenden hat sich die Ärzteschaft - wie kein anderer Berufszweig - immer wieder um eine standesgemäße Berufsethik bemüht. Die Ärzte haben stets ihren Beruf nicht nur als Herausforderung für ein rein naturwissenschaftlich ausgerichtetes Wissen und Können angesehen, sondern sie haben ihr ärztliches Tun darüber hinaus auch immer unter den Aspekt der sittlich-ethischen Verantwortung für den Patienten als Ganzen gestellt.

Auch in der heutigen Zeit sind es vor allem die Ärzte, die sich bemühen, ihre berufliche Arbeit an ethischen Gesichtspunkten zu orientieren. In der medizinischen Literatur findet man - im Vergleich mit anderen Berufsgruppen - einen erstaunlich hohen Anteil, der sich mit ethischen Fragen auseinandersetzt.

Die Medizin hat innerhalb der letzten Jahre ungeahnte Fortschritte auf fast allen Gebieten zu verzeichnen. Charakteristische Merkmale für diesen Fortschritt sind die zunehmende Technisierung und fortschreitende Spezialisierung der Medizin. Beides bereitet aber auch erhebliche Schwierigkeiten, und zwar sowohl im Selbstverständnis der ärztlichen Tätigkeit überhaupt, als auch auf ethischem Gebiet. Die unaufhaltsame Aufteilung der Medizin in Einzelwissenschaften hat dazu geführt, daß der Dialog unter den Spezialisten zunehmend schwieriger wird, weil die gemeinsame Basis praktisch entschwunden und es kaum mehr möglich ist, ein anderes Fachgebiet - wenigstens in seinen Grundprinzipien - ausreichend zu begreifen.

Außerdem nehmen „Können" und „Machbarkeit" den Arzt so sehr in Anspruch, daß die Reflexion über den Sinn des ärztlichen Handelns, über medizinische Wertprinzipien und über das Wesen des Menschen und seine Krankheit, zwangsläufig in den Hintergrund treten muß.

Dazu kommt noch, daß der Dialog mit den Geisteswissenschaftlern beinahe abgerissen ist. Die Verständigung zwischen Naturwissenschaftlern und Philosophen oder gar Theologen ist fast unmöglich geworden, weil einer die Probleme des anderen nicht versteht.

Das Ergebnis dieser Entwicklung ist, daß der Erfolg nicht mehr daran gemessen wird, ob etwas für den Menschen gut ist, sondern an der Machbarkeit selbst. Aber bereits Platon hat aufgezeigt, daß sich eine Gesellschaft, die sich lediglich am Faktischen und an der Machbarkeit orientiert, unweigerlich dem Egoismus und der Willkür einzelner ausliefert. Eine solche Entwicklung in der Medizin würde allerdings nicht nur die Abkehr von ihrem humanistischen Auftrag bedeuten, sondern auch deren Pervertierung zur Herrschaft von Menschen über Menschen und damit den Verlust der Menschlichkeit des Menschen überhaupt!

Es läßt sich nicht leugnen, daß sich die neuzeitliche naturwissenschaftliche Medizin mit Hilfe der Technik auf eine abenteuerliche Entdeckungsreise in ein weitgehend unbekanntes Land begeben hat (als Beispiele seien die Gentechnologie, die Transplantationsmedizin und die In-vitro-Fertilisation genannt) und nun ziemlich ratlos vor einer Unzahl von Problemen steht, wie der Zauberlehrling vor den Geistern, die er rief.

In dieser Situation gibt es wohl nur die eine Lösung, nämlich die Besinnung auf die ureigenen Grundlagen ärztlichen Denkens und Handelns, um so wieder Klarheit über die gemeinsame Aufgabe der heutigen Medizin zu bekommen und in einen neuen Dialog einzutreten.

Diese Grundlagen sind nicht durch Spezialisierung, auch nicht dadurch, daß wir uns gleichsam ein Universalwissen von der ganzen Medizin aneignen, zu erwarten. Dies wäre ein hoffnungsloses Unterfangen, so wie wenn man den Baum von seinen feinsten Verästelungen her und nicht am Stamm fällen wollte. Anstatt dessen muß wieder eine Synthese von Einzelwissenschaften und Weisheit angestrebt werden, in der die Frage nach dem Einzelnen nicht den Blick auf das Ganze verstellt. Die Universitäten brauchen daher wieder Wissenschaftler, die bei der Suche nach der Wahrheit nicht die übergeordnete Wahrheit über den Menschen als Person aus den Augen verlieren bzw. diese Frage bei ihren Forschungen ausklammern.

In diesem Sinne will sich der vorliegende erste Band der Reihe „Medizin und Ethik" mit dem Grundstock ärztlicher Berufsethik beschäftigen, der das Ganze trägt und von dem aus das Nebeneinander der Einzeldisziplinen zusammengehalten und genährt wird.

Das *erste Kapitel* ist der Konzeption des Menschen als Person gewidmet. *G. Pöltner* behandelt das Thema aus grundlegender philosophischer Perspektive, wobei er sich mit den Thesen der gegenwärtigen konsequentialistischen Ethik auseinandersetzt und Personalität nicht als Eigenschaft, sondern in einem ontologischen Sinn als Subjektbestimmung des Menschen definiert. *J. Rosado* beschäftigt sich in seinem Beitrag mit dem Unterschied zwischen Mensch und Tier im Blick auf die Tierversuchsproblematik. *M. Rhonheimer* zeigt in seinen Ausführungen „Zur Begründung sittlicher Normen aus der Natur", daß der Begriff „Natur" beim Menschen vor allem etwas mit seiner Vernunft und daß die Sittlichkeit nur sehr indirekt etwas mit Natürlichkeit im biologischen Sinn zu tun hat. Eingriffe gegen die Natur des Menschen sind nach *Rhonheimer* jene, die dem Menschen als Vernunftwesen widerstreben. Sie meinen primär einmal gar nicht medizinisch biologische Eingriffe als solche. Der Gegenbegriff zum „Natürlichen" ist beim Menschen daher keineswegs das „Künstliche", sondern das Unvernünftige oder Vernunftwidrige. Diese Position dürfte einige Mißverständnisse gerade auch bei der Begründung ethischer Normen im medizinischen Bereich klären helfen. *J.B. Torello* beschäftigt sich mit der menschlichen Person als Leib-Seele-Einheit und im Beitrag „Der Patient als Person" (*J. Bonelli*) wird die Thematik auch im Blick auf praktisch ärztliche Konsequenzen behandelt.

Alle Beiträge dieses Kapitels lassen die hervorragende und einzigartige Würde des Menschen innerhalb dieser Schöpfung aufleuchten.

Im *zweiten Kapitel* wird die sittliche Qualität personalen Handelns erörtert. *M. Rhonheimer* beschäftigt sich in seinem Beitrag „Ethik - Handeln - Sittlichkeit" mit der grundsätzlichen Frage nach dem Wesen der Sittlichkeit, nach der Verantwortlichkeit des Arztes für sein Tun sowie nach den Kriterien einer guten und schlechten Handlung usw. Speziell wird auch auf die Problematik eingegangen, wieweit ein guter Zweck die Mittel heiligen kann.

A. Sonnenfeld zielt mit seinem Beitrag mehr auf die praktischen Konsequenzen und behandelt vor allem das Problem der Handlung mit Doppeleffekt, in der der Arzt zu einer gewissenhaften Abwägung der Folgen seines Tuns und zwar in Hinblick auf die vorhersehbaren Nebenwirkungen gezwungen ist.

A. Laun bearbeitet die Frage nach dem Wesen und der Funktion des Gewissens eher aus moraltheologischer Sicht, *A. Sonnenfeld* mehr in bezug auf eine angemessene Antwort, die jeder Arzt in der je konkreten Situation in Freiheit treffen muß (Situationsgewissen).

Letztlich allerdings kommt der Arzt um die Auseinandersetzung mit dem Sinn menschlichen Leidens nicht herum.

Diese Frage wird im *dritten Kapitel* gestellt. Die ersten drei Beiträge zu diesem Thema (*J.B. Torelló, E. Lukas, J. Bonelli*) enthalten mehr grundsätzliche Überlegungen, *F. Kummer* behandelt das Thema aus der Sicht des praktisch tätigen Arztes. Im letzten Artikel von *J.B. Torelló* wird eine Problematik angeschnitten, zu der der medizinische Fortschritt nicht unerheblich beigetragen hat: Das menschliche Altwerden. Dabei wird die Würde auch der alten Menschen in beinahe dichterisch brillanter Weise mit Humor aufgezeigt.

Abschließend möchte ich mich bei all jenen bedanken, die am Zustandekommen diese Buches mitgewirkt haben. Vor allem natürlich bei den Autoren für ihre Beiträge, aber auch bei den vielen stillen Mitarbeitern, die hier nicht alle namentlich erwähnt werden können, die aber trotzdem mit viel Idealismus und Engagement ganz entscheidend am Zustandekommen dieses Werkes beteiligt waren.

Wien, im Oktober 1992   J. Bonelli
                                         Herausgeber

Inhaltsverzeichnis

I. Die Natur des Menschen als Person

Achtung der Würde und Schutz von Interessen

Von **Günther Pöltner**

I. Interessenschutz

Tötung schwerstgeschädigter Neugeborener, Tötung auf Verlangen, aktive Sterbehilfe sind zu zentralen Themen gegenwärtiger Ethikdiskussion geworden. Umstritten sind vor allem die diesbezüglichen Thesen von Vertretern einer interessenorientierten, konsequenzialistischen Ethik, allen voran diejenigen des Australiers *Peter Singer*[1]. In Frage steht der Lebensschutz, sein Beginn und sein Ende sowie seine Begründung. Für konsequenzialistische Ethiker bedeutet Lebensschutz so viel wie Interessenschutz. Wo keine (Überlebens-)Interessen verletzt werden, oder die Tötung im Interesse des Betroffenen liegt, besteht weder ein Abtreibungsverbot noch ein Verbot aktiver Euthanasie. Im Kontext der Abtreibungsdebatte wird das sog. Speziesargument und das Potentialitätsargument abgelehnt[2].

---

[1] Einen in sehr vielen Hinsichten ähnlichen Standpunkt vertritt in Deutschland *Norbert Hoerster*.

[2] *Leist* unterscheidet in seinem Bericht über die philosophische Abtreibungsdebatte vier Argumentationstypen bezüglich des moralischen Status von Föten: „Umgehungsargumente", „Speziesargumente", „Potentialitätsargumente" und „Personen- oder Interessenargumente" (1990, 15). Die Umgehungsargumente versuchen, „Abtreibung unabhängig von der Statusfrage zu beurteilen", ein Versuch, der von den übrigen Gruppen als unmöglich angesehen werde (1990, 15). „Mit ‚Speziesargument' ist der direkte Versuch gemeint, Abtreibung als moralisch falsch einzustufen, weil Föten Angehörige der menschlichen Spezies sind. ‚Potentialitätsargumente' verweisen auf die potentiellen Fähigkeiten von Föten oder die Eigenschaft, sich zu einem menschlichen Erwachsenen zu entwickeln. Demgegenüber orientieren sich ‚Personen-' oder ‚Interessenargumente' an der Frage, ob Föten Personen sind bzw. ob sie ein Lebensinteresse haben" (1990, 15 f).

Außer Streit steht die Befruchtung als Beginn menschlichen Lebens. Versteht man unter „menschlichem Wesen" oder „menschlichem Individuum" so viel wie „Mitglied der Spezies homo sapiens", dann besteht nach *Singer* „kein Zweifel, daß ein von menschlichen Eltern gezeugter Fötus vom ersten Moment seiner Existenz an ein menschliches Wesen ist" (1984, 104)[3]. Ähnlich *Hoerster*: „Ohne Zweifel ist die menschliche Leibesfrucht vom Zeitpunkt der Befruchtung an ein individuelles, eigenständiges Mitglied der biologischen Gattung ,Mensch' ... Deshalb ist es absolut zwingend, dem menschlichen Nasciturus ein Lebensrecht einzuräumen, falls die bloße Zugehörigkeit zur biologischen Gattung ,Mensch' ein ausreichender Grund für die Einräumung des Lebensrechtes ist" (*Hoerster* 1989, 174). Es könne – unter der Voraussetzung eines Lebensrechtes aller menschlichen Individuen – nur als reine Willkür erscheinen, dem menschlichen Individuum gerade in seinem Stadium als Fötus bloß ein stark eingeschränktes Lebensrecht, ein Lebensrecht zweiter Klasse einzuräumen" (*Hoerster* 1991 b, 49).

1. Der Einwand des Speziesismus

Für die interessenorientierte Ethik ist die Spezieszugehörigkeit kein hinreichender Grund, einem menschlichen Individuum ein Lebensrecht einzuräumen. Sie erhebt den Vorwurf des „Speziesismus"[4] und begründet ihre Ablehnung mit der moralischen Irrelevanz biologischer Fakten.

„Die biologischen Fakten, an die unsere Gattung gebunden ist, haben keine moralische Bedeutung. Einem Leben bloß deshalb den Vorzug zu geben, weil das Lebewesen unserer Gattung angehört, würde uns in dieselbe Position bringen wie die Rassisten, die denen den Vorzug geben, die zu ihrer Rasse gehören" (*Singer* 1984, 107)[5]. Für

---

[3] „Spezieszugehörigkeit ist genetisch festgelegt, und der Fötus ist deshalb von Befruchtung ab Angehöriger der Spezies Mensch" (*Leist* 1990, 22).

[4] „,Speziesismus' ist der Glaube, es sei moralisch richtig, menschliches Leben gegenüber ansonsten relevant ähnlichem nicht-menschlichem Leben verschieden zu behandeln" (*Kuhse* 1991, 69).

[5] In diesem Zusammenhang läßt die von *Leist* vorgetragene Sentenz aufhorchen, der rundweg behauptet, das „Kriterium der Spezieszugehörigkeit" habe „heute unter Philosophen jede Überzeugungskraft verloren", was auf die

Hoerster gilt: „Das ... Prinzip, wonach jedem menschlichen Individuum per se ein Lebensrecht zusteht, ist, vertreten als überpositive Norm, nicht nur starken Einwänden unter erkenntnistheoretischem Aspekt ausgesetzt[6]. Es ist darüber hinaus ... geradezu vernichtenden Einwänden unter normativem Aspekt ausgesetzt" (*Hoerster* 1991 b, 56). Die Spezieszugehörigkeit zur Basis des Lebensrechtes eines menschlichen Individuums zu machen, „ist deshalb vollkommen willkürlich, weil es vollkommen willkürlich ist, die Einräumung eines Lebensrechtes an die bloße Zugehörigkeit zu irgendeiner biologischen Kategorie zu knüpfen" (*Hoerster* 1991 b, 57). Dazu komme noch, daß das menschliche Individuum nicht nur Angehöriger einer Spezies, sondern auch anderer biologischer Kategorien (z. B. Ordnung, Klasse) ist. Es sei deshalb begründungsbedürftig, warum ausgerechnet „die Spezies und nicht etwa eine der anderen, allgemeineren biologischen Kategorien" zum Anknüpfungspunkt des Lebensrechtes gemacht werde (*Hoerster* 1991 b, 58).

Biologische Fakten als solche sind generell moralisch irrelevant[7]. Die Berufung auf die Spezieszugehörigkeit komme daher einem Se-

---

Kritik von *Tooley* und *Singer* zurückgehe (*Leist* 1990, 22). Beide hätten darauf hingewiesen, „daß die Spezieszugehörigkeit allein – nämlich unabhängig von den aktuellen Eigenschaften und Fähigkeiten eines individuellen Exemplars der Spezies – moralisch nicht relevant sein kann" (*Leist*, ebd. 22). Es wäre angebrachter, das konsequenzialistische Verständnis von ‚Spezies' einer Kritik zu unterziehen, als den Eindruck zu erwecken, philosophieren decke sich mit der Einnahme des konsequenzialistischen Standpunkts!

[6] Eine überpositive Norm wäre nach *Hoerster* z. B. „auf den Willen oder die Absichten Gottes" gegründet (Abtreibung, 16). Den Willen Gottes mit der Vernunft erkennen zu können, sei eine Voraussetzung, die „mit einem modernen wissenschaftlichen Weltbild kaum zu vereinbaren" ist (*Hoerster* 1991 b, 14). Es sei „schier aussichtslos, ... die Verbotswürdigkeit der Tötung in rational verbindlicher Weise auf den Willen oder die Absichten Gottes zu gründen" (*Hoerster* 1991 b, 16).

[7] „Wenn die Zugehörigkeit zu einer biologischen Gattung als solche schon ein ausreichender Grund für die Einräumung eines Lebensrechtes wäre, dann könnte sich jemand nach Belieben ... ebensogut wie für die Gattung ‚Mensch' – etwa auch für die Gattung ‚Hund' oder für die Gattung ‚Wirbeltier' entscheiden. Jede dieser Entscheidungen könnte dann natürlich zur ‚Begründung' der aus ihr ableitbaren logischen Konsequenzen dienen, wäre ihrerseits jedoch völlig unbegründet – so unbegründet wie jede denkbare Alternative. Mit einer derartig

xismus bzw. Rassismus gleich. „Die Spezies ist ja nicht weniger ein
biologisches Merkmal als die Rasse oder das Geschlecht" (*Hoerster*
1991 b, 61)[8]. So wie wir den Rassismus und den Sexismus ablehnen,
„sollten wir es für illegitim halten, die Gattungszugehörigkeit als solche zum Anknüpfungspunkt der Einräumung irgendwelcher Rechte,
also auch des Lebensrechtes zu machen" (*Hoerster* 1989, 174)[9]. *Heg-
selmann/Merkel* meinen, das Kriterium der Gattungszugehörigkeit
könnte sich höchstens über Chromosomeneigenschaften definieren.
Die meisten würden jedoch „Lebensrechte im Gegensatz zu einem
(erklärbaren) ersten Anschein gerade nicht vom Besitz einer bestimmten Chromosomen-Struktur abhängig machen" (1991, 12). Weiters
weisen die beiden Autoren auf den Verlust der Sonderstellung des
Menschen hin: Die Kritik am sog. Speziesismus verdanke sich „der
modernen wissenschaftlichen Weltsicht ..., die eben wenig Möglichkeiten bietet, für eine moralisch privilegierte Stellung des Menschen
im Kosmos zu argumentieren" (*Hegselmann/Merkel* 1991, 19).

2. Der Rekurs auf relevante Eigenschaften

Nicht biologische Fakten, auch nicht das menschliche Leben als
solches, sondern erst Eigenschaften und Fähigkeiten seien von moralischer Relevanz. Einzig deren Vorliegen bilde den hinreichenden

---

willkürlich dezisionistischen Konzeption des menschlichen Lebensrechtes sollten wir uns allenfalls zufriedengeben, wenn eine alternative Konzeption nicht
ersichtlich wäre" (*Hoerster* 1989, 174).

[8] *Singer* meint: „Weiße Rassisten akzeptieren nicht, daß der Schmerz,
den Schwarze verspüren, ebenso schlimm ist wie der, den Weiße verspüren.
Ähnlich messen jene, die ich ‚Speziesisten‘ nennen möchte, da, wo es zu einer
Kollision ihrer Interessen mit denen von Angehörigen einer anderen Spezies
kommt, den Interessen der eigenen Spezies größeres Gewicht bei. Menschliche
Speziesisten erkennen nicht an, daß der Schmerz, den Schweine oder Mäuse
verspüren, ebenso schlimm ist wie der von Menschen verspürte" (1984, 73 f).

[9] „Die bloße Zugehörigkeit zur menschlichen Spezies, d. h. die Zugehörigkeit zur menschlichen Spezies als solche kann diesen sachlichen Grund (=
weshalb Menschen ein Lebensrecht haben sollen, G.P.) nicht darstellen. Anderenfalls wären wir Anhänger einer Position, die man in der gegenwärtigen
Moralphilosophie mit Recht als ‚Speziesismus‘ gebrandmarkt hat: einer Privi-
legierung der eigenen biologischen Art oder Gruppe, die insofern auf einer Stufe
steht mit den Positionen des ‚Rassismus‘ und des ‚Sexismus‘" (*Hoerster* 1991
a, 23).

Grund für die Einräumung eines Lebensrechts. Der Beginn des Lebensrechts fällt zusammen mit der erstmöglichen Feststellbarkeit dieser Eigenschaften[10]. Es wird die Orientierung „an sachlich relevanten Eigenschaften" gefordert (*Hoerster* 1991 b, 61)[11]. Es sei entscheidend, „daß jede moralische oder rechtliche Regelung durch in der (jeweiligen) Sache liegende Gründe anstatt durch die bloße Anknüpfung an biologische Merkmale gestützt werden muß" (*Hoerster* 1991 b, 62).

Das Lebensrecht wird dabei nach Art eines bürgerlichen Rechts vorgestellt, das menschlichen Individuen eingeräumt wird[12]. So ähnlich wie das politische Wahlrecht nur Personen verliehen wird, die über entsprechende Fähigkeiten verfügen, so „sollten wir auch das Lebensrecht allen und nur solchen Wesen einräumen, die über bestimmte Eigenschaften und Fähigkeiten verfügen, die in diesem Zusammenhang relevant sind, d. h. die einen jedermann nachvollziehbaren Grund für die Einräumung eines Lebensrechtes darstellen" (*Hoerster* 1989, 174)[13].

---

[10] Für *Leist* ist die Berufung auf die Spezieszugehörigkeit in Wahrheit eine verkappte Berufung auf Eigenschaften, was einer Auflösung dieses Arguments gleichkomme. Es werde sichtbar, „daß mit der Berufung auf die Spezieszugehörigkeit eigentlich die Berufung auf Eigenschaften und Fähigkeiten gemeint ist, die Menschen haben, aber nicht unbedingt nur sie und nicht unbedingt alle Menschen: Eigenschaften wie Intelligenz, Bewußtsein, Sprache, Gefühle, Interessen, Handlungsfähigkeit, etc. Das Speziesargument löst sich damit als einfache und direkte Beantwortung des Abtreibungsproblems auf, denn es kommt jetzt darauf an, bestimmte Eigenschaften anzugeben und ihre moralische Relevanz für das Tötungsverbot nachzuweisen" (1990, 23).

[11] „Es ist also ganz generell so, daß unsere moralische und rechtliche Behandlung irgendwelcher Individuen stets an sachlich relevanten Eigenschaften orientiert sein muß und in keinem einzigen Fall an das bloße Vorliegen irgendeines biologischen Merkmals anknüpfen darf" (*Hoerster* 1991 b, 61, Herv.orig.).

[12] Das politische Wahlrecht ist zwar nach *Hoerster* nicht einfach dasselbe wie das Lebensrecht – „Das Lebensrecht ist ungleich wichtiger" (*Hoerster* 1991 b, 62) –, aber damit ist nur ein Unterschied sachlich relevanter Eigenschaften angezielt.

[13] Ein menschliches Wesen zu sein, ist nach konsequenzialistischer Auffassung noch kein hinreichender Grund für ein Lebensrecht. Das hängt zunächst einmal mit der Begriffsbestimmung zusammen, nach welcher der Ausdruck ‚menschliches Wesen' „als Äquivalent zu ‚Mitglied der Spezies Homo sapiens' verwendet" wird (*Singer* 1984, 104) und nicht schon gleichbedeutend mit ‚menschliche Person' ist.

Die hier erforderliche relevante Eigenschaft ist die Personalität[14]. Diese besteht im Besitz des aktuellen Ich-Bewußtseins[15], aufgrund dessen ein Überlebensinteresse ausgebildet werden kann. Der hinreichende Grund für die Einräumung eines Lebensrechts sowie für ein generelles Tötungsverbot bestehe darin, „daß Menschen anders als beliebige andere Lebewesen ein Interesse am Überleben haben ... Der Grund aber, daß Menschen überhaupt solche Wünsche und Interessen haben können, ist der, daß sie Personen, also Wesen mit einem Ich-Bewußtsein sind" (*Hoerster* 1991 a, 23)[16]. Ebenso meint *Singer*, „daß die Fähigkeit, die eigene Zukunft ins Auge zu fassen, die notwendige Bedingung für den Besitz eines ernstzunehmenden Rechts auf Leben ist" (1984, 115). Menschliche Individuen, die diese Fähigkeit nicht besitzen, sind keine Personen und fallen daher nicht unter das Tötungsverbot – wenngleich es andere Gründe geben mag, sie dennoch nicht zu töten (z. B. die Wirkung, die das Töten eines nicht-personalen menschlichen Wesens auf dessen Verwandte ausüben würde). Da für *Singer* einige Tiere Personen sind[17], ist es nur konsequent zu behaupten, „daß etwa die

---

[14] Nach *Singer* sind auch „einige nichtmenschliche Lebewesen ... Personen", d. h. im Besitz von Selbstbewußtsein (*Singer* 1984, 134). „Den Beweis dafür, daß zumindest einige Tiere selbstbewußt sind, haben Versuche, Affen eine Zeichensprache beizubringen, in jüngster Zeit erbracht" (*Singer* 1984, 130).

[15] „Auf jeden Fall schlage ich vor, ‚Person' in der Bedeutung eines rationalen und selbstbewußten Wesen zu gebrauchen, um jene Elemente der landläufigen Bedeutung ‚menschliches Wesen' zu erfassen, die von ‚Mitglied der Gattung Homo sapiens' nicht abgedeckt werden" (*Singer* 1984, 106). Ebenso *Hoerster*: „Unter einem personalen Wesen oder einer Person verstehe ich in diesem Zusammenhang ein Wesen, das Ich-Bewußtsein und Rationalität besitzt. Ein solches Wesen lebt nicht nur im Augenblick, sondern hat das Bewußtsein seiner Identität im Zeitablauf ... Ein in diesem Sinne personales Wesen kann offensichtlich Bedürfnisse und Interessen haben, die über sein momentanes Dasein weit hinausgehen. Insbesondere kann es das Interesse haben, möglichst lange zu leben. Die allermeisten erwachsenen Menschen haben ganz bewußt ein solches Interesse, und zwar mit einem sehr hohen Stellenwert" (1989, 175).

[16] „Personen haben den Wunsch nach Weiterleben, der als solcher ohne Zweifel Schutz verdient" (*Hoerster* 1989, 176).

[17] „Manche Angehörigen anderer Gattungen sind Personen: manche Angehörigen unserer eigenen Gattung sind es nicht. Keine objektive Beurteilung kann dem Leben von Mitgliedern unserer Gattung, die keine Personen sind, mehr Wert verleihen als dem Leben von Mitgliedern einer anderen Gattung, die Personen sind" (*Singer* 1984, 134).

Tötung eines Schimpansen schlimmer ist als die Tötung eines schwer geistesgestörten Menschen, der keine Person ist" (*Singer* 1984, 135). *Kuhse* unterscheidet menschliches Leben und menschliche Individuen. Das menschliche Leben als solches[18] habe keinen moralischen Wert und sei „kein plausibler Wertträger" (*Kuhse* 1991, 60). Die gegenteilige Meinung sei eine „Fehlvorstellung" (*Kuhse* 1991, 58). Nur menschliche Wesen (allerdings nicht nur menschliche Wesen) „können Träger von moralisch bedeutunsgvollen Eigenschaften oder Interessen sein" (*Kuhse* 1991, 60). Daß das menschliche Leben einen besonderen Wert besitze, gründe in der Eigenschaft, „ein autonomes im Gegensatz zu einem nicht-autonomen Leben zu haben" (*Kuhse* 1991, 60)[19].

3. Die Ablehnung des Potentialitätsarguments

Vertreter einer interessenorientierten Ethik gestehen zu, daß die Potentialität personalen Seins einen Unterschied zwischen einem menschlichen und einem tierischen Fötus ausmacht. Es „kann nicht in Abrede gestellt werden, daß der Fötus ein potentielles menschliches Wesen ist. Dies trifft zu, ganz gleich, ob wir unter ‚menschlichem Wesen' ein ‚Mitglied der Spezies Homo sapiens' oder ein rationales und selbstbewußtes Wesen, eine Person, verstehen" (*Singer* 1984, 164)[20]. Im Lichte der Po-

---

[18] Anstelle von ‚menschlichem Leben' steht auch ‚biologisch menschliches Leben' (*Kuhse* 1991, 60).

[19] „Eine bessere Begründung, warum das menschliche Leben besonderen Wert hat ist meines Erachtens in den Eigenschaften zu finden, die das Leben eines Menschen ... vom Leben (der meisten) anderen Geschöpfe unterscheidet: die Fähigkeit, selbstbestimmt und frei zu handeln, Lebenspläne, Ziele, Projekte und Ideale zu haben – kurz ein autonomes im Gegensatz zu einem nicht-autonomen Leben zu haben" (*Kuhse* 1991, 60).

[20] Ebenso *Hoerster*: „Ohne Zweifel ist gerade der Nasciturus – anders als jedes Tier – in dem Sinne ein potentiell personales Wesen, daß er jedenfalls seiner Anlage nach ein personales Wesen ist, d. h. daß er sich im natürlichen Verlauf seiner Entwicklung, sofern diese nicht unterbrochen wird, zu einem aktuell personalen Wesen entwickeln wird" (1989, 176). Die Leibesfrucht ist ein „vorpersonales Wesen ... Und als vorpersonales Wesen unterscheidet sie sich ohne Zweifel grundlegend von einem Tier" (*Hoerster* 1991 a, 23). Ähnlich *Leist*: „Die Überlegung ist zunächst durchaus einleuchtend, daß die Eigenschaft des Fötus, zu einem Baby und dann zu einem menschlichen Erwachsenen heranzureifen, das Potential zu Bewußtseinsfähigkeit, Intelligenz, etc., irgendwie einen Unterschied machen sollte" (1990, 24).

tentialität erscheint sogar der Status eines menschlichen Fötus in einem neuen Licht. Dessen „Zugehörigkeit zur Spezies Homo sapiens wird dann wichtig, wenn wir ihn als potentielles reifes menschliches Wesen betrachten, und dann freilich übertrifft der Fötus jedes Huhn, Schwein oder Kalb bei weitem" (*Singer* 1984, 164)[21]. Allerdings folge daraus „nicht, daß der Fötus einen größeren Anspruch auf Leben hat" (*Singer* 1984, 165).

Die Ablehnung des Potentialitätsarguments wird mit dem Hinweis auf den Unterschied zwischen potentiellen und aktuellen Rechten begründet. „Im allgemeinen hat ein potentielles X nicht auch sämtliche Rechte von X" (*Singer* 1984, 165). Nach *Hoerster* wäre die Potentialität nur dann ein zureichender Grund, würde der Satz allgemein gelten: „Alle Rechte, die ein Individuum aufgrund seines aktuellen Status hat, muß auch ein anderes Individuum aufgrund seines entsprechenden potentiellen Status haben". Das aber sei nicht der Fall (*Hoerster* 1989, 176). Denn weder besitze der Thronfolger als potentieller König dieselben Rechte wie der wirkliche König, noch habe ein potentiell Wahlberechtigter dieselben Rechte wie ein aktuell Wahlberechtigter. „Daraus, daß einer aktuellen Person ein bestimmtes Recht, wie beispielsweise das Lebensrecht, einzuräumen ist, folgt also nicht schon automatisch, daß auch einer potentiellen Person dieses selbe Recht einzuräumen ist" (*Hoerster* 1989, 176)[22].

Aufgrund dieser Prämissen ist die Tötung eines Ungeborenen nicht verwerflich. Denn eine potentielle Person hat noch kein Überlebensinteresse, also bewirkt eine Tötung nicht dessen Verletzung, sondern verhindert zuvor bereits dessen Entstehung[23]. Einen Anspruch auf Ent-

---

[21] „Wenn Potentialität der wesentliche Gesichtspunkt wäre, gälte das Tötungsverbot mit gleicher Dringlichkeit von Befruchtung ab, wie es für erwachsene Menschen gilt, denn bereits die befruchtete Eizelle ist potentiell ein Erwachsener" (*Leist* 1990, 24).

[22] Auch *Singer* fragt sich angesichts des Thronfolgerbeispiels: „Weshalb sollte eine potentielle Person die Rechte einer Person haben ?" (1984, 165).

[23] „Es ist bei genauerem Zusehen einfach falsch, die Tötung der Leibesfrucht so zu behandeln, als ob dadurch ein künftiges Überlebensinteresse verletzt würde. Die zutreffende Beschreibung ist vielmehr, daß durch die Tötung der Leibesfrucht ein künftiges Überlebensinteresse erst gar nicht zur Entstehung gelangt" (*Hoerster* 1991 a, 24). Ähnlich: „Eine bloß potentielle Person hat noch nicht den Wunsch, auch in Zukunft zu existieren. Sie kann durch eine Aufhebung des Tötungsverbotes so wenig Angst erfahren und somit in ihrer Lebensqualität beeinträchtigt werden wie ein Tier" (*Hoerster* 1989, 176). Schließlich folge

stehung gibt es jedoch nicht. Die Illegitimität, einen Rechtsanspruch auf die Bedingungen auszudehnen, unter denen allein er überhaupt entstehen kann, illustriere das Beispiel des gesetzlichen Erben: Die Bedingung für das Recht von A auf das Erbe von B ist das Nicht-Enterbtwerden A's durch B. Aber solch ein Recht auf Nicht-Enterbung gibt es nicht. Auch ein potentieller Rechtsinhaber besitzt kein Anrecht auf den Übergang in den aktuellen Rechtsbesitz. Deshalb hat auch ein Nasciturus selbst unter der Voraussetzung, er sei ein potentieller Lebensrechtsinhaber, kein Anrecht darauf, die Eigenschaft der Personalität zu erlangen, d.h. jenen Zustand zu erreichen, in welchem er dann wirklich ein Lebensrecht besitzt (*Hoerster* 1989, 177).

Aus dem bestehenden Lebensrecht folge nur das Anrecht auf all das „was zur Realisierung von X ein notwendiges und geeignetes Mittel ist. Wer ein Recht auf Leben hat, muß auch ein Recht auf das Existenzminimum sowie ein Recht auf eine Leben ermöglichende Umwelt haben" (*Hoerster* 1989, 177). Aus dem Recht auf Leben folge jedoch nicht das Recht auf die Schaffung der faktischen Voraussetzungen für die Entstehung eines Lebensrechts (*Hoerster* 1989, 177).

4. Interessenschutz

Weder eine ‚überpositive Norm‘, noch der ‚Schutz der Gesellschaft‘, sondern der Schutz individueller Interessen stellen für *Hoerster* den hinreichenden Grund für ein Tötungsverbot dar[24]. Sein Ausgangspunkt ist der Normalfall eines natürlichen Interesses am eigenen Überleben sowie am Überleben persönlich Nahestehender[25]. Da jedermann ein Interesse am Schutz dieses Interesses habe, und län-

---

auch aus der Annahme einer allgemeinen Werthaftigkeit des menschlichen Lebens noch nicht das Lebensrecht für einen einzelnen: „Die Annahme, daß menschliches Leben schlechthin von hohem Wert ist, reicht als solche nicht aus, um einem konkreten menschlichen Wesen ein Lebensrecht, d. h. einen Anspruch auf sein Leben zu gewähren" (*Hoerster* 1989, 177 f).

[24] „Tatsächlich läßt sich die Verbotswürdigkeit der Tötung für den Normalfall ziemlich problemlos begründen, wenn man ohne Umweg von den realen Interessen menschlicher Individuen ausgeht" (*Hoerster* 1991 b, 19).

[25] „Das menschliche Individuum hat im Normalfall ein starkes Interesse am Überleben. ... Das betreffende Interesse richtet sich von Natur aus aber durchaus auf das eigene Überleben sowie auf das Überleben persönlich Nahestehender" (*Hoerster* 1991 b, 20).

gerfristig betrachtet dieses Interesse den fallweisen Wunsch, andere
zu töten, überwiege, sei der Schutz des Überlebensinteresses von all-
gemeinem Interesse. „Da aber nur ein generelles Tötungsverbot jedermanns Leben schützt, ist ein solches Tötungsverbot tatsächlich von
jedermanns Standpunkt aus, also intersubjektiv begründet" (*Hoerster*
1991 b, 20). Da ein selbstbewußtes Wesen die Vorstellung vom künftigen Eintritt des eigenen Todes besitze und unter ihr leiden könne,
würde die generelle Freigabe gegenseitigen Tötens eine drastische Sen-
kung der Lebensqualität bedeuten[26]. *Hoerster* meint, diese intersub-
jektive Begründung erfolge „ohne Berufung auf fragwürdige
metaphysische oder religiöse Voraussetzungen sowie ohne Berufung
auf einen nebulosen ‚Schutz der Gesellschaft'" (1991 b, 21).

Interessen gründen in aufgeklärten Wünschen (*Hoerster* 1991 b,
71f). ‚Wunsch' und ‚Interesse' sind zu unterscheiden. Interessen beziehen sich auf die Mittel bzw. Voraussetzungen zur Realisierung von
Wünschen[27]. Wer einen Wunsch habe, dessen Realisierung vom eigenen Überleben abhängt, besitze demnach ein Überlebensinteresse[28].
Ihm ist „ein ununterbrochenes Lebensrecht …, das auch Perioden von
Schlaf oder Bewußtlosigkeit umfaßt" zuzusprechen (*Hoerster* 1991 b,
76). Wie die Tatsache anhaltender Wünsche zeige, müsse ein Wunsch
oder ein Interesse nicht „in bewußter Form präsent" sein, um verletzt
werden zu können. Interessenverletzung sei deshalb mit der Verletzung
bewußter Interessen nicht gleichzusetzen (*Hoerster* 1991 b, 78). Das
Überlebensinteresse sei nicht nur auf die Phase seiner gegenwärtigen
Ausbildung beschränkt, sondern beziehe sich auf künftige Phasen be-

---

[26] „Menschliches Leben in einer Gesellschaft, die das gegenseitige Töten
freigibt, würde für jedermann radikal an Qualität verlieren. Dies ist der Grund,
warum ein generelles Tötungsverbot auch in jedermanns Interesse liegt und zu
den wichtigsten moralischen und rechtlichen Normen menschlichen Zusammenlebens gehört" (*Hoerster* 1989, 175).

[27] „Um ein Interesse an X haben zu können, muß jemand vielmehr – sofern
sein Interesse an X nicht unmittelbar auf einen Wunsch nach X zurückgeht –
einen Wunsch haben, für dessen Verwirklichung X eine notwendige und geeignete Bedingung ist" (*Hoerster* 1991 b, 72)

[28] Es hat „auch dasjenige Wesen ein Interesse am Überleben, das einen
Wunsch hat, für dessen Verwirklichung das eigene Überleben eine notwendige
und geeignete Bedingung ist. … Jedes Wesen, das überhaupt Wünsche hat, hat
somit auch ein gewisses Überlebensinteresse" (*Hoerster* 1991 b, 73).

wußten Lebens und reiche über Schlaf oder Bewußtlosigkeit hinaus. Es impliziert auch das Interesse am Nicht-Getötetwerden. Personen „können (und werden) ... ein Interesse daran haben, daß sie in Zukunft nicht nur im wachen, sondern auch im schlafenden oder bewußtlosen Zustand nicht getötet werden" (*Hoerster* 1991 b, 78).

II. Kritik der ontologischen Voraussetzungen

Die These, der Schutz menschlichen Lebens lasse sich „auch ohne Berufung auf fragwürdige metaphysische oder religiöse Voraussetzungen sowie ohne Berufung auf einen nebulosen ‚Schutz der Gesellschaft' begründen" (*Hoerster* 1991 b, 21) fordert zum Widerspruch heraus. Blindheit für etwas ist nicht mit Freisein von etwas zu verwechseln. Die Interessenethik ist alles andere als frei von metaphysischen Voraussetzungen. Im Gegenteil! In der Meinung, sie habe sich von fragwürdigen metaphysischen Voraussetzungen freigehalten, verfällt sie ihnen kritiklos. Solch fragwürdige Voraussetzungen sind u. a. der zugrundegelegte Seinsbegriff; das Vulgärverständnis des Substanz-Akzidenz-Verhältnisses im Sinne eines Träger-Eigenschaft-Verhältnisses; die These, Menschsein und Personalität sei eine Eigenschaft; die Instrumentalisierung menschlich-biologischen Lebens; die Gründung des Sollens in einem Wollen.

1. Zum Einwand des Speziesismus (Rassismus, Sexismus)

Der Einwand des Speziesismus soll die These treffen, nach welcher die Würde (und damit die grundlegenden Rechte) eines Menschen dadurch gegeben ist, daß er von menschlichen Eltern abstammt und kraft dieser Abstammung der Spezies ‚Mensch' angehört. (Man könnte sie als ‚Speziesthese' bezeichnen). Diese Berufung auf die Spezies ‚Mensch' zielt auf die moralische Relevanz des Menschseins des Menschen – was keineswegs Speziesismus ist, wie der Einwand unterstellt[29], weil hier unter ‚Spezies' von vornherein etwas anderes verstanden wird als in der konsequenzialistischen Interessenethik.

---

[29] Die Speziesthese ist auch kein ‚Vitalismus' im Sinne *Kuhses*. Sie versteht darunter die „strikte Ablehnung aller Lebenswert-Kriterien für urteilsunfähige Patienten" (1991, 53).

1.1 Zur Logik des Rassismus- bzw. Sexismusvorwurfs

Wenn man schon auf logische Subsumptionsverhältnisse von Begriffen zurückgreift, sollte man realisieren, daß ‚Mensch' kein Gattungs-, sondern ein Artbegriff ist. Deshalb sind die Rassen- und Geschlechtsunterschiede von Menschen keine artspezifischen Unterschiede, d. h. sie begründen keinen Unterschied im Menschsein – was allerdings der Fall wäre, wäre ‚Mensch' kein Art-, sondern ein Gattungsbegriff. Hingegen ist der Unterschied von Menschen und anderen Lebewesen ein spezifischer Unterschied. Der Rassismus- bzw. Sexismusvorwurf nimmt das nicht zur Kenntnis und reduziert die artspezifischen Unterschiede auf individuelle, d. h. er behandelt Menschen und nicht-menschliche Lebewesen als Angehörige ein und derselben Spezies. Erst diese Reduktion macht die Vergleiche zwischen einem menschlichen Embryo oder Neugeborenen und Tieren möglich, so daß *Singer* sagen kann, „das Leben eines Neugeborenen hat also weniger Wert als das Leben eines Schweins, eines Hundes oder eines Schimpansen" (1984, 169).

Die Nivellierung artspezifischer und individueller Unterschiede ist die Folge eines reduktionistischen Seinsbegriffs und des darauf basierenden Artennominalismus. Dieser stellt erst gar nicht die Frage, was es für ein Seiendes heißt zu sein, und kennt deshalb keine Unterschiede des Selbständigseins von Individuen, sondern nur Merkmalsunterschiede. Individuen sind für ihn bloß faktisch vorhandene Elemente, die nach ihren Merkmalen zweckdienlich eingeteilt werden können. So gesehen ist eine Spezies nichts anderes als eine nach pragmatischen Gesichtspunkten erstellte Klasse von Elementen mit ähnlichen Merkmalen. Einzig auf dieser Basis läßt sich Menschsein mit biologisch-menschlichem Leben gleichsetzen[30].

1.2 Reduktionistischer Seinsbegriff – moralische Irrelevanz von ‚Fakten'

Die Interessenethik bewegt sich von vornherein in der Trennung von Sein und Bedeutsamkeit, ohne sich der Frage nach der Herkunft und Rechtmäßigkeit dieser Trennung zu stellen[31]. Sie identifiziert Sein mit

---

[30] So *Kuhse* (1991, 58 ff).

[31] *Kuhse* meint: „Es gibt aber auch einen tieferen philosophischen Grund, warum wir den Vitalismus zurückweisen sollten: der Vitalismus kann uns keine zufriedenstellende säkulare Antwort auf die Frage geben, warum das biologisch

bedeutungsloser Faktizität ohne Anspruchscharakter und Bedeutsamkeit mit nicht-faktischem Wert von bloßem Sollenscharakter. Nur unter dieser nicht weiter befragten Voraussetzung greift das beliebte Argument, der Übergang von Sein zu Sollen bzw. von Ist-Sätzen zu Sollens-Sätzen sei illegitim. Ein auf bedeutungsnackte Faktizität reduziertes Sein fällt natürlich als Quelle des Tun-Sollens aus. Ein Seinsanspruch kann dann nur mehr als stärkere Durchsetzungskraft von Individuen und die Berufung auf die Zugehörigkeit zur Spezies ‚Mensch' als Ausdruck bloßer Überlebensstrategie interpretiert werden.

Das Pochen auf die moralische Irrelevanz von Fakten ist freilich nichtssagend, weil Fakten im Horizont eines reduktionistischen Seinsbegriffs bereits durch moralische Irrelevanz definiert sind[32]. Solch ein Seinsbegriff ist aber alles andere als fraglos. Die Tatsache, daß er der neuzeitlichen Naturwissenschaft zugrundeliegt, ist keine Rechtfertigung, ihn zum Basisbegriff ethischer Reflexionen zu machen.

Die Berufung auf biologische Fakten ist allerdings unzureichend, wenn es um die Begründung von dergleichen wie Lebensrecht und Tötungsverbot geht. Denn die Biologie kann aus methodischen Gründen immer nur bedeutungsnackte Fakten ermitteln – zu denen z. B. auch das menschliche Leben gehört. Wer deshalb wie *Kuhse* die Ansicht vertritt, „daß das menschliche Leben als solches keinen intrinsischen moralischen Wert" (1991, 58) und „nur einen extrinsischen oder instrumentalen Wert" habe (1991, 59), bekräftigt bloß den methodischen Reduktionismus der Biologie und beläßt es bei der Gleichsetzung von Sein mit bedeutungsfreier Faktizität, statt ihrer Fragwürdigkeit nachzugehen. Wenn ‚Spezies' nichts anderes als eine zweckdienliche Einteilung faktisch vorhandener Elemente mit ähnlichen Merkmalen ist, ist ein Rekurs

---

menschliche Leben (nicht aber – oder nicht zum gleichen Grade – das pflanzliche oder tierische Leben) wertvoll ist" (1991, 60). Nicht um die Forderung einer zufriedenstellenden säkularen Antwort geht es, sondern dem zuvor um die Rechtfertigung der reduktionistischen Trennung von Sein und Bedeutsamkeit, die überhaupt erst die Möglichkeit schafft, eine zufriedenstellende säkulare Antwort zu fordern!

[32] Wenn *Singer* behauptet, „keine objektive Beurteilung" könne dem „Leben von Mitgliedern unserer Gattung, die keine Personen sind, mehr Wert verleihen als dem Leben von Mitgliedern einer anderen Gattung, die Personen sind" (1984, 134), dann heißt ‚objektiv' in Wahrheit ‚reduktionistisch'.

allein auf die Spezies Homo sapiens natürlich moralisch irrelevant, und der „Vorwurf eines willkürlich biologistischen Speziesismus" besteht zu Recht (*Hoerster* 1991 a, 26). Die genetische Einmaligkeit eines menschlichen Individuums reicht in der Tat zur Begründung des Lebensrechts nicht aus, nicht nur, weil sie sich auch bei anderen Lebewesen findet[33], sondern weil die genetische Einmaligkeit eines menschlichen Individuums ebenso ein bedeutungsnacktes Datum ist wie alle anderen, die sich an ihm biologisch ermitteln lassen.

Wer sich allerdings nach Art der interessenorientierten Ethik auf relevante Eigenschaften stützt, entkommt keineswegs dem von ihm bekämpften Speziesismus, weil er noch dessen Voraussetzung teilt: Er läuft bloß einem anderen Speziesismus in die Arme. Denn jetzt legt eine neue, nur anders zusammengesetzte, weil nach anderen Gesichtspunkten erstellte Spezies – die Klasse der Selbstbewußtseins-Besitzer – fest, wessen Dasein zu achten ist und wessen nicht. Die Interessenethik hat von ihrem Ansatz aus keine Möglichkeit, die Etablierung wertunterschiedlicher Klassen von Menschen zu unterbinden.

1.3 Träger-Eigenschaft-Schema – Moralische Relevanz von Eigenschaften

Konsequenzialistische Ethiker verbinden den reduktionistischen Seinsbegriff mit dem Träger-Eigenschafts-Modell und glauben sich zur Unterscheidung von wertfreiem Trägersein und wertvoller Eigenschaft berechtigt. Allein der Übergang von moralisch irrelevanter Trägerschaft (hier: von biologisch menschlichem Leben) zu moralisch relevanten Eigenschaften oder Fähigkeiten (hier: Personalität, Fähigkeit zur Autonomie) verbietet sich, weil die Faktizität auch noch den Unterschied von Träger- und Eigenschaftsein umfaßt: Aufgrund der Gleichsetzung von Sein mit Faktizität besitzen Eigenschaften und Fähigkeiten klarerweise ebenfalls nur den Status bloßer Faktizität[34]: Daß sie moralisch relevant sind, läßt sich aus ihrer faktischen Vorhandenheit in keiner Weise

---

[33] „Der Fötus eines Hundes ist zweifellos auch genetisch einmalig" (*Singer* 1984, 167).

[34] Moralische Handlungen sind unter diesen Prämissen nichts anderes als Naturprozesse: physiologisch beschreibbare Veränderungen eines Organismus.

ableiten. Die Berufung auf sie ist genauso moralisch irrelevant wie die auf die genetische Einmaligkeit menschlicher Individuen.

Der Rekurs auf die moralische Relevanz von Eigenschaften lebt von einer Verschleierung: Zuerst wird das Gute aus dem Sein ausgetrieben, und nachher wird das Ausgetriebene in Form von wertvollen Eigenschaften bei der Hintertür wieder eingeführt. Wenn man das „menschliche Leben als solches" biologisch bestimmt und deshalb sagen kann, daß es „als solches keinen intrinsischen moralischen Wert hat" (*Kuhse* 1991, 58) und „kein plausibler Wertträger" ist (*Kuhse* 1991, 60), dann muß man auch die Eigenschaften und Fähigkeiten eines menschlichen Individuums konsequenterweise biologisch bestimmen. Biologisch bestimmte menschliche Eigenschaften unterscheiden sich jedoch von denen nicht-menschlicher Lebewesen nicht durch moralische Relevanz, weil Moralität aus methodischen Gründen kein biologisches Datum ist. Biologisch besehen sind auch die Eigenschaften eines menschlichen Individuums wertneutrale Vorkommnissse.

Der Übergang von moralischer Irrelevanz zu moralischer Relevanz ist eine illegitime METABASIS EIS ALLO GENOS, welche überdies der Frage nach dem ontologischem Status von Eigenschaften ausweicht und sich in der Vulgärvorstellung des Substanz-Akzidens-Unterschieds bewegt. Die Substanz wird als ein Wirklichkeitsklötzchen mit angeklebten Eigenschaften vorgestellt. Das Individuum besteht nach dieser Vorstellung aus zwei Schichten: einer Träger- und einer Eigenschaftsschicht. Erstere bildet die Schicht reiner Faktizität, letztere die wertbehaftete Schicht. Dieses Außen-Innen-Modell verdreht Eigenschaften unter der Hand zu einem Ding und löst den Unterschied von Eigenschaft und Subjekt auf. Die Einheit des selbständigen Wesens bleibt unbegriffen liegen: sie wird zu einer nachträglichen Zusammensetzung uminterpretiert. Ich selbst bin dann nichts anderes als die Summe meiner Eigenschaften – ohne daß noch gesagt werden könnte, wer diese Selbstzuschreibung (meine Eigenschaften!) vornimmt.

Eigenschaften sind letztlich immer solche eines selbständigen Wesens, wie es auch umgekehrt niemals dieses ohne jene gibt. Sie konstituieren aber nicht das selbständige Sein eines Wesens, sondern gründen in ihm und manifestieren es: Mensch zu sein ist nicht die Folge des Besitzes von Eigenschaften. Ich bin nicht Mensch, weil ich bestimmte

Eigenschaften und Fähigkeiten habe oder haben kann, sondern umgekehrt: Weil ich Mensch bin, habe ich diese oder jene Eigenschaften und Fähigkeiten (kann sie erwerben oder verlieren). Mein Menschsein fundiert das Haben(können) von Eigenschaften, nicht aber umgekehrt. Die Interessenethik verkennt dieses Fundierungsverhältnis. Daß man es mit einem Menschen (und nicht mit etwas anderem) zu tun hat, kann man nur deshalb an seinen Eigenschaften erkennen, weil sich umgekehrt in ihnen sein Menschsein manifestiert. Dieses Verhältnis ist nicht einseitig zugunsten der Eigenschaften auflösbar. Daß ich Mensch bin, kommt in meinen Eigenschaften und Fähigkeiten zum Vorschein[35]. Was aber in ihnen manifest wird – ich selbst als Mensch, d. h. ich in der Art, der gemäß ich ein selbstständiges Wesen bin – ist selbst nicht wiederum eine Eigenschaft. Menschsein ist keine Eigenschaft, wie die Interessenethik völlig fraglos voraussetzt[36].

Wenn demnach Eigenschaften moralisch relevant sind, dann nicht deshalb, weil sie der ‚Sitz von Werten‘ sind, sondern weil sich in ihnen ein Wesen von moralisch relevantem Selbständigsein manifestiert: Die moralische Relevanz des Menschseins begründet die moralische Relevanz menschlicher Eigenschaften. Daraus folgt weder, daß alle Eigenschaften eines Menschen moralisch relevant sind, noch daß ,,die Interessen der ‚Besitzer‘ dieses Lebens moralisch irrelevant“ sind (*Kuhse* 1991, 58). Freilich: Interessen sind nicht schon deshalb moralisch relevant, weil sie Interessen sind!

2. Die Ablehnung des Potentialitätsarguments

2.1 Menschsein als Eigenschaft

Nach *Hoerster* hängt das Potentialitätsargument an der Gültigkeit der Prämisse: ,,Alle Rechte, die ein Individuum aufgrund seines aktuellen Status hat, muß auch ein anderes Individuum aufgrund seines entsprechenden potentiellen Status haben“ (1989, 176). Allein das ist gar nicht dessen Prämisse, weil das Potentialitätsargument keineswegs die

---

[35] Nur deshalb können wir von menschlichen Eigenschaften, d.i. Eigenschaften eines Menschen (im Unterschied zu solchen anderer Wesen) reden.

[36] ,, … die Eigenschaft, ein ‚menschliches Wesen‘ zu sein“ (*Leist* 1990, 23), ,,… weil die als wertvoll angesehene Eigenschaft im ‚Menschsein‘ selbst liegt“ (*Kuhse* 1991, 59).

Forderung enthält, einem potentiellen Funktionär die Rechte eines aktuellen Funktionärs einzuräumen.

Der Einwand geht von der Voraussetzung aus, da zu sein, zu leben, sei eine Tätigkeit, bzw. eine Fähigkeit, ab deren Vorliegen man ein Recht hat, sie unter Beweis zu stellen[37]. Die Hinfälligkeit dieser Annahme liegt auf der Hand: Man kann nicht im Laufe seines Lebens die Fähigkeit zu leben erwerben, weil man dazu schon leben muß. Da zu sein, zu leben, ist weder eine Fähigkeit noch eine Tätigkeit, sondern der Ermöglichungsgrund für deren Erwerb, Ausbildung oder Ausübung. Auch ist Existenz kein Besitztum oder Zustand, wie der Vergleich eines Ungeborenen mit einem Inhaber künftiger Rechte suggeriert. Weder heißt ungeboren sein, noch nicht im Besitz der Existenz sein, noch geboren werden, in deren Besitz gelangen. Die Existenz von a ist nicht ein Zustand von b: Ich bin nicht der Zustand von etwas anderem[38].

2.2 Biologisches und personales Leben – Personalität als Eigenschaft

Die Unterscheidung von biologischem und personalem Leben des Menschen unterstellt, Personalität sei eine erwerbbare bzw. verlierbare Eigenschaft eines menschlichen Individuums[39]. Nicht die „Zugehörigkeit zur Gattung Mensch", sondern die „Eigenschaft, eine Person zu sein", so heißt es bei *Hegselmann/Merkel*, seien nach *Singer* „die entscheidenden Gründe dafür, jemandem ein Lebensrecht zuzusprechen" (1991, 7)[40].

Solche und ähnlich gelagerte Formulierungen entspringen einem mangelhaften sprachkritischen Bewußtsein. Nicht alles nämlich, was an der Stelle eines Satzprädikats steht, ist ein Prädikatausdruck. ‚Per-

---

[37] Nur unter dieser Voraussetzung ist der Vergleich eines Ungeborenen mit einem potentiellen Herrscher überhaupt zulässig!

[38] Das ist nur eine andere Formulierung dafür, daß Mensch zu sein nicht eine meiner Eigenschaften ist.

[39] Diese Voraussetzung geht bereits in die konsequenzialistische Formulierung der Potentialitätsargumente ein, wonach diese „auf die potentiellen Fähigkeiten von Föten oder die Eigenschaft, sich zu einem menschlichen Erwachsenen zu entwickeln" verweisen (*Leist* 1990, 15).

[40] Ebenso ist für *Hoerster* die Personalität eine Eigenschaft. Als die für die Einräumung eines Lebensrechts „relevante Eigenschaft … kommt allein die – in einem bestimmten Sinn verstandene – aktuelle Personalität eines Wesens in Betracht, welche die Leibesfrucht nicht besitzt" (1991 b, 11).

son' ist ebensowenig wie ‚Mensch' ein Prädikat-, sondern ein Sub-
jektausdruck, d. h. einer, der das Subjekt bestimmt, von dem diverse
Eigenschaften ausgesagt werden. Die Bestimmtheit des Subjekts der
Eigenschaften ist selbst nicht wiederum eine Eigenschaft. Ein Sub-
jektausdruck gibt die Art an, der gemäß etwas ein selbständiges Wesen
ist. Er bezeichnet sowohl das selbständige Einzelwesen als auch dessen
Selbständigsein. Nun kann man fragen, worin näherhin das jeweilige
Selbständigsein eines Wesens liegt (z. B. worin das Menschsein eines
Menschen liegt). Ersichtlicherweise geht es in dieser Frage nicht um
die Ermittlung von Eigenschaften, sondern um die Fortbestimmung
des Selbständigseins eines Wesens (z. B. nicht um die Ermittlung
menschlicher Eigenschaften, sondern um die Fortbestimmung des
Menschseins[41]). Ich habe nicht die Eigenschaft, Person zu sein, sondern ich bin Person, so wie ich nicht die Eigenschaft habe, Mensch
zu sein, sondern Mensch bin[42]. Mensch zu sein, ist keine Eigenschaft,
anderenfalls wäre ich die Eigenschaft von etwas anderem (eines freilich nicht mehr angebbaren ignotum X) und kein selbständiges Wesen[43]. Nun heißt Mensch zu sein näherhin, eine Person zu sein. Mit
Personalität wird also einem menschlichen Individuum nicht eine Eigenschaft hinzugefügt, sondern das Menschsein expliziert. Und wenn
Personalität moralisch relevant ist, dann nicht deshalb, weil sie eine
wertbehaftete Eigenschaft eines wert-neutralen biologischen menschlichen Lebens ist, sondern weil sie eine Fortbestimmung des moralisch
relevanten Menschseins ist. Im Gegensatz zum Selbstverständnis der
Interessenethik ist der Rückgriff auf die Personalität ein solcher auf

---

[41] Schließlich kommt die Rede von ‚menschlichen Eigenschaften' ja nicht
darum herum zu sagen, worin das ‚Menschliche' dieser Eigenschaften, d. h.
worin das Menschsein des Menschen liegt.

[42] So redet z. B. *Leist* von der „Eigenschaft, ein ‚menschliches Wesen' zu
sein" und der „Eigenschaft, ‚potentiell ein Erwachsener zu sein'" und bezeichnet
die Kombination dieser beiden Eigenschaften als eine „verunklarende Hucke-
packstrategie" (*Leist* 1990, 23). ‚Verunklarend' ist nicht diese Kombination,
sondern zuvor schon die Unterstellung, Mensch zu sein sei eine Eigenschaft!

[43] Bezeichnenderweise wird von konsequenzialistischen Ethikern nie ge-
sagt, wie das Subjekt bestimmt ist, welches die Eigenschaft ‚Mensch' besitzt.
‚Mensch' darf diese Bestimmung jedenfalls nicht sein — denn die gilt als
Eigenschaft.

das Menschsein des Menschen. Anders kann man gar nicht auf sie in einem ethischen Kontext sinnvollerweise rekurrieren.

Wer die Personalität zu einer Eigenschaft macht, hebt demnach ebenfalls den Menschen als selbständiges Wesen auf[44]. Er nivelliert den Unterschied von Geburt – Tod und Veränderung und kann Geburt und Tod nur noch als eine sich an einem X abspielende Veränderung begreifen[45]. Wenn ein Mensch Eigenschaften bzw. Fähigkeiten erwirbt oder verliert, dann ändert er sich und bleibt darin Mensch. Wenn einer jedoch nicht mehr Mensch ist, dann hat er nicht eine Eigenschaft verloren, sondern er hat aufgehört zu existieren. Diese namentlich zu nennende Person ist nicht mehr da, nicht aber geht einem X plötzlich die Eigenschaft namens ‚Mensch‘ oder ‚Personalität‘ ab.

2.3 Prinzipielle und faktische Möglichkeit

Der Hinweis auf die Autonomie bzw. den Überlebenswunsch (Überlebensinteresse) operiert mit einem undifferenzierten Begriff von Können: Dieses wird von vornherein mit einer im Laufe der Zeit hinzukommenden Fähigkeit gleichgesetzt. Nicht jedes Können ist jedoch eine (erwerbbare und gegebenenfalls verlierbare) Fähigkeit. Freiheit ist zwar ein Können, aber keine Fähigkeit neben anderen anderen auch noch (wie etwa rechnen können oder basteln können). Denn sie ist jenes Können, welches den Erwerb menschlicher Fähigkeiten ermöglicht. Als Grund für die Ausbildung von Fähigkeiten ist sie selbst keine spezielle Fähigkeit, sondern eine mit dem Menschsein bereits gegebene Möglichkeit – die in der Ausbildung von Fähigkeiten ergriffen wird. Es ist zwischen prinzipieller, d.i. mit dem Menschsein bereits eröffneter, und faktischer, d.i. erwerbbarer Möglichkeit (= Fähigkeit) zu unterscheiden[46]. So sind Ungeborene zu einem selbstverantwortlichen Daseins-

---

[44] Die Unterscheidung von ‚menschliches Individuum‘ und ‚Mensch‘ unterstellt, Mensch bzw. Person zu sein sei eine Eigenschaft, die ein Individuum (welches?) im Laufe seiner Entwicklung erlangen würde.

[45] Ausdruck dieser Nivellierung ist z. B. die Frage, „warum sich das Potential der befruchteten Eizelle signifikant vom Potential von Ei- und Samenzelle vor der Befruchtung unterscheidet“ (*Leist* 1990, 24).

[46] „Ein autonomes im Gegensatz zu einem nicht-autonomen Leben“ führen – für *Kuhse* die „bessere Begründung, warum das menschliche Leben besonderen Wert hat“ – ist deshalb nicht, wie die Autorin meint, eine „Fähigkeit“

vollzug faktisch noch nicht in der Lage[47], sie stehen aber in der prinzipiellen Möglichkeit dazu[48]. Und wenn sie zu verantwortungsfähigen Menschen geworden sind, ist offenbar geworden, was sie von Anbeginn ihrer Existenz verborgenerweise schon gewesen sind: Freiheitssubjekte. Ihr Menschsein hat sich enthüllt, nicht aber hat ein moralisch irrelevantes biologisches Substrat eine moralisch relevante Eigenschaft namens ‚Freiheit' hinzugewonnen. Denn ich selbst bin schon dagewesen, als ich zum selbständigen Daseinsvollzug noch nicht in der Lage gewesen bin, nicht aber hat ein mit weniger Eigenschaften ausgestattetes menschliches Individuum als Vorläufer meiner selbst existiert. Und ein Bewußtloser hat nicht einen besonderen Wert namens ‚Autonomiefähigkeit' verloren, sondern ist faktisch daran gehindert, sich selbst als Freiheitssubjekt zu vollziehen.

III. Die Erfahrung der Würde

1. Die Quelle des Tun-Sollens

Auch wenn man fürs erste zugesteht, daß in die Gruppe der „moralisch bedeutungsvollen Werte" dergleichen wie „die Befriedigung von Präferenzen und Wünschen, selbstbestimmtes Handeln, das Streben nach moralischen Zielen, Idealen und so weiter" gehören kann (*Kuhse* 1991, 61), folgt daraus noch nicht der Satz: „Das bedeutet, daß Interessen, und nicht das Leben als solches, moralisch bedeutungsvoll sind" (*Kuhse* 1991, 61). Die Verankerung des Tun-Sollens in Interessen scheitert an

---

und eine von vielen menschlichen „Eigenschaften" (*Kuhse* 1991, 60), die man im Laufe seines Daseins erwirbt, sondern eine mit dem Menschsein bereits eröffnete Möglichkeit, aufgrund deren man Eigenschaften und Fähigkeiten – darunter auch solche von moralischer Relevanz – erlangen kann.

[47] Ebenso steht ein Blindgeborener in der prinzipiellen Möglichkeit des Sehens – einfach deshalb, weil er Mensch ist, also aufgrund seines Menschseins –, wenngleich er Zeit seines Lebens dazu faktisch nie in der Lage sein mag. Und wenn es gelingt, ihn durch eine Augenoperation zu einem Sehenden zu machen, dann erlangt er dadurch nicht die prinzipielle Möglichkeit des Sehens, vielmehr wird er in die Lage versetzt, diese Möglichkeit faktisch zu vollziehen. Nur weil ihm als Mensch die prinzipielle Möglichkeit des Sehens eröffnet ist, kann eine Augenoperation überhaupt erfolgreich sein. Ein Stein hingegen steht niemals in der prinzipiellen Möglichkeit des Sehens.

[48] ‚Potentiell ein Erwachsener zu sein' ist eben nicht eine „Eigenschaft" (*Leist* 1990, 23).

der sachlich undurchführbaren Unterscheidung von moralisch relevanten Eigenschaften einerseits und moralisch irrelevantem biologischem Substrat andererseits.

Wenn ‚moralisch bedeutungsvoll' gleichbedeutend ist mit ‚unter ethische Kategorien fallend', sind Interessen und Willensakte moralisch relevant. Heißt jedoch ‚moralisch bedeutungsvoll' ‚moralisch zu achten', wird es problematisch. Denn nicht jedes Interesse ist in diesem Sinn zu achten. (Wenn einer das Interesse hat, jemanden umzubringen, wird man dieses Interesse nicht achten, sondern versuchen, den geplanten Mord zu verhindern.) Wenn wir zwischen ‚legitimen' und ‚illegitimen' Interessen unterscheiden müssen, dann können wir uns dabei sinnvollerweise nicht wiederum auf Interessen berufen. *Kuhses* „Voraussetzung ..., daß Interessen die Bausteine der Moral sind" (1991, 61), ist revisionsbedürftig.

Ebensowenig kann das Wollen der hinreichende Verbindlichkeitsgrund eines Tuns sein. *Hoerster* führt das Sollen auf ein Wollen zurück. Damit ist letztlich gesollt, was gewollt wird[49]. Auch diese Rückführung steht unter den Vorzeichen eines auf Faktizität reduzierten Seins. Was für die Interessen gilt, gilt gleichermaßen für das Wollen: es ist nicht schon eo ipso moralisch relevant, weil auch es auf seine moralische Relevanz hin befragbar ist. Man kann sich beim Sollen nicht auf den Willen anderer berufen, weil dieser seinerseits noch rechtfertigungsbedürftig ist. Zwar gibt es kein Sollen ohne ein Wollen, aber die Quelle meines Tun-Sollens, liegt dennoch nicht in ihm[50]. Wir erfahren uns wohl aufgerufen zum Tun – der Aufruf jedoch, etwas zum Motiv des eigenen Handelns zu machen – und darauf kommt es an – geht nicht von einem Wollen aus. Daß er an mich gerichtet ist, heißt noch nicht, daß er von einem fremden Wollen ausgeht. Das mir mögliche Gute will getan werden. Von ihm soll ich mich zum Handeln bestimmen lassen. Wir sollen weder das eigene noch ein fremdes Wollen wollen, sondern das

---

[49] „Realistisch betrachtet, steht nämlich hinter jedem Sollen einer geltenden Norm das Wollen einer Person oder Gesellschaft, die durch diese Norm das Verhalten der Normadressaten beeinflussen möchte. Wenn X eine Handlung ausführen soll, so gibt es auch immer jemanden, der die Ausführung dieser Handlung durch X will" (*Hoerster* 1991 b, 14 f).

[50] Zum Sollen kommt es wohl im Wollen, nicht aber durch es.

Gute wollen und an ihm Interesse nehmen. Daß das Gute auf eine Empfänglichkeit unsererseits angewiesen ist, damit sein Anspruch zu einem Sollen für uns werden kann, ändert daran nichts. Etwas ist nicht gut, weil es gewollt oder zum Gegenstand eines Interesses gemacht werden kann oder dazu geworden ist. Wer es umgekehrt meint, zerstört das Grundphänomen des Sittlichen. Er raubt dem Guten die Verbindlichkeit uns gegenüber und kann weder den Anspruch begreiflich machen, den das Gute an uns richtet, noch daß ich schuldig werde, wenn ich mich in der konkreten Handlungssituation diesem mir möglichen Guten verweigere und es nicht vollbringe. Und weil nicht alles, was uns wertvoll ist, deshalb schon gut ist, muß zwischen dem Guten und dem Wert unterschieden werden. Der Wert, den etwas besitzt, bestimmt sich nach der subjektiven Einschätzung. Er ist das Resultat einer (individuell-subjektiven oder inter-subjektiven) Festsetzung. Das Gute hingegen bemißt sich nicht nach subjektiven Festsetzungen und ist in diesem Sinn unabhängig von ihnen[51].

Der Anspruch des Guten an uns gründet im Sein, das uns vorgegeben ist, und weder in Interessen noch in einem Wollen. Beide kommen als Basis[52] moralischer Berücksichtigung nicht in Betracht. Einzig die Einsicht, daß das Gute einen Grundzug des (möglichen oder wirklichen) Seins bildet, gibt der Rede von moralisch relevanten Interessen einen ausweisbaren Sinn. Die Quelle unseres Tun-Sollens ist der Anspruch des seinsimmanenten Guten – jener Punkt, welcher der Scheidung von ‚Sein und Sollen' immer schon vorausliegt[53]. Daß das Sollen hierin seinen Ursprung hat, zeigt – allen anders lautenden Theorien zum Trotz – die Erfahrung menschlichen Miteinanderseins.

---

[51] Unabhängigkeit schließt das Für-uns-Sein des Guten nicht aus, sondern ein. (Was wäre denn ein Gutes, das uns nicht förderlich wäre?) Gemeint ist, daß das Gute zwar für uns, aber nicht durch uns ist, was es ist.

[52] Daß sie als Basis ausfallen ist nicht gleichbedeutend, daß sie moralisch irrelevant sind. Natürlich sind Interessen moralisch relevant, aber deren Relevanz rührt von dem Guten her, in dessen Zeichen sie stehen.

[53] Im Horizont eines auf Faktizität reduzierten Seins wird natürlich auch das Sollen verkürzt: Es wird zur Kehrseite eines Wollens um seiner selbst willen. (Es bleibt nur mehr übrig: Wir sollen das Wollen wollen.) Diesem Sollen entspricht eine sich ‚ontologie-frei' wähnende ‚Ethik'.

Auf den mitmenschlichen Umgang beruft sich auch die Interessenethik. „Moralisches Handeln gegenüber und zwischen Personen ist ein
relativ sicherer Ausgangspunkt" (*Leist* 1990, 27). Und *Hoerster* meint,
daß im Normalfall wohl niemand an der Verbotswürdigkeit der Tötung
zweifle, daß es aber unterschiedliche Begründungen dieser Verbotswürdigkeit gebe, die sich bei der Beurteilung der Sonderfälle auswirke[54].
Diesen Hinweis gilt es aufzugreifen.

Daß es zu unterschiedlichen Begründungen kommt, ist nicht das
Resultat unterschiedlicher Erfahrungsgrundlagen, sondern der unterschiedlichen Art, die Erfahrung zu reflektieren und begrifflich zu arti-
kulieren. Deshalb empfiehlt es sich, auf diesen Punkt das Augenmerk zu
lenken. Erfahrung und Reflexion stehen nicht in einem Kausalverhältnis
zueinander, so daß diese bloß die Wirkung von jener wäre. Zum wirklichen ‚Machen' einer Erfahrung gehört es, daß man sich auf sie besinnt
und sie reflektiert, aber dabei hat allemal die Erfahrung der unhintergeh-
bare Maßgrund der Reflexion zu sein – und nicht irgendein Begriff von
wissenschaftlicher Rationalität, auf den hin die Erfahrung auszurichten
wäre[55]. Begründet ist nicht bereits das, was einem vorgefaßten fachwis-
senschaftlichen Theoriebegriff entspricht, sondern was sich an der thematisch unverkürzten Erfahrung[56] ausweisen läßt. Wenn es um die
begriffliche Artikulation menschlicher Erfahrungen geht, dann sind wir
selbst das Maß der Auslegung und nicht irgendeine fachwissenschaftliche Begründungsstrategie.Wir selbst müssen uns in der reflektierten
Erfahrung wiederfinden und uns durch sie besser verstehen können –
nicht aber uns selbst unverständlich werden! Um das aber entscheiden
zu können, muß man eigens auf die Erfahrung in der Bereitschaft

---

[54] „Es ist nicht ausgeschlossen, daß die unterschiedlichen Begründungs-
vorstellungen für die Verbotswürdigkeit der normalen Tötung sich im praktischen Ergebnis – zwar nicht für den Normalfall selbst, aber eben doch für die
Sonderfälle – auswirken" (*Hoerster* 1991 b 13 f).

[55] ‚Wissenschaftlich' bedeutet im gegenwärtigen Sprachgebrauch so viel
wie ‚fachwissenschaftlich'. Fachwissenschaftliche Rationalität ist aber eine
methodisch eingeschränkte Form von Vernunft, d. h Vernunft fällt nicht mit
fachwissenschaftlicher Rationalität zusammen.

[56] Aus demselben Grund, weshalb Vernunft nicht mit (fach)wissenschaft-
licher Rationalität zusammenfällt, deckt sich auch Erfahrung nicht mit Empirie.
Empirie ist eine von vornherein methodisch reduzierte Erfahrung.

zurückgehen, sich auf sie auch wirklich einzulassen und die mitgebrachten Vormeinungen und ontologischen Vorentscheidungen so gut es geht
zu suspendieren.

Der Rückgang auf die Erfahrung empfiehlt sich auch noch aus einem
anderen Grund: Er gestattet die Überwindung der ohne weitere Begründung konstruierten Alternative zwischen ‚überpositiver (= religiöser)
Norm‘ und ‚rational verbindlicher Begründbarkeit‘[57]. Es ist keineswegs
von vornherein ausgemacht, daß der Begriff der Menschenwürde bloß
eine Scheinlegitimation eines ‚rational‘ nicht begründbaren religiösen
Menschenbildes ist. Der Normalfall des Überlebensinteresses sowie des
Eltern-Kind-Bezugs läßt hier etwas anderes sehen.

2. Das Überlebensinteresse und der Eltern-Kind-Bezug

Nicht der Rekurs auf das Überlebensinteresse als solcher bildet den
kritischen Punkt, sondern die mit diesem Begriff einhergehende Verkürzung des Phänomens. Die Erfahrung gibt mehr und anderes zu verstehen,
als der Ausdruck ‚Überlebensinteresse‘ zur Sprache bringt – vorausgesetzt, man hält sich an den üblichen Sprachgebrauch.

(1) Überleben heißt weder schon, für einen Beobachter zu einem
späteren Zeitpunkt konstatierbar sein, noch nach einer Zeitspanne des
Schlafes (der Bewußtlosigkeit) wieder zu Bewußtsein kommen. Wem
es um das ‚nackte Überleben‘ geht, möchte einer lebensbedrohenden
Situation entkommen. Er möchte noch Möglichkeiten einer Lebensgestaltung ergreifen. Das Überleben-wollen gewinnt seine Kontur angesichts des jederzeit möglichen eigenen Todes, vor dem sich die
Kostbarkeit des Daseins umso stärker abhebt. Überleben-wollen heißt
im Grunde, nicht schon jetzt sterben wollen, weil da zu sein etwas Gutes
ist. Im Überleben-wollen wird per negationem die Kostbarkeit des
Daseins erfahren.

Liegt jedoch keine lebensbedrohende Situation vor, reden wir mit
guten Gründen nicht von ‚überleben‘. Was sollte denn da überlebt
werden? Der Schlaf? Der gehört zum Leben dazu. Man überlebt nicht
seinen eigenen Schlaf, weil man nicht sich selbst überleben kann.

---

[57] Vgl. *Hoerster* (1991 b 14 ff). Es wurde schon eingangs hingewiesen,
daß es keine metaphysik-freie, sondern nur eine metaphysik-blinde Ethik gibt
– blind für die eigenen unreflektierten metaphysischen Vorentscheidungen.

(2) Das Interesse am eigenen Überleben bezieht sich nie nur auf das eigene Dasein. Es betrifft nicht mich als eine in die eigene Bewußtseinskapsel eingeschlossene Existenz, sondern genau genommen mich in meinem Weltbezug. Ich bin nicht zunächst ein welt-loser solus ipse, der nachträglich Beziehungen zu einer sog. bewußtseinstranszendenten Außenwelt aufnehmen muß, sondern ein ursprünglich im Welt-Bezug stehendes Wesen. Der ‚Gegenstand‘ des Interesses am eigenen Überleben ist genau genommen das Miteinandersein. Daß sich das Interesse von vornherein auf den Bezug richtet, zeigen die negativen Beispiele: Wenn einer nicht mehr weiterleben will, dann deshalb, weil er keine Möglichkeiten sinnvollen Miteinanderseins mehr sieht und sich auf die Kommunikationslosigkeit zurückgeworfen erfährt, die er als schmerzlichen Mangel empfindet.

(3) Das Überlebensinteresse richtet sich auf das Dasein in der Einheit und Ganzheit seiner Momente. Ich selbst möchte überleben – ich in der Ganzheit meiner selbst als leiblich-personales Wesen. Die Interessenethik interpretiert dieses Wollen jedoch instrumentalistisch und trifft eine Unterscheidung zwischen einem wert-neutralen biologischen und einem wert-vollen personalen Leben, die sich so gar nicht ausweisen läßt. Wer seine ‚physische Existenz‘ retten will, will nicht ein biologisches Substrat als Voraussetzung personalen Lebens funktionstüchtig erhalten, sondern sich selbst retten. Im Überlebensinteresse wird die leiblich-personale Einheit unserer selbst thematisch, nicht aber ein Unterschied zwischen uns selbst und einem biologischen Substrat. Es geht uns um unsere Ich-Ganzheit als etwas Gutes, deren weiterer Bestand deshalb gewollt wird. Das Überlebensinteresse zeigt nichts von einer Aufteilung unseres Daseins in wert-neutrale und wert-volle Anteile[58].

Dasselbe Ergebnis zeigt auch das Interesse am „Überleben persönlich Nahestehender" (*Hoerster* 1991 b 20). Personale Nähe bestimmt sich offenkundig nicht aus der abmeßbaren Entfernung, in der zwei biologisch beschreibbare Körper zueinander stehen, sondern aus dem Füreinander-Offensein und dem Miteinandersein. In der personalen

---

[58] Gewiß kann und muß ich zwischen mir als personalem und leiblichem Wesen unterscheiden. Denn so sehr gilt, daß ich mein Leib bin, gilt auch, daß ich meinen Leib habe. Die Selbstzuschreibung – ‚mein Leib‘ – nimmt ja nicht mein Leib vor. Aber deshalb bin ich nicht die Eigenschaft eines Leibdinges.

Nähe wird die Kostbarkeit menschlichen Daseins erfahren. Jemanden lieben heißt sagen, gut, daß es dich gibt. Liebe ist die Antwort auf das Gute und Sinnspendende, das mit dem Dasein des Geliebten gegeben ist. Auch hier zeigt die Erfahrung keinen Unterschied zwischen einem wert-neutralen Körpersubstrat und einer wert-vollen Eigenschaft namens ‚Personalität‘. Vielmehr erfahre ich dein Dasein als gut, als Quelle von Sinn. Das Gutsein umfaßt die ganze leiblich-personale Existenz und bildet ihren Grundzug. Die Erfahrung des Eltern-Kind-Bezugs bestätigt und vertieft diesen Befund.

Im Normalfall freuen sich Eltern über die Geburt ihres Kindes. Sie sagen dann, ihr Kind sei ihnen geschenkt worden. Sie meinen damit freilich nicht, jemand hätte ihnen ihr Kind zum Geschenk gemacht und in einem Schenkungsakt ihrer Verfügungsgewalt übergeben. Sie haben weder einen Macher noch einen Überbringer im Auge, sie reden auch nicht von irgendwelchen Eigenschaften, sondern einfach vom Dasein ihres Kindes: dieses erfahren sie als Geschenk – ungeachtet der Tatsache, daß sie es sind, die ihrem Kind zum Dasein verholfen haben. Der Grund ihrer Freude ist die Positivität der Existenz ihres Kindes, eine Positivität, die mit der Existenz identisch ist: dies, daß ihr Kind da ist, ist bereits das Gute.

Und genau diese Positivität ist der Grund ihres Tun-Sollens. Von der Existenz des neugeborenen Kindes geht der Aufruf zur Fürsorge aus, die zwar im Normalfall von den leiblichen Eltern übernommen wird, grundsätzlich jedoch von jedem zu übernehmen ist, der in die entsprechende Handlungssituation gerät. Es ist hier erneut jener Punkt erreicht, welcher der Scheidung von ‚Sein und Sollen‘ vorausliegt. Spätestens an dem Phänomen der elterlichen Fürsorge scheitert eine Interessenethik. Denn hier bildet weder ein Überlebensinteresse noch die moralische Relevanz von Eigenschaften eines Existierenden, sondern die moralische Relevanz der Existenz selbst den Grund des Tun-Sollens. Die Interessenethik ignoriert denn auch bezeichnenderweise das Phänomen der Fürsorge bzw. erklärt es weg, indem sie sich in die Unterscheidung von prinzipiellem und pragmatischem Grund der Einräumung eines Lebensrechtes flüchtet[59].

---

[59] „Allein eine im Sinne aktueller Personalität verstandene ‚Würde‘ stellt einen prinzipiellen ethischen Grund für die Einräumung eines Lebensrechtes dar“ (*Hoerster* 1991 b, 122).

Die Existenz des neugeborenen Kindes ist kein Eltern-relativer Wert, sondern ein an sich Gutes, dem grundsätzlich jedermann zu entsprechen hat. Eltern haben zwar ihrem Kind zum Dasein verholfen, aber sie sind deshalb weder Kindes-Macher noch Kindes-Besitzer bzw. Kindes-Halter. Denn mit ihrem Kind ist etwas erfahrbar Unbedingtes in die Welt gekommen – in allen Bedingtheiten naturaler und sozio-kultureller Art, die die Existenz ihres Kindes mitbestimmen. Diese ist an sich gut und nicht von den Wertpräferenzen seiner Mitmenschen abhängig. Deshalb werden Menschen schuldig, wenn sie diese Unbedingtheit nicht achten, und z. B. Eltern ihrer Fürsorgepflicht nicht nachkommen. Es ist wichtig zu sehen, daß dieses Moment unbedingten Gutseins von Anbeginn der Existenz des Kindes an gegeben und entsprechend erfahrbar ist. Es tritt keineswegs erst hinzu, wenn das Kind zu seinem Selbstbewußtsein erwacht ist. Anders gesagt: von Anbeginn an ist jenes Ur-Datum erfahrbar, das als die Daseinswürde des Menschen bezeichnet wird.

Daß das so ist, zeigt das negative Beispiel der Mißhandlung neugeborener Kinder. Warum ist diese Tat verwerflich und mehr als bloß eine Zufügung von Schmerzen – Schmerzen werden bisweilen auch im Zuge einer Therapie zugefügt –, sondern eine Mißhandlung? Weil in ihr das Unbedingtheitsmoment, das zum Daseinscharakter eines Kindes gehört, d. h. die moralische Relevanz der leiblichen Existenz[60] des Kindes, mißachtet wird. Menschen lassen die Fürsorge bedingt sein von der Willkür ihrer eigenen Interessen und machen das Wohl des Kindes von der Möglichkeit zur Befriedigung eigener Wünsche und eigenen Wollens abhängig. Auf dem Boden einer Interessenethik freilich kann von einer

---

[60] *Kuhse* verkennt das völlig, wenn sie meint, damit werde behauptet, daß das „speziestypische menschliche Leben selbst ein intrinsisches Gut" ist (*Kuhse* 1991, 59). Es ist nicht von einem ‚speziestypischen menschlichen Leben', sondern von leiblicher Existenz die Rede. Ein speziestypisches Leben kann gar keinen intrinsischen Wert haben, weil es durch intrinsische Wertlosigkeit bereits definiert ist. Die moralische Relevanz der leiblichen Existenz ist nicht das Resultat einer Überfrachtung eines biologischen Faktums (‚speziestypisches menschliches Leben') mit subjektiven Wertschätzungen, vielmehr ist umgekehrt das speziestypische menschliche Leben das Resultat einer Entkleidung: Erst wenn man die moralisch relevante leibliche Existenz einer reduktionistischen Betrachtung unterwirft, stößt man auf so etwas wie ein biologisch-menschliches Leben von bloßem Nützlichkeitswert.

Mißhandlung nicht mehr die Rede sein, da nach ihrer Auffassung der
Mißhandelte keine moralisch relevante Eigenschaft aufweist: er besitzt
kein Selbstbewußtsein als Voraussetzung für die Ausbildung von Wünschen.

3. Die Instrumentalisierung des Leibes

Im Grunde bewegt sich die Interessenethik auf dem Boden eines
cartesianischen Dualismus. Sie pervertiert den menschlichen Leib zu
einem bloßen Werkzeug zum Zweck der Verwirklichung moralischer
Werte. *Kuhses* Ansatz ist ein charakteristisches Beispiel. Nach ihr „hat
das biologisch-menschliche Leben nur einen extrinsischen oder instrumentalen Wert; es ist lediglich die Voraussetzung für die Realisierung
von anderen moralischen Gütern und Werten – z. B. der Kapazität,
positive Bewußtseinszustände zu erfahren, selbstbestimmt und frei zu
handeln, Ideale und Lebenspläne zu haben und dergleichen mehr" (*Kuhse*
1991, 59). Nach dieser Theorie ist – streng gedacht! – eine Folterung
keine Verletzung des Gefolterten selbst, sondern ein Eingriff in die
Voraussetzung zur Realisierung moralischer Werte. Es wird bloß das
Werkzeug beeinträchtigt, das der Realisierer moralischer Werte besitzt[61],
wobei nicht einmal mehr angegeben werden kann, wer das ist. Denn eine
selbständige Person kann er nicht sein, weil für die Interessenethik
Personalität eine Eigenschaft ist. Gewiß ist zu unterscheiden zwischem
einem biologisch-menschlichem und einem personalen Leben, zwischen
Lebensvorgängen, die von selbst und ohne mein Zutun ablaufen, und
solchen Akten, deren Urheber ich selbst bin und die ich deshalb zu
verantworten habe. Nicht die Notwendigkeit der Unterscheidung ist das
Problem, sondern welcher Art sie ist und wie sie zu begreifen ist. Anders
gesagt: Das Problem besteht in einem zureichenden Begriff menschlicher
Leiblichkeit. Um diesen gewinnen zu können, ist die Erfahrung leibhaf-
tigen Miteinanderseins zu befragen. Und da zeigt sich, daß die Aufteilung
des Menschseins in biologisches Leben von instrumentalem und personales Leben von moralischem Wert der Erfahrung leiblich-personalen
Daseins widerspricht. Mein Leib ist kein Werkzeug, sondern mein Leib
– das bin ich selbst. Ich selbst werde verletzt, wenn mein Leib verletzt

---

[61] Wohlgemerkt: Es wird das nicht *Kuhse* als persönliche Überzeugung
unterstellt, sondern nur gesagt, daß ihre Theorie nichts anderes zuläßt.

wird, und ebenso füge ich dir selbst Schmerzen zu, wenn ich deinen Leib verletze. Diese Erfahrung wird nicht mehr ernst genommen, wenn man nach Art der Interessenethik das biologisch-menschliche Leben auf ein außer-moralisches Datum reduziert und ihm nur einen „extrinisischen oder instrumentalen Wert" zuspricht. Daß ich dennoch nicht einfachhin mein Leib bin, sondern meinen Leib habe, berechtigt nicht, ihn zu instrumentalisieren. Das Leib-haben ist kein Werkzeug- oder Besitz-Verhältnis. Ich kann zwar ein Werkzeug aus der Hand legen, nicht aber meine Hand. Ein sog. ‚körperliches Leiden' ist nicht als Funktionsun-tüchtigkeit eines Werkzeugs begreiflich zu machen: Ich selbst leide an Schmerzen, nicht aber reagiere ich auf ein untaugliches Werkzeug. Der menschliche Leib ist mißinterpretiert, wenn er zur instrumentellen Vor-aussetzung der Realisierung moralischer Werte umfunktioniert wird. Moralität ist kein Zweck, zu dessen Verwirklichung der Leib nützlich wäre. Jede Realisierung sog. moralischer Werte geschieht leibhaftig. Der Leib ist kein außer-moralisches Datum. Die Verletzung der Menschen-würde beginnt nicht erst bei einer Interessenverletzung.

Die Interessenethik verkennt den Menschen als Wesen der Freiheit. Menschen sind imstande, die Relationen und Bedingungen, in und unter denen sie stehen, ihrerseits noch zu relativieren, und nicht nur die eigenen Interessen zu verfolgen, sondern diejenigen anderer als solche anzuer-kennen und zu den eigenen zu machen. Deshalb ist der Mensch ein sittliches Wesen. Indem Bedingtheiten als solche zum Vorschein kom-men, vergegenwärtigt sich darin das Unbedingte. Deshalb heißt ein Mensch zu sein, Repräsentant des Unbedingten zu sein. Mit jedem Menschen ist etwas erfahrbar Unbedingtes in die Welt gekommen – in allen Bedingtheiten. Diese Erfahrung zeigt, daß es eine Bedeutsamkeit gibt, die mit dem vorgegebenen Sein des entsprechenden Seienden identisch ist – und nicht einer menschlichen Wertschätzung oder Inte-ressenabwägung entstammt. Weil diese Bedeutsamkeit ein Unbedingt-heitsmoment aufweist, spricht man von Würde, die anerkannt und geachtet sein will. Die Würde des Menschen liegt in der Repräsentation des Unbedingten.

Sie ist weder eine angeborene oder eine zu erwerbende Eigenschaft noch etwas, was Menschen sich selbst oder anderen zuschreiben oder anderen verdanken könnten. Wir haben deshalb nicht nur die fremde, sondern auch die eigene Würde zu achten.

Die Würde des Menschen ist nicht relativierbar. Denn wer Wertungsunterschiede anerkennt, anerkennt den anders Urteilenden als Freiheitssubjekt, das für seine Urteile verantwortlich ist. Und sie ist keineswegs bloß eine auf Interessen beruhende gesellschaftliche Institution, sondern Datum einer Ur-Erfahrung, die wie jede Ur-Gegebenheit nicht von wo anders her deduziert werden kann. Sie kann nur gesehen und anerkannt werden.

Literatur

Hegselmann, Rainer/Merkel, Reinhard (Hrsg.) (1991), Zur Debatte über Euthanasie, Frankfurt 1991

Hoerster, Norbert (1989), Forum: Ein Lebensrecht für die menschliche Leibesfrucht?, in: Juristische Schulung 1989, Heft 3, S. 172-178

Hoerster, Norbert (1991 a), Strafwürdigkeit der Abtreibung?, in: Universitas 1/1991, 19-26

Hoerster, Norbert (1991 b), Abtreibung im säkularen Staat, Frankfurt 1991

Kuhse, Helga (1991), Warum Fragen der aktiven und passiven Euthanasie auch in Deutschland unvermeidlich sind, in: *Hegselmann, Rainer/Merkel, Reinhard* (Hrsg.) (1991), S. 51-70

Leist, Anton (1990), Diskussionen um Leben und Tod, in: *Ders.*, (Hrsg.), Um Leben und Tod, Frankfurt 1990, S. 9-72

Singer, Peter (1984), Praktische Ethik, Stuttgart 1984

Die ethische Zulässigkeit
von Tierversuchen und der Unterschied
Tier/Mensch

Von **Juan Rosado**

1964 erklärte die in Helsinki versammelte ,,World Medical Association'', daß die biomedizinische Forschung am Menschen sich auf die feste Grundlage von sorgfältig durchgeführten Tierversuchen stützen solle[1]. Die Erklärung wurde, was unser Thema anbelangt, in den Tagungen und Kongressen der darauffolgenden Jahre unter Hinweis auf die bestehende Notwendigkeit, Tierversuche durchzuführen, nur noch bestätigt.

Seitdem vermehren sich auf dem Gebiet der Bioethik die Bemühungen um die argumentative Begründung dieser Forderung. Es geht dabei nicht nur um die Zulässigkeit von Tierversuchen, es wird bisweilen ausdrücklich postuliert, daß es sich unter Umständen um eine echt moralische Verpflichtung handeln kann, zwecks einer Verbesserung der ärztlichen Betreuung von Patienten auch die Tierversuche als Forschungsmethode in Betracht zu ziehen und (eben unter bestimmten Umständen) sich ihrer zu bedienen[2].

Die Entscheidung über Erlaubtheit oder Nicht-Erlaubtheit von Tierversuchen hängt unter anderem von einer Reihe von Bedingungen

---

[1]   Vgl. Deklaration von Helsinki der World Medical Association. 18. World Medical Assembly Helsinki, Finland, im Juni 1964, I, Nr.1.

[2]   Ein wichtiges Dokument in Zusammenhang mit dieser Forderung sind die ,,Principes directeurs internationaux pour la recherche biomédical implicant des animaux'', herausgegeben vom CIOMS (Conseil des Organisations Internationales des Sciences Medicales) im Jahre 1985.

ab. So ist zum Beispiel für die ethische Zulässigkeit erforderlich, daß die Anzahl von Tieren, die für Versuche herangezogen werden, so gering wie nur möglich gehalten wird; daß die Tiere, an denen Versuche gemacht werden, unter möglichst guten (man möchte fast sagen: menschlichen) Bedingungen leben: daß sie durch gute und erfahrene Tierärzte betreut werden, daß das Personal, dem sie anvertraut sind, bereit ist, im Alltag und im Rahmen der Möglichkeiten mit den Tieren liebevoll umzugehen, etc.; daß im Rahmen der Versuche das Leiden der Tiere nach Möglichkeit durch analgetische Behandlungen bzw. mit Hilfe der Anästhesie vermieden wird; daß überhaupt die Notwendigkeit, solche Versuche durchzuführen, im Ermessen einer befugten Instanz liegt, etc.

Wir können hier nicht des Näheren alle begleitenden Umstände analysieren, welche die Sittlichkeit eines Tierversuches bedingen und im Hinblick auf eine ethische Beurteilung ins Gewicht fallen. Hingegen wollen wir auf die fundamentalere Frage nach der Begründung der ethischen Zulässigkeit von Tierversuchen überhaupt eingehen.

1. Die ethische Zulässigkeit von Tierversuchen

Um es vorwegzunehmen: jede ernsthafte Begründung der ethischen Zulässigkeit von Tierversuchen basiert auf der Voraussetzung, daß sie strenggenommen aus biomedizinischen Gesichtspunkten erforderlich sind (etwa zur Entwicklung von neuen Therapieverfahren bzw. Medikamenten gegen neu auftretende Erkrankungen). Es handelt sich um eine Voraussetzung, die außerhalb des Zuständigkeitsbereiches der bioethischen Forschung liegt. In dieser Frage haben ausschließlich Ärzte und Naturwissenschaftler das Wort.

Die Begründung der ethischen Erlaubtheit von Tierversuchen gestaltet sich vielschichtig. Es ist nämlich nicht leicht, über die Erlaubtheit von Tierversuchen nachzudenken, ohne zugleich die Frage nach dem Sinn und dem Zweck des Tieres und des Menschen im Ganzen der Schöpfung in die Überlegungen miteinzuschließen. Mehr noch: die Erörterung der Frage nach der ethischen Erlaubtheit von Tierversuchen setzt die Übereinstimmung in der Erkenntnis voraus, daß sowohl dem Menschen als auch dem Tier von ihrem Dasein selbst her eine bestimmte Bedeutung, eine bestimmte *Rolle* im Ganzen der

Schöpfung zukommt[3]. Wäre es nicht so, dann ließe sich auch kein Grund angeben, weshalb bestimmte Tierexperimente aus rein ethischer Sicht erlaubt bzw. unerlaubt sind (Vielleicht ist hier der Hinweis am Platz, daß eine Erörterung, die das Tier und den Menschen als Teile der Schöpfung ansieht und ihnen daher eine bestimmte Bedeutung oder *Rolle* im Ganzen zuerkennt, anders als vielleicht jemand meinen könnte, weder ausschließliches Gedankengut des christlichen Glaubens noch vordergründig Sache der religiösen Positionierung der Personen ist, die sich damit befassen[4]. Um auf der Ebene der seinsmässigen *Bedeutung* der Dinge argumentieren zu können, genügt vielmehr die Nutzung und Entfaltung der gedanklichen Mittel einer nicht atheistischen - und das heißt: nicht reduktivistischen, nicht die Wirklichkeit verkürzenden - Weltanschauung).

Wenn nun die Dinge so liegen, dann ist es erforderlich, zur Lösung unserer Frage weit auszuholen. Die Begründung der ethischen Zulässigkeit von Tierversuchen deckt nur einen Teil der ganzen Frage nach dem Verhältnis ab, das zwischen dem Menschen und den Tieren herrscht, und diese ist wiederum nur ein Aspekt der ökologischen Frage, der Frage also nach dem Verhältnis Mensch/Umwelt. Das Verhältnis Mensch/Umwelt kann aber - wie wir eben angemerkt haben - erst dann erörtert werden, wenn Klarheit über den Sinn und über die Bedeutung des Menschen und seiner Umwelt im Ganzen der Schöpfung vorliegt.

Es ist hier wohl nicht möglich, dieses Verhältnis ausführlich zu beleuchten. Da wir aber trotzdem die Begründung der ethischen Erlaubtheit von Tierversuchen auf einen festen Boden bauen wollen, so scheint es angebracht, auch jene grundlegenden Einsichten zu nennen, die gleichsam die Stützen der Begründung darstellen. Wir nehmen also von den folgenden grundlegenden Überlegungen unseren Ausgang:

a) Der Mensch, das Tier und überhaupt alle Geschöpfe haben *Bedeutung*. Sie stehen nicht bloß im Ganzen des Seienden da, sie sind bedeutungsvoll, und zwar so, daß die ihnen zukommende Bedeutung

---

[3] Vgl. L. *Ciccone*, L'animale bene creato e bene per l'uomo. Aspetti bioetici della sperimentazione sull'animale, in: Medicina e Morale, 1989/6, 1095–1106.

[4] Zum Vergleich können zahlreiche Texte des Thomas *von Aquin* angeführt werden: S.th.I, q.2, a.3; I, q.45, a.1 ff.; etc.

von ihrem Dasein selbst herrührt. Bei genauerem Hinsehen stellt sich heraus, daß sie bedeutend sind, insofern sie die Rolle spielen, die ihnen im Ganzen der Schöpfung zukommt; insofern sie den göttlichen Schöpfungsplan, einmal durch ihr Dasein, verwirklichen (Wie schon oben erwähnt wurde, möchten diese Überlegungen - auch wenn sie das große Thema der Schöpfung miteinschließen - sich auf der Ebene dessen bewegen, was für die Vernunft durch die natürlichen Kräfte erkenntnismäßig erreichbar ist. Das Thema der Schöpfung - d. h. der göttlichen Erschaffung der Dinge - kann durchaus dazugezählt werden: Es ist dem menschlichen Verstand zugänglich, und nur mit einer ausdrücklich atheistischen Einstellung zum Ganzen des Seienden nicht vereinbar. Eine solche Einstellung ist aber, wie oben gesagt wurde, *eo ipso* reduktivistisch).

b) Es gibt Unterschiede in der Bedeutung der Dinge. Dem Menschen kommt unter allen seienden Dingen eine besondere Bedeutung zu - eine größere Bedeutung, die in der geistigen Dimension seiner leiblich-personalen Verfassung begründet liegt. Dadurch, daß er geistige Fähigkeiten besitzt, nämlich einen für die Wirklichkeit alles Seienden offenen Verstand einerseits, und einen freien, die Grenzen des Materiellen überschreitenden Willen andererseits - dadurch spielt er eine besondere Rolle im Ganzen des Seienden, dadurch nimmt er darin eine herausragende Stellung ein.

So wie aus der ersten Überlegung (von der Bedeutung alles Seienden) die Verpflichtung für die freien, vernunftbegabten Geschöpfe abgeleitet werden kann, die Dinge unserer Umwelt in ihrem Sein zu achten, so folgt aus dieser zweiten Überlegung die Verpflichtung, in besonderem Maße das Leben der Menschen zu achten und zu schützen.

c) Die Unterschiede in der Bedeutung der Dinge, insbesondere aber die Unterschiede in der Bedeutung des Menschen und des Tieres begründen ein Verhältnis der seinsmäßigen Über- bzw. Unterordnung zwischen ihnen. Es gibt so etwas wie eine Ordnung, wie eine seinsmäßige „Solidarität" unter den Dingen (unter den Geschöpfen). In gewisser Hinsicht verläuft das Leben der verschiedenen Geschöpfe niemals am Leben der anderen vorbei (die genannte Ordnung bzw. „Solidarität" kommt zum Beispiel darin zum Ausdruck, daß das große Anliegen des Tierschutzes von Menschen - nicht von Tieren - vorangetrieben wird).

Indem die Tiere einen eigenen, autonomen Wert aufweisen, sind sie zugleich im Gefüge des ganzen Kosmos wesentlich und zweckmässig mit dem Wohl des Menschen verknüpft. Dem Menschen andererseits eignet eine gewisse Herrschaft über die seienden Dinge, in dem Sinn nämlich, daß er die moralisch begründete Fähigkeit besitzt, sich ihrer zu einem guten Zweck zu bedienen.

In diesen drei Überlegungen, die hier nur ansatzweise dargelegt werden konnten, sind die Elemente zusammengefaßt, welche der Argumentation für die ethische Erlaubtheit von Tierversuchen zugrundeliegen. Es genügt nämlich zur Begründung ihrer Angebrachtheit, nur noch zu bedenken, daß der Mensch die moralische Verpflichtung hat, das Leben seiner Mitmenschen zu schützen und die Mittel zur Vorbeugung und Behandlung der Krankheiten zu suchen, welche ihre Gesundheit gefährden. Unter bestimmten Bedingungen (siehe oben) können in diesem Zusammenhang Tierversuche aus bioethischer Sicht erlaubt sein.

2. Der Unterschied zwischen Tier und Mensch

Im Zusammenhang mit der aktuellen Diskussion über die ethische Zulässigkeit von Tierversuchen spielt die Frage nach dem Unterschied zwischen Tier und Mensch eine vorrangige Rolle. Daß ein Unterschied besteht, ist wohl klar, aber: Genügt er, um die Zulässigket von Tierversuchen, wie oben dargelegt, zu begründen? Handelt es sich eigentlich um einen wesentlichen - und daher unüberbrückbaren - Unterschied, der eindeutig Person und Nicht-Person trennt, oder haben wir es bloß mit einem graduellen, also überbrückbaren Unterschied zu tun?

Die Frage nach dem Unterschied Tier/Mensch taucht zunächst im Umkreis der Frage nach unserer eigenen Identität als Menschen auf. Was bedeutet es für uns Menschen, Personen zu sein? Es muß wohl etwas Bestimmtes geben, worin das Eigentümlich-Menschliche - das, wodurch sich der Mensch von anderen Lebewesen unterscheidet - besteht. Was ist das aber? Was ist die Eigentümlichkeit des Menschen im Vergleich mit den Tieren, und wie ist sie ontologisch beschaffen? Gründet sie auf eine ebenfalls für den Menschen spezifische Seins-Struktur, auf ein eigenes ontologisches Fundament? Die entscheidende Frage ist aber folgende: Eröffnet dieses Eigentümliche des Menschen überhaupt eine neue Seinssphäre, impliziert es eine radikal neue (für den Menschen radikal eigentümliche) Seins- und Verhaltensweise, die für die nicht-menschlichen Lebewesen grundsätzlich unerreichbar ist?

Diesen Fragen wollen wir nun auf den Grund gehen, indem wir einige charakteristische Aspekte der menschlichen Handlungsweise beleuchten. In ihnen zeigt sich die erhabenere Seinsweise des Menschen gegenüber den Tieren, nämlich seine Personalität.

Die Grundlagen der Personalität

In den menschlichen Handlungen kommt, nach einem berühmten Wort Karol Wojtylas, der Wille als die Eigentümlichkeit der Person zum Ausdruck. Durch seinen freien Willen unterscheidet sich der Mensch von allen anderen Lebewesen.

Die Freiheit des menschlichen Willens zeigt sich (erstens) in der Fähigkeit, sich selbst zum Guten zu bestimmen; das setzt aber auch (zweitens) die Erkenntnis der Wahrheit über das Gute voraus.

(1) Die Ausrichtung des Menschen auf das Gute.

Der Mensch besitzt die Fähigkeit, sich selbst mit seinem freien Willen auf das Gute auszurichten, das er mit seinem Verstand erfassen kann. Darin kommt etwas spezifisch Menschliches zum Ausdruck.

Das Tier kann wie der Mensch einfach nach etwas streben, der Mensch allein kann darüber hinaus sich selbst (in seinem Handeln) bestimmen. Sich-Selbst-Bestimmen ist eine Handlung, die über das einfache Streben hinausgeht. Vom einfachen Streben kann nicht immer gesagt werden, daß es ein Sich-Selbst-Bestimmen des Strebenden bedeutet. Ein Lebewesen (zum Beispiel ein Tier) kann von einem Gegenstand des Strebens hingerissen werden. Im Fall des Tieres ist es nicht richtig, von *Selbst*bestimmung zu reden.

Die Selbstbestimmung im eigentlichen Sinn setzt eine besondere Komplexität in der Person voraus. Wer sich selbst bestimmt, der verhält sich (zustimmend oder verwerfend) zu seinem eigenen Streben, zu seinem einfachen Wollen. Das eigene Wollen zu wollen bzw. es zu verwerfen - darin liegt der eigentliche Akt des menschlichen freien Willens begründet (Wir kommen weiter unten darauf zurück).

Die Fähigkeit zur Selbstbestimmung im Menschen äußert sich darin, daß er imstande ist, das Ziel seiner eigenen Handlungen zu bestimmen. Er kann das Gute wählen, auf das er sich selbst ausrichtet.

Das hängt mit der Autonomie, die dem Menschen gegenüber den Tieren eigentümlich ist, zusammen. ‚Autonomie' steht hier im Gegensatz zu ‚Determinismus'. Der Determinismus postuliert bei der Interpretation der menschlichen Handlungen eine Art Aufsaugung des Subjektes durch den Gegenstand. Der Determinismus ist aber als Interpretation der menschlichen Handlungen immer etwas Sekundäres, das Erlebnis der eigenen Autonomie hingegen etwas Ursprüngliches und Grundsätzliches. Das spricht gegen den Determinismus und für die Freiheit der Person.

(2) Das Vermögen, die Wahrheit über das Gute zu erfassen.

Der Mensch, haben wir gesagt, ist imstande, sich selbst auf das Gute auszurichten. Dabei ist die Bereitschaft, auf das Gute auszugehen, d. h. das Gute anzustreben, Grundlage jeder Willensentscheidung. Der Mensch vermag sich selbst zu bestimmen, indem er sich mit seinem freien Willen auf das Gute ausrichtet, das er mit seinem Verstand erkennt.

Die Fähigkeit zur Selbstbestimmung setzt also die Erkenntnis des Guten, auf das sich die Person ausrichtet, voraus. Nun aber gehört zum vollen Begriff der Selbstbestimmung, daß das Gute *als solches* erkannt wird. Ein einfaches Wahrnehmen eines Gegenstandes, der sozusagen beiläufig gut ist (zum Beispiel das Wahrnehmen des Tieres, das seinem Instinkt folgend nach dem guten Gegenstand strebt, ohne aber dessen Gutheit eigentlich zu erkennen), reicht hier nicht aus.

Die Fähigkeit, sich selbst auf das Gute auszurichten - die Freiheit im eigentlichen Sinn -, setzt die Erkenntnis des Guten als Gutes voraus, und somit, daß die sich selbst bestimmende Person um die Übereinstimmung ihres Erkennens mit dem erkannten Gegenstand (das Gute *als* Gutes) weiß, d. h. daß sie die Wahrheit über das Gute erfaßt. Die reflexive Struktur, die das Erfassen der Wahrheit über das Gute ermöglicht, ist eine Vorbedingung für die Freiheit der handelnden Person.

Das Vermögen, die Wahrheit über das Gute zu erfassen, und die damit zusammenhängende Fähigkeit zur Selbstbestimmung (menschliche Freiheit) begründen jene erhabenere Seinsweise, durch welche sich der Mensch von den nicht-personalen Lebewesen (insbesondere von den Tieren) unterscheidet. Dem Menschen eignet ein besonderer Grad der

Selbstzugehörigkeit: Als Person vermag er, *sich selbst* auf das Gute auszurichten. Kraft seiner Reflexionsfähigkeit vermag es der Mensch, die vorgegebenen Naturzwecke zu distanzieren[5] und sich noch einmal zu ihnen affirmativ oder negativ zu verhalten, d. h. sie mit seinem freien Willen gutzuheißen bzw. zu verwerfen.

Bevor wir aber die Auswirkungen dieses Unterschieds behandeln, gehen wir auf einen Einwand ein, der unmittelbar den Unterschied zwischen Tier und Mensch betrifft[6]. Wir haben festgestellt, daß die personale Seinsweise des Menschen auf seine Reflexionsfähigkeit gründet. Nun könnte jemand meinen, daß die für die Seinsweise der Person erforderliche Reflexionsfähigkeit auch bei den Tieren, die Selbsterkenntnis besitzen, anzutreffen sei. Wir müssen uns hier mit der Struktur der tierischen Selbsterkenntnis auseinandersetzen.

Die Erkenntniskräfte des Tieres

Es kann nicht übersehen werden, daß es bei den Tieren einen gewissen Grad von „Selbsterkenntnis" gibt. Das gehört irgendwie zur täglichen Erfahrung, zumindest für die, welche ein Haustier besitzen oder es sonstwie häufig mit höheren Tieren zu tun haben. Wir geben unserem Haustier einen Namen und sind uns gewiß, daß es nach einiger Zeit - nach der nötigen Übungszeit - mit großer Selbstverständlichkeit auf unseren Ruf antworten wird. Das bedeutet, daß das Tier den verliehenen Namen erkennt und von sich selbst als dem auf diesen Namen bezogenen Lebewesen weiß.

Tiere (zumindest höhere Tiere) vermögen es also, einen bestimmten Wahrnehmungsinhalt - darunter auch sich selbst - mit einem Namen in Beziehung zu bringen, d.h. sie vermögen es, ein Wort, das auf einen Gegenstand bezogen ist, so wahrzunehmen, daß es in der kognitiven Struktur des Tieres auf diesen Gegenstand bezogen bleibt. Deshalb

---

[5] Vgl. Robert *Spaemann*, Sein und Gewordensein. Was erklärt die Evolutionstheorie? In: R. *Spaemann* u. a. (Hrsg.), Evolutionstheorie und menschliches Selbstverständnis (*Weinheim* 1984) 73-91, hier 87.

[6] Vgl. Peter *Singer*, Practical ethics. Cambridge: Cambridge University Press, 1979. Meiner Argumentation gegen den Einwand liegt Jacinto Choza, Manual de Antropologia Filosofica, Madrid: Rialp, 1988, zugrunde.

können sie nicht nur den eigenen Namen, sondern auch den Namen anderer Dinge erkennen.

Daraus geht allerdings nicht hervor, daß sie das Vermögen besäßen, Begriffe - etwa den allgemeinen Begriff ‚Apfel‘ - als solche zu erfassen oder gar zu bilden. Wir wissen nur, daß sie imstande sind, die Verknüpfung eines Wortes - besser: einer Folge von Lauten - mit einem bestimmten Gegenstand - etwa mit einem Apfel - in ihrem Erkenntnisvorgang aufrechtzuerhalten.

Höhere Tiere sind weiters imstande, die Zuträglichkeit bzw. die Schädlichkeit eines äußeren Gegenstandes für sie zu erfassen und ihr Verhalten dementsprechend auszurichten. Das Schaf erkennt die Gefahr, die der Wolf für es selbst bedeutet, der Hirsch merkt, daß das frische Wasser des Baches für ihn zuträglich ist. Das Schaf und der Hirsch vermögen es offensichtlich, einerseits das äußere Ding als etwas Eigenes zu erkennen, andererseits die konkrete Bedeutung des äußeren Dinges für sie selbst zu erfassen. Wie kommt das zustande? Dieser Prozeß hat zur Voraussetzung, daß das Tier eine gewisse Kenntnis von sich selbst („Selbsterkenntnis“) besitzt. Ohne dieses Wissen über sich selbst würde das Schaf unmöglich die (offensichtlich abträgliche, ja lebensgefährliche) praktische Bedeutung des Wolfes für sein eigenes Leben einschätzen können. „Einschätzen“ heißt hier nämlich: das äußere Ding aus dem Blickwinkel des *eigenen* Lebens sehen, das äußere Ding unter dem Gesichtspunkt der Angebrachtheit für die *eigene* Natur betrachten. Dies geschieht instinktiv, d.h. ohne daß das Tier eigentlich den Begriff der eigenen Natur (noch der Natur des äußeren Dings) erfassen würde. Die Einschätzung ist unmittelbare Folge der biopsychischen Ausstattung des Tieres. Durch sie erkennt das Schaf - um bei unserem Beispiel zu bleiben—, daß es mit dem Wolf vor allem als dessen potentielle Nahrung zu tun hat, sodaß ein sofortiges Fliehen ratsam erscheint.

Das Tier besitzt also eine gewisse Kenntnis seiner selbst, indem es sich selbst zum Maßstab und Bezugsobjekt macht, auf dessen Grundlage die praktische Bedeutung des äußeren Dinges eingeschätzt wird. Die praktische Bedeutung eines Dinges ist in diesem Fall immer die Bedeutung dieses Dinges ‚für mich‘, d.h. für das ‚für mich‘ des Tieres. Daher ist das Erfassen der Bedeutung der äußeren Dinge bis zu einem gewissen Grad ein Erfassen des eigenen ‚Ichs‘ des Tieres, gleichsam ein Erfassen der eigenen Subjektivität des Tieres. Mehr noch: die einzelnen psychischen Akte des Erfassens, welche das Tier vollzieht, bleiben in seinem Gedächtnis eingespeichert; und so ermöglichen sie es auch, daß das Tier eine gewisse Kenntnis von der zeitlichen Kontinuität seines Lebens erlangt, daß es über seine Vergangenheit verfügen und sowohl die eigene Identität erleben als auch die Kontinuität des eigenen Lebens erfahren kann[7].

Nun aber, dieses Wissen über sich selbst, welches das Tier im Erfassen der äußeren Gegenstände und deren Bedeutung für die eigene Subjektivität erlangt, ist schon das höchste Maß an „Selbsterkenntnis", welches ein Tier zu erlangen imstande ist. Die biopsychische Verfassung des Tieres erlaubt es nicht, daß es über die Grenzen der aufgezeigten Stufe von „Selbsterkenntnis" hinauswächst.

Reflexive Struktur des Menschen

Das Tier besitzt „Selbsterkenntnis" und Erleben der eigenen Subjektivität, aber nicht in der Weise wie beim Menschen. Der Mensch ist unter den „Tieren" vielmehr das einzige Lebewesen, dem wahre Selbsterkenntnis, Selbstbewußtsein im eigentlichen Sinn zukommt; das einzige Lebewesen, von dem mit Fug und Recht behauptet wird, daß es seiner selbst ansichtig zu werden vermag, nämlich auf Grund der reflexiven Struktur seiner Subjektivität. Was bedeutet aber reflexive Struktur der menschlichen Subjektivität?

Denken wir an die Fähigkeit des Menschen, Begriffe mit dem Verstand zu erfassen. Das Tier, haben wir gesehen, vermag die Dinge in seinem Erkenntnisfeld auf ihre Bedeutung hin abzuschätzen, ihre Bedeutung zu erfassen. Doch dieses „Erfassen" der Bedeutung der Dinge geschieht beim Tier immer aus dem unmittelbaren Bezug zum eigenen Organismus, zur eigenen biopsychischen Struktur. Die biopsychische Struktur des Tieres ist nur auf eine bestimmte, limitierte Anzahl von

---

[7] Das Tier kann bereits angewandte Verhaltensmuster im Gedächtnis einspeichern und so für zukünftige Handlungen bereithalten; so entstehen die verschiedensten Möglichkeiten der Wissenserweiterung - und letztlich auch der Dressur von Tieren (mit den bekannten Erfolgen bei höheren Tierarten und bei jenen Haustieren, die sich durch ein besonders reiches affektives und kognitives Leben auszeichnen).

Handlungszielen ausgerichtet, sodaß es sich hier nur jedesmal um den Wert oder die Bedeutung handeln kann, welche die Dinge als Mittel bzw. als Handlungsobjekt der biopsychischen Mechanismen des Tieres erhalten.

Anders als für den Menschen kann für das Tier nur eine begrenzte Anzahl von Elementen der Welt, in der es lebt, Sinn und Bedeutung haben; und mehr noch: diese Elemente haben nur in ihrem Bezug zum Organismus des Tieres Bedeutung. Darin liegt ein deutlicher Unterschied zum Menschen. Das Tier vermag die Hitze zu erleben und den eigenen Durst oder den Hunger wahrzunehmen; es vermag, den Schatten als das zu erkennen, was die Hitze erträglicher macht, das Wasser als das den Durst Löschende, den Apfel als das, was den Hunger stillt. So weit die Vorstellungsinhalte der tierischen Erfahrungswelt. Könnten wir sie in einer menschlichen (eigentlich tierischen) Sprache festhalten und wiedergeben, dann wären die entsprechenden Formulierungen etwa folgende: „…heiß…“ bzw. „…trinkbar…“ bzw. „…eßbar…“. Die Beschränkung, die darin besteht, daß das Tier die Dinge ausschließlich unter dem Aspekt des Bezugs auf den eigenen Organismus (auf die eigene biopsychische Struktur) erkennen kann, hindert es daran, die reflexive Ebene der menschlichen Sprache zu erreichen. Die menschliche Sprache ist nämlich durch Objektivität gekennzeichnet. In ihr können die Dinge nach ihrem eigenen Sinngehalt - nach ihrer Bedeutung *an sich* - berücksichtigt werden. Die Elemente, die für das Tier etwa nur die Bedeutung „eßbar“ hatten, können nun als Apfel, als an sich bedeutungsvolle Dinge (*das, was* Apfel ist) vorkommen, sie können überhaupt von nun an als das, was sie sind, erfaßt werden.

Wir haben es also mit einer neuen kognitiven Ebene zu tun, auf welcher der Mensch die äußeren Dinge an sich und ihre eigentliche Bedeutung erkennen kann. Ein solches Erkennen der Dinge unserer Außenwelt (ungeachtet ihres Bezogenseins auf den eigenen Organismus) ist für uns Menschen deswegen möglich, weil wir durch den Verstand (Intellekt) das Vermögen besitzen, über die stofflich-biologischen Eigenschaften unseres Organismus hinweg - und in gewisser Hinsicht von ihnen unabhängig - uns auf die Dinge unserer Erfahrung einzulassen. Durch den Verstand vermögen wir es, uns als erkennende Subjekte mit den Dingen der Außenwelt zu befassen. Wir haben aber auch die Möglichkeit, gleichsam auf

unsere eigene Subjektivität, auf unser eigenes *Ich* und auf unsere inneren
Bewußtseinsvollzüge zurückzukehren, die Ausrichtung unseres Erkenntnisaktes um 180 Grad zu drehen und also uns selbst zum Gegenstand unseres eigenen Erkenntnisaktes zu machen.

Dies alles deutet auf eine neue Stufe des Selbstbewußtseins, mehr
noch, auf eine wesentlich andere Art des Bewußtseins beim Menschen
gegenüber dem Tier, und zwar nicht erst in dem Augenblick, in welchem
der Mensch in der reflexiven Einstellung auf seine eigene Subjektivität
eingeht, sondern schon in der gewöhnlichen Einstellung der Erfassung
äußerer Gegenstände. Die Analyse der menschlichen Psyche zeigt, daß
die Bewußtseinsakte, durch welche der Mensch mit seinem Verstand die
Dinge erkennt, immer eine reflexive Komponente, immer zugleich einen
reflexiven Aspekt aufweisen. So ist der Mensch, der etwas erkennt,
zugleich in gewisser Hinsicht sich selbst gegenwärtig: nicht vordergründig (in der gewöhnlichen Einstellung), aber doch in hinreichendem
Ausmaß, um nachträglich - wiederum mit dem Verstand - auf den
Erkenntnisgegenstand, der er selbst ist, zurückkommen zu können (Wie
könnte denn sonst der Mensch nachträglich - in der reflexiven Einstellung
- der eigenen Subjektivität seine Aufmerksamkeit zuwenden, wenn er
sich ihrer nicht schon vorher in besonderer Weise bewußt wäre?).

Die Reflexionsfähigkeit des Menschen kommt in seiner Sprache
deutlich zum Ausdruck. Diese ist nämlich nicht nur extensional, sondern
darüberhinaus intensional[8]. Extensionale Sätze beziehen sich (bloß beschreibend) auf materielle Dinge. Intensionale Sätze hingegen werden
benützt, nicht um über materielle Dinge zu sprechen, sondern über
geistige Vorgänge. Intensionale Sätze haben die grammatische Eigentümlichkeit, daß sie alle die konsekutive Konjunktion ‚daß' aufweisen
können: ich, du, er, sie, wir, usw. glauben, hoffen, fürchten, wollen,
beabsichtigen das oder jenes, wobei ‚das oder jenes' nur ein Kürzel von
einem weiteren Satz ist: ‚daß dies oder jenes sei' oder ‚das, daß dies oder
jenes so oder so sei', usw. Bei einem jeden intensionalen Satz handelt
es sich daher in Wirklichkeit um zwei Sätze, um zwei Aussagen oder
Propositionen, die in einem Verhältnis der Über- bzw. Unterordnung

---

[8]   Vgl. F. *Inciarte*, Die evolutionäre Erkenntnistheorie und der Unterschied Tier/Mensch, in: Acta Philosophica, vol.1 (1992), fasc.1, S. 26–36.

zueinander stehen. Menschen können sich zu Propositionen verhalten, d. h. sie können propositionale Einstellungen haben: ich hoffe (1. Satz), daß dies oder jenes sei (2. Satz); ich weiß, daß es sich mit dem und dem so und so verhält, usw. Tiere hingegen vermögen dies nicht. „Der Unterschied zwischen menschlicher und tierischer Sprache liegt zunächst darin, daß über ihre Ausdrucks- und Signalfunktion hinaus die menschliche Sprache eine propositionelle Komponente hat. (–) Es könnte, was dahingestellt sein mag, durchaus sein, daß auch Tiere Begriffe bilden und manche primitive extensionale Sätze verstehen. Was sie auf jeden Fall nicht können, ist die reflexive Leistung zu vollbringen, die zu den intensionalen Sätzen erforderlich ist[9]."

Bereits ein einfacher ‚Daß-Satz' verweist auf die reflexive Struktur der menschlichen Subjektivität. Sie stellt für das Tier eine unerreichbare, letztlich unüberbrückbare (weil auf geistige Fähigkeiten gründende) Stufe dar. Ähnlich geschieht es mit den ‚Weil-Sätzen', durch welche der Mensch die Ursache oder die Begründung für einen bestimmten Sachverhalt angeben kann. Das Tier vermag so etwas nicht. „Tiere gebrauchen zwar Mittel, um Zwecke zu erreichen. (–) Aber Tiere können unmöglich den Grund dafür angeben, d. h. Rechenschaft darüber ablegen, weshalb sie dies oder jenes tun, dieses oder jenes Mittel gebrauchen". Den Grund angeben: hier steht ‚Grund' für das griechische *lógos* und somit für *ratio*, Vernunft und Sprache. „Sofern das Tier sich nicht zu Propositionen verhalten kann, d. h., sofern es nicht propositionale Einstellungen haben kann, kann es nicht vernünftig leben im Sinne des *lógon échein* und des *lógon dídonai*, des Recht-haben- und des Rechenschaft-ablegen-Könnens; solange kann es insbesondere nicht leben in der Weite der Selbstbestimmung. Mag ihm evtl. (was *Kant* bestritten hätte) irgendeine Art Würde eignen, so jedenfalls nicht die Würde der Person"[10].

Weil das Tier nicht die erforderliche reflexive Struktur besitzt, vermag es auch nicht, *in der Wahrheit* zu leben. Denn die Wahrheit besteht nicht bloß in der Übereinstimmung zwischen Urteil und Sachverhalt (Proposition), sondern eigentlich im Wissen um diese Übereinstimmung. Bei einem Urteil, bei einer Prognose über das Wetter zum

---

[9] A.a.O., S. 31.
[10] A.a.O., S.35.

Beispiel kann man erst dann von Wahrheitswert sprechen, wenn die Voraussage auf einem bestimmten Grund (*lógos, ratio*) beruht. Ein zufälliges Übereinstimmen von Urteil und Wirklichkeit genügt nicht für das Vorliegen von Wahrheit im eigentlichen Sinn (es genügt nicht, daß sich die Prognose bloß durch Zufall als zutreffend erweist). Für den vollen Wahrheitsbegriff ist die reflexive Erkenntnis der Übereinstimmung mit der Wirklichkeit erforderlich.

Das Tier vermag es also nicht, *in der Wahrheit* zu leben: Es fehlt ihm die dazu erforderliche Reflexivität. Deshalb kann es sich auch nicht wie der Mensch durch freie Handlungen ethisch verhalten. Der Freiheit der menschlichen Handlungen eignet nämlich dieselbe reflexive Struktur des Wahrheitsbegriffs: „Der Grund, weshalb die Tiere nicht frei sind in der selben Weise wie die Menschen, liegt darin begründet, daß sie zwar urteilen (abschätzen) können, was für sie schädlich oder nützlich ist; aber sie können auf dieses Urteil nicht zurückkommen, um es unter dem Aspekt des objektiv Guten eigens zu beurteilen, d. h. gutzuheißen oder zu verwerfen[11]“. In der reflexiven Leistung, die darin besteht, das eigene Wollen zu wollen oder nicht zu wollen, es gutzuheißen oder zu verwerfen, gerade darin liegt das Wesen der menschlichen Freiheit begründet.

Praktische Folge des Unterschieds Tier/Mensch

Der Mensch ist offen für das Leben in der Weite der Wahrheit und der Selbstbestimmung, er ist offen für die Weite der Freiheit. Er vermag, das Ziel seiner eigenen Handlungen zu bestimmen, wodurch er sich aber vornehmlich selbst bestimmt, seine Autonomie behauptet.

Vom Menschen kann gesagt werden, daß er eine eigene Biographie hat, daß er auf Grund der Selbstbestimmung für sich selbst sein eigenes Lebensprojekt entwirft. Er hat eine eigene Zielsetzung, die von ihm selbst stammt. In der Aufgabe, einen Entwurf für die eigenen Handlungen zu erstellen, ist er sich selbst überlassen: Er kann nicht jemand anderem diese Aufgabe übertragen, die eine unveräußerliche ist.

Auf Grund der Selbstbestimmung ist das Leben der Person also radikal unveräußerlich. Es darf daher auch kein Mensch einem anderen Menschen seine eigene Zielsetzung oktroyieren. Der Versuch, einem

---

[11] A.a.O., S.35.

Menschen seine persönliche Zielsetzung aufzunötigen, verletzt grundsätzlich die Personwürde[12].

Dies alles gilt grundsätzlich nicht vom Tier, welches die Dimension der Selbstbestimmung nicht aufweist. Während der Mensch durch seine Selbstbestimmung es vermag, die Naturzwecke zu distanzieren und sich noch einmal affirmativ oder negativ zu ihnen zu verhalten, bleibt das Tier an die Naturzwecke unmittelbar gebunden. Der Mensch herrscht kraft der Selbstbestimmung über sich selbst, und darin bekundet sich die ontologische Struktur seiner Selbstzugehörigkeit; beim Tier hingegen ist eine solche, für die Person grundlegende Seinsstruktur nicht anzutreffen. Weder vermag das Tier seinen Handlungen eine Zielsetzung zu geben, noch über sich selbst zu herrschen, weil es sich nicht selbst wie eine Person durch die Selbstbestimmung gehört.

Weil das Ziel, welches das Tier in seinen Vollzügen verfolgt, weder von ihm selbst stammt noch von ihm bewußt reflektiert wird, sondern in seiner Natur gleichsam eingeschrieben ist, gehört das Verfügen über es nicht zur Sphäre dessen, was Glück und Leid des Tieres verursacht bzw. begründet. Daher kann unter bestimmten Umständen (siehe oben) die Durchführung von Tierversuchen ethisch gerechtfertigt sein. Voraussetzung dafür ist allerdings, daß der Mensch (einmal von seiner inneren Einstellung her) in Einklang mit dem Schöpfungsauftrag handelt, d.h. mit jener Zielsetzung, die - selbst in der Natur des Menschen eingeschrieben - von ihm sowohl verworfen als auch mit seinem freien Willen gutgeheißen werden kann.

Wir haben einige Aspekte jener Merkmale des Menschen, durch die er sich vom Tier unterscheidet, aufgezeigt. Der Unterschied ist nicht etwa von den aktuellen Fähigkeiten des Menschen abhängig, sondern basiert auf einer ontologischen Verfassung, die seiner Natur von Anfang seines Lebens an zugrundeliegt. Während die aktuellen Fähigkeiten variabel sind, ist die Grundlage der Personalität im Menschen permanent - auch

---

[12] Diese Einsicht liegt *Kants* Formulierung des Grundgesetzes der praktischen Vernunft zugrunde: „Handle so, daß du die Menschheit sowohl in deiner Person als in der Person eines jeden anderen jederzeit zugleich als Zweck, niemals bloß als Mittel brauchst". Vgl. Immanuel *Kant*, Grundlegung zur Metaphysik der Sitten, in: I. Kants Gesammelte Schriften (Herausgegeben von der Berliner Akademie der Wissenschaften, 1902 ff.) Bd.4, S.429.

wenn sie unter bestimmten Umständen (z.B. Krankheit) bzw. während bestimmter Lebensabschnitte (embryonales Stadium, Kindheit, hohes Alter, etc.) beeinträchtigt bzw. verborgen sein kann. Weil nun die Grundlage der Personalität im Menschen nicht immer auf den ersten Blick sichtbar ist, gilt auch hier, daß die Feststellung der biologischen Zugehörigkeit zur Spezies Mensch - d.h. die Tatsache, daß ein Individuum die *menschliche* Natur hat - Kriterium für die Achtung und für den Schutz seiner Würde als Person ist.

Zur Begründung sittlicher Normen aus der Natur

Grundsätzliche Erwägungen und Exemplifizierung am Beispiel der I.v.F.

Von **Martin Rhonheimer**

I.

GRUNDSÄTZLICHE ERWÄGUNGEN

1. Das Problem

Der Rekurs auf die „menschliche Natur" - oder gar auf „Natur" überhaupt - ist eine traditionelle Argumentationsfigur zur Begründung moralischer Normen, Ansprüche, Forderungen oder Verbote. Der Rekurs auf das „Natürliche" wird, gerade heute, wieder aktuell, um sich gegenüber neuen technologischen Möglichkeiten der Kontrolle und Potenzierung menschlichen Handelns zur Wehr zu setzen bzw. ein neues Ethos der Verantwortung, eine „Ethik für die technologische Zivilisation" zu begründen[1].

Gegenbegriff zum „Natürlichen" wird in der Folge das „Künstliche", - man beruft sich auf die Natur, um sich gegen „Kunst", d. h. gegen Technik zur Wehr zu setzen. Nicht nur vergißt man dabei, daß, gemäß althergebrachter Auffassung, die Kunst ja nur die Natur nachahmt, bisweilen sogar besser als die Natur selbst der Natur zu Hilfe eilt und deshalb, wenn sie wahre „Kunst" ist, auch nicht unbedingt zur Natur in Gegensatz gebracht werden muß. Entspricht es nicht ge-

---

[1] So der Untertitel des bekannten Buches von Hans *Jonas*, Das Prinzip Verantwortung. Versuch einer Ethik für die technologische Zivilisation, Frankfurt/M. 1979 (Insel Verlag) und 1984 (Verlag Suhrkamp).

rade „menschlicher Natur", in von menschlicher Kunst gefertigten Behausungen zu leben? Und generell: Ist es nicht dem Menschen als Vernunftwesen, d.h. seiner Natur eigen, sich die Welt untertan zu machen, und genügt dazu „Natur", bedarf es nicht der „Kunst"? Steht eine „künstliche" Welt nur schon *weil* sie künstlich ist, im Gegensatz zur Natur?

Folgen wir der philosophischen Tradition, so kommen wir nicht darum herum festzuhalten, daß, zumindest im Zusammenhang der Moral, der Gegenbegriff zum „Natürlichen" keineswegs das „Künstliche" ist, sondern das *Unvernünftige* oder *Vernunftwidrige*, - jenes eben, was dem Menschen als Vernunftwesen widerstreitet, und damit auch seiner „Natur".

Wenn man denn heute etwa von „künstlicher Fortpflanzung", „Gentechnologie" oder auch „künstlicher Empfängnisverhütung" spricht, so glauben viele bereits schon mit dem Prädikat „künstlich" den Finger auf die Wunde gelegt zu haben, - obwohl sie, ohne moralische Bedenken weiterhin von „künstlicher Ernährung", „Organtransplantation" (die manchem früher noch Mühe bereitete) und ähnlichem sprechen. Gerade im ärztlichen Bereich hat die „Künstlichkeit" wohl am wenigsten Chancen einen negativen Beigeschmack zu erhalten, ist doch die Medizin insgesamt eine Kunst, der so mancher die Erhaltung gerade seiner Natur verdankt, - zumindest gilt das für jene, die nur dank künstlich eingebauten technologischen Spitzenprodukten wie beispielsweise Herzschrittmachern weiterhin das sein können, was sie „von Natur aus" eigentlich sind: leib-geistige Lebewesen, und zwar eben solche, die leben.

Wer sich freilich mit saloppen Formulierungen dieser Art begnügte, würde es sich zu einfach machen. Auch wenn heute der „Rekurs auf die Natur" in das Gravitationsfeld der Antithese zum „Künstlichen" geraten ist, so sind entsprechende Argumentationsstrategien doch um ein Erhebliches komplexer und differenzierter. Das gilt vor allem, wenn man sich des Ausdrucks „Naturgesetz" oder „natürliches Sittengesetz" bedient, um damit den Inbegriff für jene moralischen Normen zu bezeichnen, die in der menschlichen Natur gründen.

Die Rede von „Naturgesetz", „natürlichem Sittengesetz", „natürlicher Sittenordnung", „Naturrecht" behauptete sich, in vielfältiger Variation, lange Zeit mehr oder weniger unangefochten. Der Rekurs auf die Natur stammt nicht aus der mittelalterlichen Scholastik sondern geht auf die Patristik zurück[2], - und von dort auf die Stoa, auf Aristoteles, Platon, die Sophistik, wo die „nackte Natur" geradezu als Inbegriff des Vernünftigen auftritt. Andererseits prägt er auch, in verschiedensten Schattierungen und Variationen, das Denken der Neuzeit und der Aufklärung, unbeschadet ihrer Tendenz, sich von der „Naturwüchsigkeit" des Natürlichen zu emanzipieren[3]: Das neuzeitliche, rationalistische Naturrecht (Jusnaturalismus) hebt, gegenüber theologisch motiviertem Voluntarismus, die Natur ebenso auf den Thron, wie die spätere geschichtsphilosophisch denkende Aufklärung, die, wie *Kant*, von der „großen Künstlerin Natur"[4] sprechen kann: Dem Menschen, der durch seine eigene Natur in sich und mit seinesgleichen entzweit ist, kommt die Geschichte, die sich nun als wahre Weisheit einer überindividuellen Natur präsentiert, zu Hilfe: „Die Natur will unwiderstehlich, daß das Recht zuletzt die Obergewalt erhalte"[5]. Die berühmte „volonté générale" - der Terminus stammt nicht von *Rousseau*, sondern von *Diderot* - war ursprünglich nichts anderes als „natürliches Recht" das sich in einem „reinen Akt des Intellektes" manifestiert, der „beim Schweigen der Leidenschaften" vollzogen wird, und die suspekte Partikularität des individuellen Willens transzendiert[6]. *Rousseau* wird die Gesellschaft

---

[2] Vgl. z.B. Agostino *Trapè*, L'universalità e l'immutabilità delle norme morali e l'oggettività del giudizio morale secondo i padri latini, in particolare secondo Sant'Agostino. In: Servais *Pinckaers* et Carlos J. *Pinto de Oliveira* (Hg), Universalité e permanences de Lois morales, Fribourg/Paris 1986, 90-101; und (im gleichen Band): Jean *Gribomont*, La Loi morale et la formation du Jugement moral chez les Pères grecs, en particulier chez Saint Basile, 104-114; sowie ebd.: Michel *Spanneut*, Les normes morales du Stoicisme chez les Pères de l'Église, 115-135.

[3] Vgl. Robert *Spaemann*, Artikel „Natur" in: Handbuch der Philosophischen Grundbegriffe (hrsg. von Hermann *Krings*, Hans Michael *Baumgartner* und Christoph *Wild*), München 1973, Bd. II, 956-969.

[4] Immanuel *Kant*, Zum Ewigen Frieden, Dritter Definitivartikel, Erster Zusatz, BA 48 (Kant-Studienausgabe, hrsg. von W. *Weischedel*, Bd. VI, 217).

[5] Ebd., B 62 (Studienausgabe 225).

[6] Vgl. z.B. den Artikel „Droit naturel" aus der „Enzyklopedie"; abgedruckt in: *Diderot*, Oeuvres politiques, Ed. Garnier (hrsg.v. P. *Vernière*), Paris 1963, 29-35.

seiner Zeit im Namen der „Natur" verwerfen, und auch die französischen Materialisten sprechen von der Natur als jener einzigen Realität, auf deren Grundlage der Mensch sich in der bürgerlichen Gesellschaft verwirklichen kann[7].

Durch die Barock- und Neuscholastik festigen der Rekurs auf die „Natur" und entsprechende ethische Argumentationsweisen ihre zentrale Stellung auch innerhalb der katholischen Moraltheologie, und zwar in einer zuvor noch kaum dagewesenen Weise. Der Begriff eines sittlich normativen oder verbindlichen „Natürlichen" ist jedoch in den letzten Jahren in die Kritik geraten, eine Kritik, die zwar weniger durch die Problematik des Rekurses auf die Natur als solchem ausgelöst wurde, als vielmehr durch konkrete moralische Einzelfragen, die traditionell durch das „naturalistische" Argumentationsmuster entschieden schienen[8]. Ein gewisses Unbehagen breitete sich darüber aus, ob denn der Begriff des "Natürlichen" bis dahin in der Ethik genügend reflektiert verwendet worden sei.

Man fragte sich, ob nicht eher die „Person" als freies, autonomes, geschichtlich wandelbares geistiges Subjekt als „Norm" des Sittlichen angesehen werden müsse und entsprechend das „Natürliche" zwar als sittlich *bedeutsame*, nicht jedoch als sittlich *verbindliche* normative Grundlage für menschliches Handeln anzusehen sei. Man könne sittliche Normen nicht universal und „ungeschichtlich" durch Rekurs auf das „Natürliche" begründen. Vorgeschlagen werden andere Wege: Die transzendentale Analyse der menschlichen Freiheit, der Blick auf die Folgen des menschlichen Handelns, die verantwortliche Abwägung zwischen Gütern und Werten u.ä.

Heute ist jedoch die Situation wiederum insofern verändert, als wir uns vermehrt der Grenzen menschlicher Verfügbarkeit und von Eingriffen in die „Natur" bewußt werden: Das Freiheitsverständnis der Moderne

---

[7] Vgl. neuerdings Katharina *Lübbe*, Natur und Polis. Die Idee einer „natürlichen Gesellschaft" bei den französischen Materialisten im Vorfeld der Revolution, Stuttgart 1989.

[8] Vgl. etwa: Franz *Henrich* (Hrsg.), Naturgesetz und christliche Ethik. Zur wissenschaftlichen Diskussion nach Humanae Vitae, München 1970; Franz *Böckle* (Hrsg.), Der umstrittene Naturbegriff. Person - Natur - Sexualität in der kirchlichen Morallehre, Düsseldorf 1987.

gerät in Konflikt mit einem neuen „Naturbewußtsein", welches die Freiheit des Menschen auch als dessen Bedrohung zu begreifen beginnt. Aber dieses „Naturbewußtsein" verbliebe irrational, es könnte sogar gefährlich sein, vermöchte man nicht anzugeben, was denn „Natur" als eine im moralischen Sinne verbindliche Größe meint.

Die Thematik „Natur und Moral" bzw. die Frage, was im Zusammenhang der Ethik der Rekurs auf das „Natürliche" meint, ist eine Frage die freilich auch heute nicht spezifisch die Moraltheologie betrifft. Sie ist vielmehr eine Grundfrage *philosophischer* Ethik überhaupt. Und aus diesem Blickwinkel ist dann auch die Moraltheologie zunächst einmal gezwungen, die Frage zu beantworten. Die nachfolgenden Erörterungen sind denn auch rein philosophischer Art[9]. Zunächst sollen jedoch einige Anliegen namhaft gemacht werden, die in den letzten Jahren unter Moraltheologen besonders hervorgehoben wurden.

2. Kritik an der Gleichung „natürlich"=„sittlich verbindlich"

Das „Natürliche" - so wurde argumentiert - sei nur die faktisch-empirisch vorgegebene, in sich „untermenschliche" oder „unterpersonale" Seinskomponente im Menschen, die vom Menschen als Person, das heißt als freies, geistiges Subjekt auf das menschliche Gute hin gestaltet werden muß. Das Natürliche formuliere höchstens menschliche *Möglichkeiten*, nicht jedoch bereits sittliche *Verbindlichkeiten*. Es sei das in sich selbst noch sittlich „indifferente" materiale Feld auf welchem der Mensch zur Selbstgestaltung schreiten muß. Das „Natürliche" formuliere nur vor-sittliche, ontische Güter und Werte; erst durch ihr Aufgreifen durch die Vernunft, durch ihre Gestaltung, Abwägung, Optimierung usw. lasse sich ein sittliches Sollen definieren. Die Vernunft dürfe nicht als ein bloßes „Ableseorgan" von natürlichen Ordnungen, Gesetzen usw. verstanden werden, denn diese beinhalten nicht sittliche Werte, sondern biologische, physiologische,

---

9 Es sei hier auch auf zwei meiner früheren Veröffentlichungen hingewiesen: Natur als Grundlage der Moral. Die personale Struktur des Naturgesetzes bei Thomas *von Aquin*: Eine Auseinandersetzung mit autonomer und teleologischer Ethik. Innsbruck-Wien 1987; Menschliches Handeln und seine Moralität. Zur Begründung sittlicher Normen; in: M. *Rhonheimer*/A. *Laun*/T. *Goritschewa* / W. *Mixa*, Ethos und Menschenbild. Zur Überwindung der Krise der Moral, St. Ottilien 1990 (Sinn und Sendung, Bd. 2), 45-114.

also prinzipiell vor-sittliche Zusammenhänge und Gegebenheiten.
Vielmehr sei die Vernunft in normativer Hinsicht schöpferisch und
bezüglich des Natürlichen autonom. Aufgrund der menschlichen Natur
könnten demnach keine universalen sittlichen Normen begründet werden. Das sittlich relevante „Natürliche" wäre vielmehr die jeweils
vernünftige, der individuellen, geschichtlichen, kulturellen Situation
angemessene Normsetzung, da gerade die schöpferische vernünftig-
normsetzende Aktivität der praktischen Vernunft das dem Menschen
(als sittliches Subjekt) „Natürliche" sei.

Solche Kritik an der traditionellen Schlußfigur „sittlich gut weil
naturgemäß", bzw. am Begriff des sittlichen Naturgesetzes scheint in der
Tat insofern berechtigt, als der Begriff des „sittlich Natürlichen" in der
Vergangenheit gerade von Moraltheologen oft unreflektiert verwendet
wurde.

Als traditionelle Fehlinterpretationen können genannt werden: Die
Identifizierung von (sittlichem) Naturgesetz mit einer vorgegebenen
Natur- oder Seinsordnung, die theoretisch erkannt und dann einfach
„angewandt", „verwirklicht", „befolgt" usw. wird; die Identifizierung
des sittlich Guten mit dem im metaphysischen Sinne Guten oder Natürlichen oder mit den Aktweisen und Zielen einzelner Potenzen. Kurz: eine
traditionelle Fehlinterpretation scheint darauf zu beruhen, das sittlich
verbindliche „Natürliche" auf vorgegebene Seinsstrukturen, Gesetzmäßigkeiten usw., die praktische Vernunft hingegen auf eine bloße
Anwendung, Respektierung oder Befolgung solcher Naturgegebenhei-
ten reduziert zu haben.

Immer wieder wurde auch zu recht darauf hingewiesen, daß sich
dadurch ein unüberwindbarer argumentativer Zirkel eröffnet: Denn das
„Natürliche" als Norm des „Guten" kann in diesem Sinne nur bestimmt
werden, nachdem man bereits das „Natürliche" selbst unter dem Gesichtspunkt des Guten gewertet hat[10]. Doch darauf ist nun noch näher
einzugehen.

---

[10] Dies wurde übrigens auch bereits, wie mir scheint mit einigem Recht,
wenn auch etwas überzogen, von phänomenologischer Seite der Neuscholastik
entgegengehalten. Vgl. Dietrich *von Hildebrand*, Ethik, 2. Aufl., Gesammelte
Werke Bd. II, Stuttgart-Regensburg 1973, 194-196.

3. Priorität der Frage nach dem „Guten" vor jener nach dem „Natürlichen"

Die Frage nach dem „Natürlichen" entspringt, wie jede ethische Frage, der Frage nach dem für den Menschen Guten, und zwar nach jenem Guten, das Gegenstand seines Handelns ist; nach dem Guten also, das er *durch* Handeln verwirklicht.

Gemäß einer klassischen Argumentationsfigur ist für ein jedes Seiendes „gut", was seiner „Natur" entspricht. Mit „Natur" meint man das Wesen eines Seienden, insofern man dieses Wesen als Prinzip seiner Tätigkeiten betrachtet. Mit Natur als Prinzip ist hier jener Ausgangspunkt gemeint, welcher der Tätigkeit eines gemäß einer bestimmten Spezies konstituierten Seienden seine Eigentümlichkeit verleiht: *Agere sequitur esse*, „Das Tun folgt oder entspricht dem Sein" ist dafür die klassische Formel.

Nun sagte uns etwa Thomas *von Aquin*, der allgemein als Kronzeuge für diese Position gilt, daß die Natur eines Seienden sich aufgrund seiner Wesensform bestimme, diese aber beim Menschen eine Vernunftform sei[11]. Deshalb, so schließt er, bestimme sich das Gute für den Menschen gemäß der Vernunft. Naturgemäß handeln bzw. das Tun dem Sein gemäß ausrichten heißt demnach beim Menschen nichts anderes als der Vernunft gemäß handeln. Und „gegen die Natur" handelt er, insofern er im Widerspruch zur Ordnung der Vernunft handelt[12].

Das Wesen der Dinge in sich ist uns jedoch unbekannt; wir erkennen es aufgrund der diesem Wesen entspringenden Vermögen und deren Akte, in denen sich erst die zugrundeliegende Natur als das Wesen offenbart[13]. Der Weg zur Erkenntnis der Natur führt demnach über die Analyse der eigentümlichen Akte des entsprechenden Seienden. Das heißt nun in allen Fällen - ausser demjenigen des Menschen - in Naturprozessen das „Normale", das zumeist und regelmäßig sich Ereignende zu identifizieren. Gerade was zumeist und in der Regel so oder anders geschieht, offenbart das Eigentümliche, das Natur- und Zweckmäßige[14]. Das ist möglich, weil Naturprozesse im allgemeinen

---

[11] Vgl. etwa Summa Theologiae, I-II, q.18, a.5.
[12] A.a.O. und ebd. q.71, a.2.
[13] Vgl. De Veritate. Q. 10, a.1.
[14] *Aristoteles*, Physik, II,8.

auf das einem bestimmten Seienden eigentümliche Gute hin determiniert sind.

Nun handelt jedoch der Mensch aufgrund von Vernunft, und Vernunft ist, wie Thomas *von Aquin* sagt, „auf vieles hin offen", sie vermag „verschiedene Auffassungen über das Gute zu haben"[15]. Genau deshalb ist in diesem Falle der „Normalfall" oder das regelmässig Auftretende kein zwingendes Kriterium für die Bestimmung des Eigentümlichen, des Guten und Natürlichen. Sondern umgekehrt: Erst die Erkenntnis des Guten selbst vermag uns zu erschließen, was dem Menschen eigentümlich, für ihn normal und somit auch natürlich ist; worin also die der menschlichen Natur gemäße Vollkommenheit besteht.

Gerade deshalb überhaupt gibt es ja so etwas wie Ethik. Ethik ist keine Naturphilosophie und keine Naturwissenschaft, auch wenn man sie naturalistisch, und entsprechend deterministisch, betreiben *kann*. Um durch die Analyse des Tuns über das Normale auf das Eigentümliche, das für sie Gute (weil Zweckmäßige) und somit das ihnen Natürliche zurückzuschließen, genügen bei nichtvernünftigen Lebewesen Physik, Biologie, Chemie, Verhaltenspsychologie usw., also eine *Historia animalium*: Die Natur solcher Lebewesen können wir grundsätzlich aufgrund von Beobachtung und Beschreibung in den Griff bekommen.

Ethik hingegen ist jene Wissenschaft, die sich gerade aus der Vernünftigkeit des Menschen ergibt, d.h. aus jener Freiheit, das Gute so oder anders sehen zu können (u. das heißt auch, der Möglichkeit des Irrtums verfallen zu sein), oder auch angesichts einer Vielfalt von Gutem wählen zu können: Wir können das für den Menschen Gute nicht einfach aufgrund von „Naturprozessen" beschreiben oder beobachten, sondern es lediglich durch Reflexion auf unsere eigene praktische Vernunfttätigkeit rekonstruieren. Das heißt wir müssen im vernünftigen, letztlich argumentativen Diskurs *wiedergewinnen* und *klären*, was wir zwar zumeist schon vorher gewußt haben (moralische Subjekte sind wir ja immer schon *bevor* wir beginnen Ethik zu betreiben), aber nur in der Weise eines praktischen Wissens, das sich im Streit der divergierenden Meinungen und in der Anfechtung des inneren Zweifels noch nicht seiner eigenen Wahrheit vergewissert hat. Erst in einem solchen Diskurs jedoch

---

[15] Summa Theologiae I-II, q.17, a.1 ad 2.

läßt sich *begründen*, was für den Menschen gut ist, und *in der Folge* rückschließend auch bestimmen, was für ihn natürlich ist. Exakt dies ist das Geschäft der Ethik oder Moralphilosophie.

Der Begriff der „menschlichen Natur" ist demnach nicht der Begriff einer bloßen Naturgegebenheit oder Naturteleologie, sondern sie schließt die normative Ordnungsfunktion von Vernunft ein. „Menschliche Natur" *ist* erst dort, wo die zu dieser Natur gehörende Vernunft das bloß Natürliche der Vernunft gemäß geordnet hat. *Erst das Vernünftige ist hier das Natürliche; und das dem Menschen Natürliche ist gerade das Vernünftige.* Es ist deshalb völlig unmöglich, das Gute oder Naturgemäße aus „Eigentümlichkeiten der Natur" *abzuleiten*, weil ja gerade das dem Menschen von Natur aus Eigentümliche und damit das menschlich Gute und Naturgemäße erst das durch die Vernunft Geordnete ist. Es ist erst die *Tugend* selbst oder zumindest das der Tugend *gemäße* Handeln.

So paradox es also klingen mag: Wir müssen das „für den Menschen Gute" schon kennen, um überhaupt zu wissen, was „menschliche Natur" ist bzw. um menschliche Natur adäquat zu interpretieren. Ebenso läßt sich auch menschliche „Vollkommenheit" zunächst nicht aus „Ansprüchen der menschlichen Natur" ableiten, weil diese Natur, um als Kriterium für Vollkommenheit dienen zu können, erst einmal im Lichte menschlicher Vollkommenheit - *aretê*, Tugend - in den Blick kommen muß. Erst dann läßt sich, aufgrund einer solchermaßen bereits im Lichte des Für-den-Menschen-Guten *verstandenen* Natur, durch einen Rekurs auf *eben diese* „menschliche Natur", im einzelnen dartun, was menschlicher Vollkommenheit, letztlich eben seiner „Natur", entspreche. Daß die Berufung auf einen „ontologischen Begriff der Vollkommenheit ... einen unvermeidlichen Hang hat, sich im Zirkel zu drehen, und die Sittlichkeit, die er erklären soll, insgeheim vorauszusetzen nicht vermeiden kann" hielt übrigens bereits *Kant* zu recht der Schulphilosophie seiner Zeit entgegen[16], ein Einwand, der allerdings nur greift, sofern man eben beansprucht, den Begriff sittlicher Vollkommenheit aus ontologischen Begriffen über die „Natur" abzuleiten.

---

[16] I. *Kant*: Grundlegung zur Metaphysik der Sitten, B 92 (Studienausgabe Bd. IV, 77f.).

Die Erkenntnis der menschlichen Natur ist demnach kein Ausgangspunkt für die Erkenntnis des sittlich Guten; vielmehr ist Kenntnis der menschlichen Natur bereits Resultat der Erkenntnis des sittlich Guten. Erst aus einer im Horizont des für den Menschen Guten erfaßten „menschlichen Natur" läßt sich dann weiteres für das menschliche Handeln ableiten. Das „sittliche Sollen" steht hier nicht der Natur gegenüber oder müßte aus ihr abgeleitet werden, sondern gerade die Natur erweist sich als das eigentliche „Sollen", das im Horizont des Guten, des Vernünftigen erfaßt wird[17].

4. Der Rekurs auf die Natur bedarf der Vermittlung durch Vernunftargumente

Damit zeigt sich, wie verfehlt jeder Versuch ist, „menschliche Natur" als „Norm" oder „Maßstab" des sittlich Guten anzuführen. Ein solcher Versuch, wie auch jener, das sittliche Übel als das „Naturwidrige" zu benennen, bliebe eine reine Leerformel, würde man nicht hinzufügen, daß „menschliche Natur" gerade jene Art von Natur ist, in der das der Natur gemäße Gute durch die ebenfalls zu dieser Natur gehörende *Vernunft* erst bestimmt und geregelt wird. Deshalb ist Ethik weder Naturphilosophie noch einfach eine Metaphysik des Guten[18]. Sie behandelt, wie *Thomas* sagt, nicht eine Ordnung, die *ist*, und die der Mensch erkennend feststellt, sondern eine Ordnung, die die Vernunft in den Akten des Willens erst *herstellt*[19]. Diese Ordnung ist die Ordnung der sittlichen Tugend. Wenn Ethik eine Lehre über das der menschlichen Natur gemäße Gute sein will, so kann sie dies nur als Lehre von der sittlichen Tugend sein. D.h. sie kann nur *praktische* Philosophie sein im Sinne einer Reflexion über menschliches Handeln und die dieses Han-

[17] Vgl. zu diesem Thema auch Robert *Spaemann*, Das Natürliche und das Vernünftige. Aufsätze zur Anthropologie, München-Zürich 1987.

[18] Der Nachweis, daß gerade bei Thomas *von Aquin* Ethik nicht als Ableitung aus der Metaphysik begriffen werden kann, verdanken wir der bahnbrechenden Arbeit von Wolfgang *Kluxen*, Philosophische Ethik bei Thomas *von Aquin*, Mainz 1964 (2. Aufl. Hamburg 1980). Dies ist auch, unter einem anderen Blickwinkel, eines der Ergebnisse meiner Studie „Natur als Grundlage der Moral" (s. oben).

[19] Vgl. In I Ethic. lect.1 (=Kommentar zur Nikomachischen Ethik des Aristoteles, Buch I, Lectio 1).

deln leitende praktische Vernunft, nicht aber eine *ursprüngliche Ableitung* des Sollens aus dem, was von Natur aus ist. Jene menschliche Natur und jenes menschliche Sein, auf die wir uns als moralbegründende Instanz berufen, ist immer schon eine nach moralischen Kriterien *interpretierte* Natur.

Daß der Rekurs auf „Natur" der Vermittlung der Vernunft bedarf, spricht schon Platon im zehnten Buch seiner *Nomoi* („Gesetze") aus. Das Natürliche ist für Platon letztlich nichts anderes als das von Natur aus Vernünftige und damit „Erzeugniß der Vernunft"; eine naturgemäße Gesetzgebung ist demnach „vernunftgemäße Gesetzgebung"[20]. Die Vernunft vermag das für den Menschen Natürliche und somit Gute zu fassen und zu rechtfertigen. Platon entdeckt zwischen den in der Sophistik unvermittelt aufeinanderprallenden Antipoden (bloße) „Natur" und „Satzung" (als Produkt menschlicher „Kunst") jene Vernunft, in der erst „Natur" zu ihrer sittlich-praktischen Wahrheit und normativen Relevanz gelangt.

Die Rede von „Natur" und „Natürlichkeit" ist immer zwei- oder gar mehrdeutig, insbesondere im Zusammenhang der Moral. Nicht nur Platon mußte sich mit solcher Zweideutigkeit herumschlagen; Aristoteles differenziert im fünften Buch seiner Metaphysik (Kap. 4) gleich sechs verschiedene Bedeutungen des Wortes *physis* (Natur). Mit Augustinus werden die Dinge noch einmal komplizierter, gebraucht er doch das Wort *natura* in einem theologisch-geschichtlichen Sinne als dasjenige, was *im Anfang war*, d.h. der von Gott geschaffene Mensch vor dem Sündenfall in seiner Vollkommenheit (und in diesem Sinne ist die *natura* das Gute und Vollkommene schlechthin[21]), - eine Quelle von späteren verhängisvollen Mißverständnissen seitens der Augustinus-Interpreten.

So ist immer zu präzisieren, sobald die Rede auf die „Natürlichkeit" kommt. Ein Beispiel, das für viele stehen mag: Im Zusammenhang mit der Frage ob die Ehe für den Menschen natürlich sei, präzisiert Thomas von Aquin sogleich, man sage in zweierlei Sinn, etwas sei „natürlich": Erstens, was durch Naturprinzipien mit Notwendigkeit verursacht wird. So sei es für das Feuer natürlich, sich

---

[20] Vgl. *Platon*, Gesetze, Zehntes Buch 889 B -891 A.

[21] Vgl. z.B. *Augustinus*, De civitate Dei (Vom Gottesstaat), vor allem Buch 11 und 12.

„nach oben" zu bewegen. Zweitens nenne man „natürlich", „worauf
die Natur hinneigt, was aber erst durch den freien Willen vollendet
wird; so nennt man die Akte der Tugenden natürlich. Und auf diese
Weise ist auch die Ehe natürlich"[22]. Der freie Wille ist das vernunft-
geleitete Streben; das der Vernunft gegenständliche Gute ist nun keinesfalls einfach aus der Neigung der Natur ableitbar. Um die „Natürlichkeit" der Ehe bzw. ihre wesentlichen Eigenschaften zu
begründen, folgen deshalb bei Thomas *Argumente*, die den Erkennt-
nisprozeß der ebenfalls zur menschlichen Natur gehörenden und zur
Vollkommenheit der Tugend hinführenden Vernunft (der „natürlichen
Vernunft") rekonstruieren. Erst im Lichte dieser Strukturen der Vernünftigkeit kann die Neigung der „Natur" dann als das dem Menschen
Naturgemäße, als „menschliche Natur" *interpretiert* werden[23].

5. Zwei verschiedene Typen von „Rekurs auf die Natur": Der „interne" und der „externe" Rekurs

Im Rekurs auf die Natur müssen wir grundsätzlich zwei verschiedene Typen unterscheiden. Übersieht man den Unterschied, so führt dies
zu Unschärfen, die leicht zu argumentativer Verwirrung und Schaum-
schlägerei führen.

Der Rekurs auf die menschliche Natur kann nicht als *Argument* für
die Begründung des „Naturgemäßen" im Sinne des für den Menschen
Guten dienen. Um die Frage „Ist die Handlung X (moralisch) gut oder
schlecht" argumentativ zu beantworten, können wir nicht auf die
„menschliche Natur" rekurrieren. Dies wäre ein „interner Rekurs" und
er besäße hier den Charakter einer Leerformel oder eines Zirkelschlusses.
Das „Naturgemäße" ist ja gerade das für den Menschen Gute und bedarf
also der vernünftigen Explikation, d.h. der Feststellung, was den nun
(moralisch) „gut" und was „schlecht" sei; und dazu läßt sich nun gerade
nicht auf „Natur" rekurrieren. Wenn wir ethisch argumentieren, so tun
wir das zuallererst nicht *aufgrund* eines Rekurses auf „Natur", sondern
wir sind eben gerade *im* argumentativen Diskurs und durch seine Ver-

---

[22] Sentenzenkommentar, IV, dist.26, q.1, a.1.
[23] Vgl. auch Robert *Spaemann*, Glück und Wohlwollen. Versuch über
Ethik, Stuttgart 1989, 161f., als Beispiel für die Feststellung des „Natürlichen"
aufgrund eines Vernunftdiskurses.

mittlung dabei, die Natur des Menschen festzustellen, indem wir nach dem „Für-den-Menschen-Guten" fragen.

Der Rekurs auf die Natur als „externer Rekurs" jedoch besitzt eine andere Funktion: Er ist vor allem ein Argument gegen den ethischen Relativismus und Extrinsizismus sowie gegen den Rechtspositivismus. Das heißt, er verweist darauf, daß das für den Menschen Gute damit zu tun hat, was der Mensch *ist*, auf die Wahrheit seines Seins - *agere sequitur esse* -, und daß es deshalb sittliche Maßstäbe gibt, die nicht einfach verfügbar sind und die zudem ganz unabhängig von menschlicher Satzung und auch von göttlicher Offenbarung gelten. Ein solcher „externer Rekurs" wäre z.B. die Rede: „Was recht und was unrecht ist, das ist nicht nur durch positive Satzung entschieden, sondern es ergibt sich in fundamentaler Weise aus der menschlichen Natur. Diese Natur ist ein Maßstab für positive Rechtssetzung." *Was* nun jedoch dieser „Maßstab" beinhaltet, dafür kann man nicht mehr in gleicher Weise auf „menschliche Natur" rekurrieren (dies wäre ein „interner Rekurs"), sondern es bedarf dazu einer Hermeneutik der Natur im Lichte der Strukturen der Vernünftigkeit.

Der externe Rekurs auf die Natur kann auch „paränetische" (ermahnende) Funktion besitzen[24]: „X darf man nicht tun, denn es widerspricht der menschlichen Natur": Das ist keine normative Begründung, sondern ein Hinweis auf Naturwidrigkeit, die als bereits bekannt *vorausgesetzt* und nun ermahnend in Erinnerung gerufen wird. Dies ist zwar eine Begründung dafür, *weshalb man die Handlung X nicht tun darf* (weil sie der menschlichen Natur widerspricht), nicht aber ist damit begründet, *weshalb die Handlung X schlecht ist* (und sie *folglich* „menschlicher Natur" widerstreitet). Es handelt sich also um einen externen Rekurs.

Dasselbe gilt für Folgenkalküle, in denen wir u.U. eine bereits als moralisch verwerflich und damit als „der menschlichen Natur widersprechend" ausgemachte Handlungsweise X in einer Nutzenbilanzierung bezüglich der Folgen a, b, ..., z noch einmal in ihrer Geltung zu

---

[24] Die, an sich wertvolle, Unterscheidung zwischen „Paränese" und „normativer Ethik" stammt von Bruno *Schüller*, Die Begründung sittlicher Urteile, 2. Aufl. Düsseldorf 1980. Zur Kritik an *Schüller* vgl. jedoch Martin *Rhonheimer*, Natur als Grundlage der Moral, a.a.O. bes. II,6 (273ff.).

relativieren versucht sein könnten, dann aber den Diskurs abbrechen, und zwar mit dem Argument: ,,Das darf man auf keinen Fall, denn es widerspricht der menschlichen Natur". Auch hier findet sich ein externer Rekurs auf die Natur, denn mit diesem Argument begründen wird ja nicht die Naturwidrigkeit von X-tun (diese steht ja bereits fest), sondern wir sagen lediglich, wir dürften die Handlung X auch nicht zugunsten der Folgen a,b, .., z ausführen, weil X-tun eben gegen die menschliche Natur, d.h. eben moralisch verwerflich sei. Also z.B.: Auch um ein Ehepaar, das sich nichts sehnlicher wünscht als ein Kind, durch die Erfüllung ihres Wunsches glücklich zu machen, oder um ihre eheliche Beziehung zu bereichern etc. ist die Zeugung eines Kindes im Reagenzglas moralisch unzulässig, weil diese Handlungsweise im Widerspruch zur menschlichen Natur steht (=externer Rekurs). Aber damit haben wir selbstverständlich kein Argument dafür angeführt, weshalb die In-vitro-Fertilisierung gegen die menschliche Natur verstößt, d.h. weshalb diese Handlungsweise moralisch verwerflich ist. Um dies aufzuweisen, können wir nicht auf die ,,menschliche Natur" rekurrieren (dies wäre ein ,,interner Rekurs" und damit eine zirkuläre Argumentation); vielmehr müssen wir, um zu begründen, *weshalb* eine solche ,,Unnatürlichkeit" vorliege, begründen, weshalb diese Handlungsweise ,,schlecht" ist, d.h. weshalb sie dem für den Menschen Guten widerspricht, d.h. z.B. weshalb sie ,,ungerecht" ist.

In ihrer Zirkularität nicht erkannte interne Rekurse auf die Natur haben jedoch verhängnsivolle Folgen. Sie führen nämlich zur einer Veränderung des Naturbegriffs *während* der Argumentation. Das heißt: Während man eigentlich bemüht ist, die ,,menschliche Natur" festzustellen, fällt man in der Explikation der ,,menschlichen Natur" durch die ,,Natur" auf einen Naturbegriff zurück, der nun alles einschließt, außer der Sphäre des Geistes bzw. der Vernunft. Das kann dann aber, freilich nur im längst obsolet gewordenen Extremfall, dazu führen, wie Tertullian das Rasieren des Bartes als widernatürlich zu behaupten, oder den Menschen zu verbieten, Kleider aus gefärbter Wolle zu tragen, weil ja, wäre dies statthaft, Gott sicherlich auch rote, blaue und gelbe Schafe geschaffen hätte. Der ,,Rekurs auf die Natur" wird hier unter der Hand zum kruden Naturalismus, Biologismus, Physizismus. Weniger offenkundig, aber strukturell identisch wäre die Argumentation (von der ich nicht behaupte, jemand verträte sie ernsthaft), In-vitro-Fertilisierung verstoße ja doch offenkundig gegen die Natur, weil die Natur es doch anders vorgesehen habe, da Kinder „von Natur aus" als Folge des Beischlafs und nicht durch Manipulationen eines Fortpflanzungstechnikers entstünden. Sollte dieser Unterschied tatsächlich *moralisch* relevant sein, so bedürfte es eines *zusätzlichen* Argumentes für diese Relevanz, - und dieses Argument kann kein Rekurs auf die Natur sein, weil sonst die Natur auf Biologie reduziert würde[25].

Wird „menschliche Natur" selbst wiederum aufgrund eines Rekurses auf „Natur" expliziert, dann sinkt „menschliche Natur" unweigerlich unter ihr eigenes Niveau, - oder aber die Argumentation ist gar keine *Argumentation*, sondern appelliert, wie vielleicht die soeben angeführte, an intuitive Gewißheiten, die wohl zuweilen unbestritten Geltung haben mögen. Ist das aber einmal nicht (mehr) der Fall, so ist dann auch die Argumentationsfigur „Rekurs auf die Natur" unweigerlich am Ende.

6. „Natur" als das Vernunftgemäße und „Natur" als naturhafte Vorgabe für das Vernunftgemäße

Das eben Ausgeführte meint nun allerdings nicht, es gebe in der menschlichen Natur als das durch Vernunft Geordnete nicht auch „Natürliches" im Sinne von naturhaften Vorgaben und Strukturen, die mit der Eigentümlichkeit von Naturprozessen auf ein ihnen eigentümliches „von Natur aus Gutes" hingeordnet sind. So neigt ja die menschliche Natur mit naturhafter Determination auf mancherlei hin *vor* und *unabhängig* von aller Vernünftigkeit. Solches ist zwar - als natürlicher Trieb

---

[25] Man könnte freilich darauf hinweisen, weshalb das „Biologische" im Menschen moralisch relevant, und deshalb immer auch mehr als nur „Biologie" ist. Aber dazu bedarf es wiederum eines *Vernunftdiskurses*, der nicht auf die „Natur" als solche rekurrieren kann, sondern sie, als „menschliche Natur", erst zum Vorschein bringt. Die Natur als solche rechtfertigt nie die Moral; erst im Horizont der Vernunft kann sie dies, da ja der Mensch nicht aufgrund von Natur, sondern aufgrund von Vernunft und freiem Willen handelt. Ebensowenig läßt sich auf den Willen Gottes (als Schöpfer der Natur) rekurrieren, da wir den Willen Gottes (unabhängig von Offenbarung) als solchen ja gar nicht kennen, wir vielmehr den Willen Gottes zwangsläufig in Abhängigkeit von unseren Einsichten in das Gute, und deshalb auch in Abhängigkeit von unseren Auffassungen über das Naturgemäße, erkennen müssen.

oder Neigung - Bestandteil des für den Menschen Guten, aber es *ist* noch nicht das für den Menschen Gute und in diesem Sinn Natürliche. Andernfalls wäre es ja „unnatürlich" (sprich: unmoralisch), dem Ernährungs- oder Sexualtrieb auch *nicht* zu folgen, oder zuweilen die Wahrheit auch *nicht* zu sagen. In Wirklichkeit ist solches Nicht-tun nicht einfach ein Nicht-handeln bzw. eine simple Negation der entsprechenden Naturneigung (und entsprechend „widernatürlich"), sondern deren Integration in einen erweiterten Handlungskontext (Enthaltsamkeit, Treue, Mäßigkeit, Nächstenliebe), also Handlungsweisen, die wir wiederum nun auf anderer Ebene als für den Menschen „naturgemäß" beurteilen, - obwohl sie gerade weder von der bloßen „Natur" gesteuert sind, noch, als solche, in ihr „vorkommen".

Das „Naturhafte" ist Bestandteil des für den Menschen Guten, weil der Mensch nicht einfach Geist in einem Leib ist. Er ist weder „Geist in Welt"[26] noch „Vernunft in Natur"[27]. Der Mensch *hat* nicht Leib, Trieb, Sinnlichkeit, sondern er *ist* all dies. Er gehört nicht zur Gattung der Geister, sondern zur Gattung der *animalia*: Er ist ein vernunftbegabtes Lebewesen (Säugetier), *animal rationale* und damit geistbeseelter Leib. Das menschliche „Ich" kann deshalb weder mit der Seele noch mit dem Geist identifziert werden: *anima mea non est ego*: „Meine Seele ist nicht mit meinem Ich identisch"[28]. Der Mensch ist eine substantielle Wesenseinheit von Leib und Geist. Wir nennen diese Wesenseinheit *menschliche Person*: In ihr erhält „Natur" eine spirituelle und „Geist" eine natürliche Dimension, ganz im Unterschied zur dualistischen Weise, in der die Moderne „Natur" und „Geist" immer als Antipoden zu begreifen pflegte[29].

Das spezifisch Personale ist zwar das Geistige. Philosophisch sind deshalb auch rein geistige Personen denkbar. Das menschliche Person-Sein hingegen ist nicht „Geist-Sein". Der Mensch ist zwar Person *kraft* seiner Geistigkeit, aber „menschliche Person" ist der *ganze* Mensch als

---

[26] Vgl. das gleichnamige Buch von Karl *Rahner*.

[27] So Ernst *Korff*, Wie kann der Mensch glücken? Perspektiven der Ethik, München-Zürich 1985, 268.

[28] Thomas *von Aquin*: Kommentar zum Ersten Korintherbrief, 15, lect.2.

[29] Dieser Gedanke ist formuliert bei Robert *Spaemann*: Glück und Wohlwollen, a.a.O. 209.

leib-geistige Wesenseinheit. Deshalb kann man, sofern man über den Menschen spricht, auch das Naturhafte im Menschen nicht „unterpersonal" oder „unter dem Menschen stehend" nennen: „Unter"- oder „nicht-personal" ist nur jene Natur, die wir selbst nicht *sind*, also unsere (nichtmenschliche) „Um-Welt". „Person" bezeichnet immer das konkrete Individuum; im Falle des Menschen also die subsistierende Einheit von geistiger Seele und Leib: Diese konstituieren *gemeinsam* das menschliche „Ich".

Menschliche Vernunft als Maßstab ist demnach immer die Vernunft einer menschlichen Person: Eines leib-geistig konstituierten Wesens. Für den vernünftigen *Menschen* sind deshalb Leiblichkeit, Sinne, Affekte, Triebe nicht „Umwelt", „Fremdes", sondern konstituierende Elemente seines „Ich". Sie sind nicht Gegenstandsbereich seines Handelns, sondern Handlungs*prinzipien*. Leibliche Akte eines Menschen sind demnach ihrer Struktur und teleologischen Verfaßtheit nach immer personale Akte. D.h. sie sind dazu angelegt, der leib-geistigen Wesenseinheit des Menschen gemäß vollzogen zu werden, d.h. als leibliche Akte *zugleich* auch geistige Akte zu sein. Gerade der Begriff der sittlichen Tugend reflektiert diesen anthropologischen Grundbestand: Sie ist letzte personale Vollkommenheit der Einheit von Leib und Geist, in der auch Sinnlichkeit zum vernunftdurchformten Handlungsprinzip wird. Menschliche praktische Vernunft reflektiert wiederum, daß jene „Natur", die der Mensch selbst *ist*, ebenfalls konstitutiver Bestandteil und Prinzip des für den Menschen Guten sein muß, wollen Vernunft und „Geist" nichts ins Leere greifen.

Der Begriff des im sittlichen Sinne „Natürlichen" kann demnach nur als differenzierte und im einzelnen zu erhellende Einheit von Natur und Vernunft, Natur und Freiheit, Natur und Person verstanden werden, einer Art von „naturgebundener Vernünftigkeit". Des näheren muß er dem Menschen gerecht werden als einem Wesen, das seine Akte auf Grund von *eigener* vernünftiger Einsicht in das sittlich Gute setzt und auf das Gute hinleitet, und deshalb auch seinem Gewissen verpflichtet ist. Wenn deshalb Wilhelm *Korff* schreibt „Sittliche Normen sind keine Eigenschaften der Natur, sondern Auslegungsresultate der Vernunft"[30], so ist dem zwar zuzustimmen, was dies dann aber genau heißt,

---

[30] A.a.O.

das hängt davon ab, wie man das Verhältnis zwischen Vernunft (Geist) und Natur anthropologisch des näheren bestimmt.

Wir sollten uns also daran gewöhnen, den Begriff des moralisch „Natürlichen" nicht mit einer vom personalen Handlungsgefüge losgelöst betrachteten „Natur" zu identifizieren, d.h. losgelöst von der Dimension des Praktischen, wie sie in der Selbsttranszendierung der Natur auf das praktisch Gute hin (die menschliche Tugend) durch die Akte der praktischen Vernunft eröffnet wird.

Die Moral handelt vom Menschen. Der Mensch ist Person, und damit eine bestimmte, ganz besondere Art von „Natur". Er ist nämlich Natur, zu der auch die praktische Vernunft (als natürliche Vernunft) gehört, die aufgrund ihrer Fähigkeit der Einsicht in das sittlich Gute (das „was man tun soll") Fundament der Freiheit ist (der hl. Thomas sagt, die Vernunft sei „causa libertatis"[31] und deren Wurzel, radix[32]). Deshalb gehört zum im moralischen Sinne Natürlichen jeweils auch jene Ordnung (*ordinatio*), welche die praktische Vernunft in den natürlichen Neigungen des menschlichen Seins erstellt. Aufgrund der Einheit des menschlichen Suppositums besitzt jedoch der Mensch über das in seinem Sein naturhaft Vorgegebene keine Verfügungs- oder Sinngebungsgewalt, sondern lediglich eine Ordnungsaufgabe. Die praktische Vernunft des Menschen ist nicht schöpferisch, sondern sie besitzt als kognitive Regel jenen Bestand des ihr Vorgegebenen, das die praktische Vernunft in spontaner, naturhafter Weise als menschliche Güter, als *bona prosequenda* erfaßt[33]. Andernfalls wäre die praktische Vernunft teleologisch orientierungslos und verfiele der Heteronomie bloßer sozialer Normierung, Verhaltenssteuerung und Manipulation.

Genau deshalb - und dies sei hier nur am Rande vermerkt - kann das „Natürliche" auch nicht in gleicher Weise von jenen Akten ausgesagt werden, die menschliches Handeln überhaupt in fundamentaler Weise als *menschliches* kennzeichnen einerseits, und den gesellschaftlichen Ordnungen, *in denen* sich menschliches Handeln vollzieht andererseits.

---

[31] Summa Theologiae, I-II, q.17, a.1, ad 2.

[32] De Veritate, q.24, a.2: „totius libertatis radix est in ratione constituta".

[33] Für technische Einzelheiten verweise ich auf mein Buch „Natur als Grundlage der Moral", bes. 76ff. und 205ff.

Von sozialen Verhältnissen, in denen der Mensch lebt, kann nicht in derselben Weise „Natürlichkeit" prädiziert werden, wie vom menschlichen Handeln. Denn nur die Person ist Subjekt von sittlichen Handlungen, nicht die Gesellschaft. Gesellschaftliche Verhältnisse, Strukturen, Institutionen usw. sind im moralischen Sinne „natürlich" (gut), insofern sie der vollen humanen und übernatürlichen Entfaltung der menschlichen Person dienen. Während z.B. die Leiblichkeit des Menschen zur menschlichen *Subjekt*-Dimension gehört, gehören die gesellschaftlichen Strukturen zur *Objekt*-Welt des Menschen (wobei der Sozialbezug des Menschen, seine „Soziabilität" selbst jedoch zum Menschen als sittliches *Subjekt* gehört). Das in gesellschaftlichen Verhältnissen „natürlicherweise" Gute ist nicht ein Gutes, das die sittliche Subjektivität des Menschen *konstituiert* (wie das bei der Leiblichkeit der Fall ist), sondern ein solches, das der Entfaltung dieser Subjektivität *dient*. Deshalb sind die „der Natur des Menschen gemäßen" gesellschaftlichen Erfordernisse auch geschichtlichem Wandel unterworfen. Dieser Wandel ist gerade deshalb möglich, weil die menschliche Natur (die Person) unwandelbar ist, sich jedoch das Umfeld, in dem der Mensch lebt, verändert. Soziale Verhältnisse müssen deshalb vom Menschen her beurteilt werden, was aber nur möglich ist, wenn man an einer unwandelbaren, universal gültige sittliche Verbindlichkeiten gründenden menschlichen Natur festhält[34].

7. „Teleologische Ethik" (Konsequentialismus) und der Rekurs auf die Natur

Die sogenannte „teleologische Ethik", auch „Konsequentialismus" genannt, verlangt, jede einzelne Handlungsmöglichkeit einem Folgenkalkül zu unterwerfen und, je nach voraussichtlich positiven oder negativen Folgen, zu bestimmen, ob sie zu vollziehen oder zu unterlassen sei (=Handlungsutilitarismus). Möglich ist auch, durch solche Folgenkalküle allgemeine Regeln für Handlungstypen zu begründen, unter die dann entsprechende Handlungen subsumiert werden, so daß also nicht Einzelhandlungen, sondern allgemeine Handlungsregeln

---

[34] Vgl. dazu, am Beispiel des Sozialgebildes „Familie", Martin *Rhonheimer*, Familie und Selbstverwirklichung, Köln 1979.

einem konsequentialistischen Kalkül unterworfen werden (=Regelutilitarismus).

Gegen die sogenannte „teleologische Ethik" kann man nun nicht aufgrund des Rekurses auf die Natur argumentieren; vielmehr muß man imstande sein, ihre Auffassung von praktischer Vernünftigkeit zu widerlegen. Das ist nicht unmittelbar einsichtig, denn zunächst scheint es doch offensichtlich, daß zwei Formen von Moralbegründung, deren eine sich auf die „menschliche Natur" bzw. auf das „Naturgesetz" beruft, während die andere auf die Abwägung von Gütern und Folgen von Handlungen abstellt, radikal verschieden sind.

Zunächst: Jede konsequentialistische Form von Ethik will zum Ausdruck bringen, wie wir *vernünftigerweise* urteilen sollen, wenn wir zu einem Urteil darüber kommen wollen, „was zu tun ist". „Vernünftig urteilen", das heißt diesen Theorien gemäß, eine Güterabwägung im Bereich der voraussichtlichen Folgen unserer Handlungen vornehmen; „zu tun" wäre jeweils das, was für alle Betroffenen die besten Folgen hervorbringt.

Damit wird deutlich, daß die genannte Theorie eine bestimmte Auffassung von *praktischer Vernünftigkeit* reflektiert. Sie appelliert an die radikale Verantwortung des Menschen hinsichtlich der Welt-Zustände, die er jeweils durch seine Handlungen hervorbringt. Sie sieht die Logik des praktischen Urteils eingebunden in den historisch wandelbaren sozialen, institutionellen Kontext. Sie betont die Situationsbedingtheit menschlichen Handelns und die geschichtliche, kulturelle und lebenspraktische Wandelbarkeit von Handlungssituationen und entsprechenden sittlichen Normen.

Die genannten Theorien sind also Theorien dafür, wie wir *vernünftig* handeln. „Gemäß der Vernunft handeln", das ist nun aber die Quintessenz der traditionellen Lehre über das sogenannte „Naturgesetz". Das Naturgesetz ist, wie Thomas *von Aquin* in einer seiner prägnantesten Formulierungen sagt, „nichts anderes, als das uns von Gott eingegebene Licht des Verstandes, durch das wir erkennen, was zu tun und was zu meiden ist"[35]. Es ist sofort offensichtlich: Dieses „Naturgesetz" hat

---

[35] In Duo Praecepta Caritatis et in Decem Legis Praecepta, Prologus: „lex naturae ... nihil aliud est nisi lumen intellectus insitum nobis a Deo, per quod cognoscimus quid agendum et quid vitandum". Und weiter: „lumen scilicet intellectus, per quod nota sunt nobis agenda".

etwas mit „Natur" zu tun, *nicht* weil es ein Gesetz *der Natur* ist, sondern weil das „Licht des Intellektes", in dem es besteht, dem Menschen eben natürlich ist: es ist nicht das Licht einer offenbarten göttlichen Weisung (eine *lex divina*), und auch nicht jene letzten Offenbarung des „wahren Lichtes, das in die Finsternis kam", d.h. Christus, sondern es ist der Inbegriff der natürlichen Ausstattung des Menschen d.h. ein „Licht und ein Gesetz, das Gott dem Menschen in der Schöpfung verliehen hat"[36] - eben als Teil seiner „menschlichen Natur" (deshalb: „lex *naturalis*"), denn „nach seinem Ebenbilde" schuf Gott den Menschen.

Damit wird sofort klar: Worin das Naturgesetz besteht, d.h. wie es „funktioniert", was es gebietet und verbietet, was „zu tun" und „zu meiden" also *vernünftig* ist, das genau muß die Ethik in einer Theorie der *praktischen Vernunft* und des vernünftigen, sittlichen Urteils reflektieren, so daß in diesem Sinne eigentlich jede normative Ethik, die von sich behauptet, „autonom", d.h. unabhängig von Offenbarungswissen, rein aus „natürlicher Vernunft", (moralisch) „gut" und „schlecht" unterscheiden zu können, *prima facie* für sich behaupten kann, eine Naturgesetz-Theorie zu sein, *auch* der Konsequentialismus, der dafür ja nun eine ganz bestimmte Argumentationsstrategie bietet. Dieser Anspruch mag neuartig erscheinen, ist aber genau in dieser Weise von Vertretern des Konsequentialismus etwa unter katholischen Moraltheologen vertreten worden[37]. Dieser Anspruch ist jedoch konsequent *und man kann ihm nur durch eine ihn widerlegende Konzeption praktischer Vernünftigkeit entgegentreten*, nicht aber durch den Rekurs auf die Natur des Menschen. Oder genauer: Sofern man ihm durch Rekurs auf die Natur entgegentreten will, kann man dies nur, insofern dieser Rekurs eine die konsequentialistische Vernünftigkeit widerlegende Konzeption praktischer Vernünftigkeit impliziert und auch tatsächlich zur Geltung bringt. Die *prima facie*-Berechtigung des genannten Anspruchs konnte nur dadurch verdeckt werden, daß eine lange Tradition unter „Naturgesetz" soviel wie die „Gesetzmäßigkeiten der menschlichen Natur" verstanden hat, im Sinne einer ontologischen „Wesensordnung", die einfach „da"

---

[36] Ebd.: „Hoc lumen et hanc legem dedit Deus homini in creatione".

[37] Vgl. Bruno *Schüller*, Eine autonome Moral, was ist das? In: Theologische Revue 78 (1982) 103-106.

ist, die der Mensch erkennen könne und an der er sein Handeln auszurichten habe.

Freilich war dieser Gedanke nicht einfach falsch. Er blieb, wie gesagt, einfach eine Leerformel; denn die Frage lautet ja: Wie denn lassen sich diese Ansprüche überhaupt *erkennen* und *argumentativ rechtfertigen*? Dabei läßt sich nun eben gerade nicht mit dem Rekurs auf die Natur argumentieren, der hier ja lediglich ein „interner Rekurs" wäre. Es muß vielmehr gezeigt werden, daß eine so verstandene „teleologische Ethik" einer inadäquaten Auffassung von praktischer Vernünftigkeit entspringt. Dies möchte ich nun an einem Beispiel exemplifizieren. Das heißt: Es soll gezeigt werden, (1) wie eine Ethik, die am Rekurs auf die Natur festhält, diesen Rekurs im Falle der I.v.F. vollziehen könnte (und meiner Ansicht nach auch sollte), und (2) wie und weshalb sie sich dabei *grundsätzlich* von allen Formen konsequentialistischer Ethik unterscheiden wird, d.h. weshalb konsequentialistische Vernunft eine *verkürzte* Form praktischer Vernünftigkeit ist und entsprechende Ethiken deshalb auch als inadäquat zurückzuweisen sind.

II.

EXEMPLIFIZIERUNG AM BEISPIEL
DER FORTPFLANZUNGSTECHNOLOGIE (I.v.F.)

1. Problematischer Rekurs auf die Natur

Weshalb ist eine In-vitro-Fertilisierung (I.v.F.) im ethischen Sinne nicht „naturgemäß"? *Und das heißt*: Weshalb verstößt sie gegen das Für-den-Menschen-Gute? Dazu bedarf es nun eines Diskurses der Vernunft, der uns das Für-den-Menschen-Gute und damit eben das Naturgemäße aufweist.

Wenn im Folgenden abgekürzt von I.v.F. die Rede ist, so ist es im vorliegenden Zusammenhang einerlei, welche Art von Technologie hier im einzelnen gemeint ist. Wir klammern auch zusätzlich die in der Praxis zwar entscheidend wichtige, hier aber nebensächliche Frage aus, ob „überzählige" Embryonen getötet werden, ob es sich um eine homologe oder heterologe I.v.F. handelt (die Tatsache eines heterologen Samenspenders wirft hinsichtlich der homologen I.v.F. lediglich ein *Zusatzproblem* auf). Unerheblich ist hier auch die Frage des anschließenden Embryotransfers, bzw. einer möglichen Leihmutterschaft: All dies sind zusätzliche Probleme. Ebenso sei darauf hingewiesen, daß die nachfolgende Argumentation in gleicher Weise die künstliche Befruchtung *in utero* betrifft. Abgesehen von den eben erwähnten *Zusatzproblemen* ist nämlich kein ethisch relevanter Unterschied zur künstlichen Befruchtung *in vitro* einzusehen. Denn bei der Extrakorporalität und beim Reagenzglas liegt das Problem sicherlich nicht.

Die Grundfrage lautet hier also lediglich: Ist es, aus welchen Gründen auch immer, moralisch zuläßig, menschliche Lebewesen außerhalb des „natürlichen" sexuellen Kopulationsaktes zu zeugen, das heißt durch *Kunst, technê*, also durch einen die Natur nachahmenden und sie teilweise ersetzenden Akt des gezielten *Machens*? Solange solches nicht durch die Kunst der Zauberei zu bewerkstelligen ist (und dies wird wohl nie der Fall sein), heißt hier „Machen" und „Kunst" soviel wie *technisches Herstellen*, gemäß den uns bekannten Technologien.

Aber, wie gesagt, es ist Vorsicht geboten: Das „Technische" oder „Künstliche" der Prozedur darf hier nicht vorschnell der Argumentation die Richtung weisen. Was die Natur nicht vermag, ist nun einmal nicht anders, wenn überhaupt, als durch „Kunst" hervorzubringen. Ob dies nun moralisch vertretbar ist oder nicht - und in nicht wenigen, wenn nicht sogar in den meisten Fällen, ist es das -, darauf kann weder die Kunst als solche eine Antwort geben, noch kann die Moral die Kunst verurteilen, nur weil sie Kunst, und nicht Natur ist (schließlich sind auch Kaiserschnitte und Brutkästen keine sonderlich erhebende Dinge, und „Kunst" sind sie, von der Kunst her gesehen, wenn sie zum Erfolg führen).

Deshalb auch genügt es nicht, darauf hinzuweisen, menschliche Fortpflanzung sei ja doch von Natur aus an leibliche Sexualakte gebunden, eine Verbindung, die durch Fortpflanzungstechnologien übergangen, ausgeschaltet und ersetzt wird. Sofern wir „natürlich" nicht mit „naturgegeben" identifizieren wollen, ist der Rekurs auf das von Natur Gegebene hier kein Argument dafür, daß ein solcher Eingriff gegen das für den Menschen Naturgemäße verstoße, d.h. nicht das *für den Menschen Gute* treffe. Man könnte ja einwenden: Hier wird lediglich ein legitimer Kinderwunsch erfüllt. Gerade das zeige, daß in diesem Fall ein technischer Eingriff ganz „naturgemäß" ist. Denn ein legitimer Kinderwunsch sei ja „naturgemäß", und die unnatürlicherweise fortpflanzungsunfähige Natur werde hier durch Vernunft zurechtgebracht, um das an sich Naturgemäße durch einen Eingriff des Menschen zu bewerkstelligen.

Zum Zwecke einer Widerlegung dieses Argumentes wäre hier ein Rekurs auf die „Natur", d.h. der Hinweis auf die naturgegebene Verbindung von Sexualakt und Fortpflanzung offensichtlich zirkulär, weil eine solche Argumentation ja gerade voraussetzte, was zu beweisen ist. Zu beweisen ist nämlich, weshalb die Trennung von „Fortpflanzung" und „Sexualakt" bzw. die Ersetzung des Sexualaktes durch Technologie bzw. die technische Erfüllung eines ganz natürlich scheinenden Kinderwunsches gegen das für den Menschen Gute verstößt, und damit eben auch in diesem *moralischen* Sinne nicht naturgemäß ist. Oder anders gesagt: Nachzuweisen ist die *sittliche Relevanz* dieser von Natur aus bestehenden Verknüpfung von Fortpflanzung und Sexualakt.

Die Argumentation *für* die moralische Zulässigkeit der I.v.F. und damit auch für die grundsätzliche Aufhebbarkeit dieser Verknüpfung beruht ja auf folgender Überlegung: Vorausgesetzt, daß der Kinderwunsch als solcher für die Personen x,y,...z legitim und gut ist, so ist die Erfüllung dieses Wunsches ebenfalls ein Gut. Vorausgesetzt die technische Handlung als solche ist nicht bereits aus anderen Gründen in sich unmoralisch (d.h. es werden z.B. keine überzähligen Embryonen getötet), so rechtfertigt sich der Eingriff durch das verfolgte Ziel. Folglich ist die Abtrennung der Fortpflanzung vom Sexualakt ebenso naturgemäß wie andere medizinische Eingriffe, die ja auch ein naturgemäßes menschliches Gut (die Gesundheit) verfolgen.

Dagegen möchte ich nun folgendermaßen argumentieren: In der Logik eines solchen Handelns wird die *Entstehung des Lebens* eines „erzeugten" statt „gezeugten", d.h. technisch hergestellten und in diesem Sinne „produzierten" Menschen nicht deshalb als „gut" anerkannt, weil sie „geschieht", sondern weil und insofern sie von den Eltern „erwünscht ist". Das Gutsein menschlichen Lebens wird, *im Akt der Entscheidung zur I.v.F. und den im Rahmen der Prozedur gesetzten Handlungen*, von seinem „Erwünschtsein", von der *Anerkennung* durch andere abhängig gemacht (ich betone „im Akt der Entscheidung zur I.v.F. und den im Rahmen der Prozedur gesetzten Handlungen": Auf die Relevanz dieser Präzisierung wird später zurückzukommen sein). *Einen Akt jedoch, der von einer solchen Einstellung zum menschlichen Leben geprägt ist, halte ich für grundsätzlich unmoralisch, da ungerecht.* Mit Robert *Spaemann* will ich also behaupten: „Was das in der Retorte entstandene Kind betrifft, so ist es natürlich ebenso wie jedes andere ein Geschöpf und Ebenbild Gottes und muß als Mensch geachtet werden wie jeder Mensch. Dennoch ist die Art seiner Produktion ein schweres Unrecht. Sie verletzt die fundamentale Gleichheit der Menschen, die darin ihren Ausdruck findet, daß jeder Mensch - ebenso wie seine Eltern - sich der Natur verdankt"[38]. Tragweite und Stringenz dieser These sind nun freilich nicht unmittelbar einsichtig und deshalb im einzelnen Schritt für Schritt zu erläutern und zu begründen. Das eben genannte Argument findet sich übrigens bereits, wenn auch nur im Kern, in der eben genannten Instruktion *Donum vitae*[39].

Die nachfolgende Argumentation geht zunächst nicht von der (technologischen) Handlungsstruktur des I.v.F.-Geschehens und einer darin implizierten „Kontrolle und Beherrschung" menschlichen Lebens aus, sondern berücksichtigt vielmehr die *intentionale Beziehung* zwischen Eltern (bzw. Arzt) und erzeugtem Kind. Ich werde das Argument zunächst thesenartig darstellen, es dann gegen gewichtige Einwände verteidigen und dabei präzisieren, um schließlich einige Schlußfolgerungen zu ziehen[40].

---

[38] Robert *Spaemann*, Kommentar zur Instruktion *Donum Vitae*. In: Die Unantastbarkeit des menschlichen Lebens. Zu ethischen Fragen der Biomedizin. Instruktion der Kongregation für die Glaubenslehre. Mit einem Kommentar von Robert *Spaemann*, Freiburg/Br. 1987, S. 92f.

[39] Teil II, Sektion B, Abschnitt 4c). In der zitierten Ausgabe S. 43f.: „In seinem einmaligen und unwiederholbaren Ursprung *muß das Kind in seiner personalen Würde gleich denen geachtet und anerkannt werden, die ihm das Leben schenken.* Die menschliche Person muß in die Zeichen der Einheit und der Liebe ihrer Eltern aufgenommen werden.... Der Ursprung einer menschlichen Person ist in Wirklichkeit Ergebnis einer Schenkung. Der Empfangene muß die Frucht der Liebe seiner Eltern sein. Er kann nicht als Produkt eines Eingriffs medizinischer Techniken gewollt oder empfangen werden...".

[40] Gedankt sei hier Univ.-Prof. Johannes *Bonelli* für hilfreiche Einwände und Verbesserungsvorschläge sowie Univ.-Prof. Josef *Seifert* für Kritik und Widerspruch, die mich nötigten, meine Argumentation zu präzisieren.

2. Das Kind als Mittel der Wunscherfüllung

Der Wunsch „Hätten wir doch nur ein Kind" ist an sich legitim, weil es prinzipiell ein besserer Zustand für ein Ehepaar ist, ein Kind zu haben, als keines zu haben. Zumindest scheint uns eine solche Einschätzung moralisch völlig legitim zu sein und sie liegt auch sicher dem Entschluß zur I.v.F. zugrunde, und zwar prinzipiell in genau gleicher Weise, wie dies auch bei einem natürlichen Zeugungsakt der Fall sein kann. Das Problem ist also offensichtlich noch nicht hier zu verorten.

Dennoch, so wende ich ein, ist es besser kein Kind zu bekommen, als unter diesen Umständen ein „Wunschkind" zu „produzieren". Warum dies? Weil der genannte *legitime* Wunsch „Hätten wir doch ein Kind" eben nur meinen kann „Würden wir doch ein Kind *bekommen*". Damit wird ausgesprochen, daß das Gutsein der Entstehung der Existenz eines Kindes nicht daran bemessen wird, daß ein *Wunsch* der Eltern erfüllt wurde, sondern daran, daß als Frucht der gegenseitigen Liebe menschliches Leben *entstanden* ist. *Legitim* ist ein auch noch so inständiger und brennender Wunsch nach einem Kind, so lautet zunächst meine These, insofern er vereinbar ist (a) mit der Bereitschaft, die etwaige Nichterfüllung dieses Wunsches zu bejahen im Sinne einer Bejahung der Tatsache, daß Menschen über Werden und Vergehen menschlichen Lebens keine Verfügungsgewalt besitzen und (b) mit der Bereitschaft, im gleichen Sinn und aus deselben Grund grundsätzlich und jederzeit auch ein nicht explizit gewünschtes oder gar ein „unerwünschtes" Kind als vollwertiges menschliches Leben zu akzeptieren. Dies wiederum bedeutet: Der legitime Wunsch, ein Kind zu bekommen, kann lediglich ein *Hoffen* auf das Entstehen menschlichen Lebens sein und nicht ein Wünschen im Sinne einer „Bestellung", bei der ja der Wunsch die Erfüllung gleichsam vorwegnimmt[41].

Falls diese intentionalen Bedingungen *nicht* zutreffen, dann führt der Wunsch nach dem Kind zu einer Instrumentalisierung des Kindes zum Zwecke der Wunscherfüllung. Man wird dann die Erfüllung eines solchen Kinderwunsches nicht deshalb als „gut" betrachten, weil menschliches Leben entstanden und den Eltern ein Kind geboren ist,

---

[41] Diese letztere Formulierung verdanke ich einem Vorschlag von Johannes *Bonelli*.

sondern eben deshalb, weil nun der Wunsch nach dem Kind in Erfüllung gegangen ist; weil also die Eltern nun „haben, was sie wollten". „Wunschkinder" in *diesem* Sinne kommen einer Degradierung menschlichen Lebens gleich, weil sie eine nur *bedingte* Anerkennung dieses Lebens implizieren. Nicht die *Wunscherfüllung* soll ja das Bessersein des Zustands „Ehepaar mit Kind" ausmachen, sondern die bloße u.U. sogar unverhoffte *Existenz des Kindes* und in der Folge selbstverständlich jene Bereicherung für die Eheleute, die sich dann aus der liebenden und unbedingten Anerkennung dieser Existenz ergibt.

Falls jedoch die *Wunscherfüllung* in den Mittelpunkt tritt, so ist dies gleichbedeutend mit der Einstellung „es ist gut, ein Kind zu bekommen, weil dadurch mein Wunsch, ein Kind zu haben, erfüllt wird". Man kann solches vielleicht von einem Auto oder von Ferien auf den Kanarischen Inseln sagen: Solche Dinge sind für konkrete Menschen genau insofern „gut", als sie erwünscht sind. Wem Autofahren ein Schrecken ist, für den ist ein Auto auch kein Gut, das er sich wünschen würde. Wer ein Auto wünscht, aber keines „geschenkt bekommt", der kann es sich kaufen oder selber machen. Wichtig ist hier nur, daß das Auto am Ende „da ist": *Die subjektive Einschätzung des „Gut-seins" seines „Daseins" gründet ausschließlich in seinem „Gewünscht-sein"* (andernfalls würde ein Auto als „überflüssig", „nutzlos", „als Last" oder als „störend" empfunden). Niemals jedoch darf sich der Mensch in dieser Weise zur Existenz eines anderen Menschen verhalten.

Kinder also, und dem wird jedermann zustimmen, dürfen nicht wie Autos oder Ferien auf den Kanarischen Inseln gewünscht werden. Das subjektive Empfinden des Gut-Seins ihres Entstehens und ihres Da-Seins darf nicht in ihrem Gewünscht-Sein bestehen. *Kinder müssen, im Unterschied zu Autos und Ferien auf den Kanarischen Inseln, gewünscht werden als etwas, das gut ist, auch wenn es gar nicht gewünscht würde,* - auch *wenn* man sie tatsächlich wünscht. Man wünscht sie aber als ein Gutes, das auch als „gut" betrachtet würde, wenn man sie nicht wünschte und wenn sie nicht *so* sind, *wie* man sie sich gewünscht hat (wer sich kein Auto wünscht, aber unverhofft eines an einer Tombola gewinnt, wird es vielleicht verkaufen oder verschenken; wer eines bekommt, das ihm nicht paßt, wird es gegen ein anderes eintauschen wollen; und die unverhofft verregneten Ferien auf den Kanarischen Inseln werden einen frustrierten Ferienwunsch hinterlassen oder gar zum vorzeitigen Ferienabbruch führen).

3. Impliziert I.v.F. eine illegitime Form des Kinderwunsches? Einwände und Gegenargumente

Daß eine solche Instrumentalisierung des Kindes im Dienste der Erfüllung eines Kinderwunsches und die darin implizierte nur bedingte Anerkennung des so erzeugten menschlichen Lebens grundsätzlich auch Inhumanität impliziert, dürfte wohl kaum auf Widerspruch stoßen. Anders jedoch die Behauptung, dies sei unvermeidlicherweise bei der I.v.F. der Fall.

Man wird entgegenhalten: Es *kann* der Fall sein, muß aber nicht. Ebenso könne eine natürliche Zeugung nur um der Erfüllung eines Kinderwunsches willen erfolgen. I.v.F. hingegen könne sehr wohl lediglich die ,,Fortsetzung mit anderen Mitteln" eines ganz und gar legitimen intentionalen Verhaltens zum neuen Leben sein. Ja, gerade die recht niedrige Erfolgsquote des reproduktionsmedizinischen Eingriffes lasse ja dann immer noch eine effektive Schwangerschaft und Geburt als ,,Geschenk" erlebbar werden: Auch hier ,,komme" ja letztlich das Kind. Das legitime wünschende, hoffende und vielleicht sogar betende Verhalten zu diesem Kommen, das wohl bereits vor dem Entschluß zur I.v.F. für das Ehepaar leitend war, werde im Entschluß zur I.v.F. und ihrer Durchführung, die ja lediglich einen Naturprozeß simuliere, durchgehalten, äußere sich nun lediglich in anderen Mitteln, wobei doch das Kind auch dann immer noch als ,,Geschenk der Natur" zu betrachten sei. Zu beweisen wäre also, daß diese im Dienst am Leben als Mittel eingesetzte Simulation des Naturprozesses schlecht ist, da die in der Wahl dieses Mittels implizierte und die einer natürlichen Zeugung zugrundeliegende Intentionalität offensichtlich zumindest identisch sein *können*.

Dieser Einwand ist selbstverständlich äußerst gewichtig. Wäre er zutreffend, so würde meine bisherige Argumentation in der Tat gegenstandslos (auch wenn immer noch die Möglichkeit bliebe, I.v.F. etwa auf der Ebene des problematischen Umgangs mit überzähligen Embryonen in Frage zu stellen; aber die hier vorgelegte Argumentationsweise will sich ja auf einer grundsätzlicheren Ebene bewegen und diese Frage gerade ausklammern).

Zur Entkräftung des Einwandes muß auf zwei Dinge näher eingegangen werden: Erstens auf den Unterschied zwischen zwei Formen des „Wollens", nämlich „Wünschen" und „Intendieren". Zweitens ist darüber zu sprechen, wie sich der Wille im natürlichen Zeugungsakt und wie er sich im Falle der I.v.F. zum Kind, genauer: zur Entstehung menschlichen Lebens verhält: Nämlich einmal als „Wünschen" und ein andermal als „Intendieren".

Zunächst also zur - letztlich auf Aristoteles zurückgehenden - *Unterscheidung zwischen „Wünschen" und „Intendieren"*. Das *Wünschen* ist ein Wollen, das sich auf jenes erstreckt, das wir selbst durch unser Handeln nicht „tun" können (weil es nicht in unserer „Macht" steht), was also nicht eigentlich *Gegenstand* unseres Tuns ist. Ein kranker Mensch, der überzeugt ist, daß es keine Möglichkeit und kein Mittel gibt, gesund zu werden, wird wohl weiterhin gesund sein wollen, d.h. er wird es sich wünschen. Weiter wird er aber wohl nichts tun (außer vielleicht um ein Wunder beten). *Intendieren* hingegen nennen wir ein Wollen, das sich auf jenes erstreckt, das wir zwar nicht *unmittelbar* tun können, was wir aber erreichen zu können glauben, wenn wir dazu ein Mittel suchen, um die Intention bis auf die Ebene des konkreten Tuns „herabzubringen"; d.h. wir suchen nach Mitteln, konkreten Handlungen, um das Intendierte zu erreichen, es *durch andere Handlungen* (die sogenannten „Mittel") zum Gegenstand unseres Tuns und Bewirkens zu machen. Eine Intention *führt* also zum Suchen nach Mitteln und zum Handeln. Die entsprechenden konkreten Handlungen (einen Arzt aufsuchen, sich einer Operation unterziehen, ein Medikament einnehmen usw.) wird dann mit der Intention (oder „Absicht") getan, gesund zu werden. Intentionen sind also „praktisch" (sie führen zum konkreten Handeln); Wünsche jedoch verbleiben auf der Ebene des bloßen Wollens. Wer, obwohl er es nur „wünscht", dennoch plötzlich gesund wird, wird dies als Zufall, Glück oder Geschenk des Himmels betrachten, nicht aber als Folge seines Tuns, d.h. eines Tuns, das den Charakter eines Mittels besitzt, um ein Ziel zu erreichen.

Die Einschlägigkeit dieser Unterscheidung für unser Problem springt wohl nicht sogleich in die Augen. Sie wird deutlicher durch die These: Das Retortenbaby „ist Produkt nicht nur des Wunsches seiner Eltern, sondern des Willens, die Erfüllung dieses Wunsches auf Biegen und Brechen durchzusetzen"[42]. Um diese These zu verdeutlichen, ist nun zweitens vom Sexualakt oder natürlichen Zeugungsakt zu sprechen, den ich hier aus nicht weiter zu erläuternden Gründen *ehelichen Akt* nenne.

Um *die Beziehung zwischen ehelichem Akt und Kinderwunsch* zu durchleuchten, zunächst ein kurzes Gedankenexperiment: Ein Ehepaar, das sich als *ultima ratio* zur I.v.F. entschließt, vollzieht in der Folge eine Reihe von Handlungen (ich nenne sie I.v.F.-Handlungen), deren Umwillen oder Ziel offensichtlich darin besteht, den Wunsch nach einem Kind zur Erfüllung zu bringen. Wäre dieser Wunsch nicht vorhanden oder stellte sich nach mehreren Versuchen heraus, daß alle reproduktionsmedizinischen Bemühungen ergebnislos sind, so wird das Ehepaar diese I.v.F.-Handlungen *nicht* mehr vollziehen bzw. an sich vollziehen lassen (denn diese Handlungen werden ja, fällt das Ziel weg, sinn- und zwecklos). Ein Ehepaar hingegen, das mit dem Wunsch ein Kind zu bekommen, den ehelichen Akt vollzieht, wird im Falle sicherer generativer Ergebnislosigkeit solcher Akte diese dennoch weiterhin vollziehen (jedenfalls wird es sich nicht schon aus dem Grunde ihrer Unfruchtbarkeit davon enthalten), denn diese Akte sexueller Vereinigung werden durch ihre generative Ergebnislosigkeit keineswegs sinn- und zwecklos.

Daraus folgt: Im Unterschied zu I.v.F.-Handlungen ist der eheliche Akt (handlungstheoretisch gesprochen) kein eigentliches „Mittel", um das Ziel „Kind" zu erreichen. Das heißt: Er mag das zwar auf der Ebene der naturhaften Zusammenhänge sein (was die Eheleute selbstverständlich wissen müssen, ansonsten sie vernünftigerweise keinen solchen Akt mit der Hoffnung auf ein Kind vollziehen könnten), er wird aber wesentlich gerade nicht auf dieser Ebene und als solcher gewählt und vollzogen, das heißt er wird *nicht* als Mittel zur Erzeugung eines Kindes gewählt. Was Eheleute willentlich tun, wenn sie sich ehelich vereinigen (ob nun mit oder ohne expliziten Kinderwunsch), läßt sich intentional beschreiben als ein gegenseitiges Sichschenken, und zwar in der Ganzheit ihres jeweiligen Mann- und Frauseins, das unter dem Antrieb affektiver, emotionaler, ja triebhafter Dynamik steht, die sich allerdings integriert in die voll-personale

---

[42] Robert *Spaemann*, Kommentar, a.a.O. S. 93.

Schicht ihres Seins entfaltet. Der innere Sinngehalt des ehelichen Aktes als personaler Akt transzendiert den bloß naturhaften Zusammenhang von Kopulation und Zeugung. Es ist freilich möglich, daß Eheleute (oder irgendwer) den natürlichen Sexualakt ausschließlich als „Mittel" zum Zwecke einer Zeugung vollziehen (d.h. sie würden ihn dann *ceteris paribus* unter der Voraussicht seiner generativen Erfolgslosigkeit eben gerade *nicht mehr* vollziehen): dies entspräche jedoch nicht dem personal-menschlichen Sinngehalt dieses Aktes als eines Aktes der *Liebe* zwischen zwei Personen. „Kinderzeugung" ist also auf jeden Fall keine adäquate Beschreibung dessen, was Eheleute *tun*, wenn sie sich im Beischlaf vereinen; es kann höchstens die adäquate Beschreibung dessen sein, was (durchaus mit Wissen und Wunsch der Eheleute) auf der Ebene der Natur *geschehen kann*, und zwar *anläßlich* dieser Vereinigung. Falls der eheliche Akt jedoch durch „Kinderzeugung" adäquat als eine bestimmte Art menschlichen *Tuns* beschrieben wäre, dann handelte es sich um eine bereits pervertierte weil instrumentalisierte Form dieses Aktes[43]. Daraus ergibt sich ein erstes handlungstheoretisches Zwischenergebnis: I.v.F.-Handlungen erhalten durch und *nur* durch das Ziel „Zeugung eines Kindes" ihren Sinngehalt und werden auch nur deshalb vollzogen (unbeschadet der Tatsache, daß sie auch z.B. zu Forschungszwecken vollzogen werden könnten; das ändert nichts an unserem Ergebnis). Der eheliche Akt hingegen wird nicht als Mittel zur Kindererzeugung vollzogen, auch wenn er (naturhaft) ein solches „Mittel" ist. Denn er wird auch sinnvoll als ehelicher Akt vollzogen, wenn er voraussichtlich mit Sicherheit unfruchtbar ist.

Das heißt nun: Bei I.v.F.-Handlungen ist der Wille zum Kind im eigentlichen Sinne eine *Intention* („Zeugung eines Kindes"), die nach einem Mittel sucht (I.v.F.-Handlungen). Einer solchen Intention zugrunde liegt selbstverständlich der „Wunsch ein Kind zu bekommen". Dieser Wunsch *führt* erst zur Bildung einer entsprechenden Intention. Die

---

[43] Vgl. dazu ausführlicher meinen Artikel: Contraception, Sexual Behavior, and Natural Law. In: *Autori Vari*: „Humanae Vitae": 20 anni dopo. Atti del II Congresso Internazionale di Teologia Morale Roma, 9-12 novembre 1988, Milano 1989, S. 73-113. Ebenfalls erschienen in: The Linacre Quarterly, Vol. 56, No.2 (1989), S. 20-57.

Wunschkomponente dieser Intention ist legitim und prinzipiell dieselbe wie bei einer natürlichen Zeugung. Die Intention jedoch führt zu Handlungen, deren einziger Sinngehalt darin besteht, die Intention zu *erfüllen*. Das heißt: I.v.F.-Handlungen sind Handlungen, die vollzogen werden, mit der Absicht, den Wunsch nach dem Kind zu erfüllen. *Der Akt der Zeugung, oder besser „Erzeugung", des Kindes ist hier also eine Funktion der Wunscherfüllung. Einen anderen Sinngehalt besitzt er nicht.* Was eigentlich zu beweisen war.

Beim natürlichen Zeugungsakt als ehelicher Akt hingegen ist dies anders: Hier wird ein Akt gesetzt, der nicht gesetzt oder gewählt wird, mit dem Ziel (der Intention) ein Kind zu zeugen. Das Kind wird vielmehr *anläßlich* oder *bei* diesem Akt gezeugt. Anders gesagt: *Das Kind entsteht aus diesem Akt*, der nun aber, in seiner personalen Sktruktur, nicht ein Akt oder ein Mittel zur Kinderzeugung ist, sondern ein Liebesakt, das heißt ein Akt, in dem sich zwei sich liebende Personen in ihrer leibseelischen Ganzheit einander schenken und vereinen. *Daraus entsteht* menschliches Leben. Dies ist so, auch wenn dieser Akt mit dem expliziten *Wunsch* ein Kind zu zeugen vollzogen wird. Das Spezifikum des ehelichen Aktes besteht gerade darin, daß dieser Wunsch sich in einer Handlung inkarniert, die gar nicht um der Kindererzeugung willen gesetzt wird, sondern aus Liebe zwischen zwei Personen, was sich eben darin zeigt, daß der Akt auch sonst sinnerfüllt vollzogen werden könnte und wohl auch vollzogen würde. Das Bewußtsein zweier Ehepartner, die mit dem brennenden Wunsch Kinder zu erhalten, sich ehelich vereinen, besteht ja gerade darin, daß aus dem tiefsten und intensivsten Ausdruck ihrer gegenseitigen Liebe neues Leben entstehen wird oder zumindest entstehen kann. Und wenn sie sich in der rechten Weise lieben und keine ernsthaften Gründe prokreativer Verantwortung dagegen sprechen, so werden sie wünschen und hoffen, daß dies auch geschieht.

Aber der Akt wird nicht zur Erfüllung dieses Wunsches vollzogen (deshalb kann es auch sinnvoll sein, sich in fruchtbaren Perioden dieses Aktes aus Gründen prokreativer Verantwortung zu enthalten und ihn nur in voraussichtlich unfruchtbaren Zeiten zu vollziehen). Wie gesagt ist es freilich möglich, den ehelichen Akt gerade und nur zur Erfüllung des Kinderwunsches zu vollziehen. Je mehr jedoch der eheliche Akt nur mit der *Intention* ein Kind zu zeugen vollzogen wird (was sich darin zeigte, daß er ohne Kinderwunsch tendenziell eben *nicht* vollzogen würde), desto mehr wird der natürliche Zeugungsakt und damit auch das gewünschte Kind selbst funktionalisiert hinsichtlich der Erfüllung des Kinderwunsches, d.h. desto mehr gleicht dieser Akt I.v.F.-Handlungen.

Meine These war nun jedoch, daß letzteres im Falle des natürlichen Zeugungsaktes der Fall sein *kann*, und zwar infolge einer akzidentellen Verunstaltung dieses Aktes, daß dies aber bei I.v.F.-Handlungen unvermeidlicherweise und mit Notwendigkeit so ist, d.h. daß eben I.v.F.-Handlungen gerade nur in einer solchen Weise gewählt und vollzogen werden *können*. Ich glaube, daß dies nun einleuchten sollte, da eben I.v.F. Handlungen ohne Zeugungs- oder Erzeugungsintention sicherlich nicht und auch nie gewählt und vollzogen würden. D.h. sie *können* gar nicht *sinnvollerweise* anders als zum Erzeugungszweck gewählt und vollzogen werden. Und dies heißt eben, daß *in* diesem Akt die Erzeugung des Kindes als Mittel zur Erreichung der Intention, ein Kind zu bekommen, gewählt wird. Die bewußt veranstaltete Erzeugung menschlichen Lebens ,,dient" hier also der Erfüllung der Kinderwunsches.

Hier könnte nun noch ein Einwand folgen: Eheleute, die sich schließlich als *ultima ratio* und vielleicht sogar schweren Herzens zur I.v.F. entschließen, würden damit doch nur ihren zuvor schon gehegten legitimen Kinderwunsch realisieren wollen. Sie könnten damit das aus I.v.F.-Handlungen entstehende Kind gleichsam als Frucht ihrer sexuellen Akte verstehen, die zwar unfruchtbar waren, nun aber durch ,,reproduktionsmedizinische Unterstützung" gleichsam doch noch zur Fruchtbarkeit führen. Somit verfolgen sie also ein völlig legitimes *Ziel*, und der nun de facto generative Akt, d.h. die I.v.F.-Handlungen, würden damit gleichsam aus der Rechnung herausfallen, d.h. für die Bestimmung des Willens unerheblich sein. Man müsse einfach auf das Ziel und die Legitimität des Wunsches achten (und da gebe es ja keinen Unterschied zur natürlichen Zeugung), nicht aber sei auf die dazwischenliegende reproduktionsmedizinische Intervention zu achten, die gleichsam nur Episode bleibe.

Daß das letztlich verfolgte *Ziel* und damit auch der Gegenstand der *Intention* bei I.v.F.-Handlungen legitim ist, kann nicht in Abrede gestellt werden und wurde auch vorher nicht bestritten. Darum geht es jedoch nicht. Meine These besteht nämlich gerade darin, daß der Wille, der dieses Ziel verfolgt, nur durch die Art und Weise dieses Ziel zu erreichen, verkehrt wird, nämlich dadurch, daß das gewünschte Ziel sich zur Handlungsintention verdichtet, zu deren Erfüllung nun ein Mittel gewählt d.h. eine konkrete Handlung gesetzt wird, die den Charakter eines *Mittels* besitzt. Dasselbe kann auch in anderen Fällen zu einem unstatthaften Umgang mit menschlichem Leben führen: Der Wunsch, daß ein unheilbar kranker, schwer leidender und sicherlich bald sterbender Mensch auch bald sterben möge, ist ohne Zweifel legitim. Man darf sogar darum beten. Der Wille, dem ein solcher Wunsch anhaftet, wird aber dann pervertiert, sobald er sich in eine Handlungsintention verwandelt, d.h. wenn nun auch tatsächlich ein *Mittel* gesucht und eine entsprechende Handlung vollzogen wird, um diesen Wunsch zu realisieren, d.h. wenn eine Tötungshandlung gewählt und gesetzt wird. Der Wille, den ein an sich legitimer Wunsch erfüllt, wird hier pervertiert durch das Wollen eines Tuns (Mittel), durch das nun dieses Ziel auch effektiv *bewirkt* werden soll. Das Sterben bzw. das Leben des Leidenden wird dadurch als ein Mittel der Leidensverkürzung eingesetzt, d.h. der Leidende wird benutzt (oder benutzt sich selbst) als Mittel zur Erfüllung des Wunsches „Leidensverkürzung" (passive Euthanasie unterschiede sich davon, daß hierbei darauf *verzichtet* wird, weitere Mittel zur künstlichen Lebens*verlängerung* einzusetzen; dies ist, intentional betrachtet, also gerade die umgekehrte Handlungsweise).

Das legitime Ziel als solches, oder besser: die legitime *Wunschkomponente* dieses Zieles, ist also noch kein Argument. Was ich behaupte ist, daß der Wille, der sich *in* den I.v.F.-Handlungen ausdrückt und damit diesen Handlungen ihren inneren intentionalen Gehalt verleiht, ein verkehrter Wille ist, - und daß dadurch auch der Wille als ganzer pervertiert wird; denn der Mensch besitzt in jeder Handlung immer nur *einen* Willen, auch wenn dieser verschiedene „Komponenten" aufweist (Mittelwahl, Zielintention, Nebenmotive). Die Schlechtigkeit nur *einer einzigen* Kompenente jedoch pervertiert den *gesamten*, in jeder Handlung numerisch eben *einen* Willensakt[44]. Dieser Wille nun läßt sich

---

[44] Dies entspricht dem bekannten allgemein-ontologischen, zuerst von Pseudo-Dionysius Areopagita formulierten Prinzip: „Bonum ex integra causa, malum ex quocumque defectu."

ausdrücken als „Instrumentalisierung der Zeugung (oder Erzeugung) eines Menschen zur Erfüllung des Wunsches nach dem Kind". Die Zeugung neuen Lebens ist hier nicht Folge eines *Tuns* (Praxis), sondern Gegenstand eines *Machens, Herstellens* (poiesis). Der naturhafte Mittel-Ziel-Zusammenhang zwischen Kopulation und Zeugung, der für den ehelichen Aktvollzug gar nicht intentional ausschlaggebend und prägend ist, wird gerade durch die technische Simulierung dieses Naturprozesses nun zu einem zweckrationalen Herstellungshandeln. „Zeugung eines Menschen" wird dadurch zur Kunst (*ars imitatur naturam*) und erhält damit eine wesentlich andere Prägung als ein natürlicher Zeugungsakt. Der eheliche Akt, aus dem neues Leben entspringt, ist ja wesentlich ein *Tun*, eine *Praxis*, und nicht ein *Machen* oder *Herstellen*. Menschliches Leben wird nur von Gott „gemacht", nämlich *erschaffen*. Und deshalb ist auch nur Gott „Herr" über menschliches Leben[45].

Doch kommen wir auf die zentrale These zurück, die Wahl von I.v.F. bedeute, die Zeugung des Kindes als Mittel zur Erfüllung des Wunsches (eigentlich: der Intention) nach dem Kind zu wählen (was für jeden Mittel-Zweck-Zusammenhang charakteristisch ist), so kann diese These zusätzlich auch dadurch veranschaulicht werden, indem wir uns in die Perspektive eines in dieser Weise erzeugten Kindes versetzen. Dieses wird in bezug auf seine Eltern sagen können: „Ich bin, weil ihr mich *gewollt* habt, und nur deshalb." In der Tat: Die Existenz dieses Kindes hängt ab vom Willen der Eltern, ist eine Funktion dieses Willens (und in zweiter Linie auch eine Funktion des Könnens des Arztes; aber diesen weitergehenden Aspekt können wir hier beiseite lassen). Ein auf natürliche Weise gezeugtes Kind jedoch wird nie sagen können: „Ich bin, *weil* ihr mich gewollt habt". Denn es gab kein ursächliches Wollen, das die Existenz dieses Kindes erzeugte. Es gab lediglich einen *Wunsch* nach dem Kind. Es ist aber unsinnig zu sagen: „Ich bin, weil ihr mich *gewünscht* habt". Wünsche beziehen sich eben gerade nicht auf solches, was in unserer Macht steht und sind deshalb nicht Ursachen von Handlungen oder Ereignissen (Wünsche sind nur „Väter von *Gedanken*"), - es sei denn man interpretiere den Satz im Sinne von: „Die Natur, oder Gott hat euren Wunsch erhört", - aber dann ist es ja gerade nicht das

---

[45] Vgl. auch *Donum vitae*, a.a.O. S. 43 und 44.

Wollen der Eltern, von dem die Existenz des Kindes abhängt, sondern das Wollen dessen, der ihren Wunsch erhört hat. Im Gegensatz zur I.v.F. ist hier also die Existenz des Kindes nicht eine *Funktion des Wollens* der Eltern, und ebensowenig ist es eine Funktion ihres *Wunsches*, ein Kind zu haben. Es ist eben einfach „gekommen", als Folge eines Tuns, der ehelichen Vereinigung, das zwar geprägt und durchformt war von dem Wunsch, mit diesem Tun ein Kind zu zeugen, ohne daß jedoch eine tatsächliche Zeugung im eigentlichen Sinne Folge dieses Wunsches war, d.h. durch diesen Wunsch verursacht worden wäre; sie war vielmehr Folge von Naturprozessen, die unabhängig von diesem Wunsche verliefen. Falls das Kind jedoch weiß, daß es tatsächlich *gewünscht* wurde, wird es dafür seine Eltern doppelt lieben und ihnen dankbar sein. Nicht aber wird es sich in der Situation erfahren, ein *Produkt des Wollens und Tuns seiner Eltern zu sein*. Vielmehr wird es von dem Bewußtsein geprägt sein, *die Frucht der gegenseitigen Liebe seiner Eltern zu sein*, und dies ist etwas grundsätzlich anderes. Es wird sagen können: „Ich bin, und nur deshalb bin ich, weil ihr euch liebtet und ihr euch diese Liebe gegenseitig bezeugt habt"[46].

Dies bedeutet nun auch, gemäß der anfänglichen These und wiederum aus der Perspektive eines *in vitro* erzeugten Kindes betrachtet, daß dieses seine Eltern als Personen erfährt, die das Gutsein seines Entstehens als eine Funktion ihres Wollens betrachten. „Du existierst, weil wir es so wollten; und wir wollten es, weil wir es für gut befanden, daß du existierst", so ungefähr wird es die Eltern zu ihm sagen hören. Dadurch gerät das Kind in ein Verhältnis zu seinen Eltern, das nicht jenes der Dankbarkeit ist, sondern ein solches „*existentieller Rechenschaftspflicht*": Ohne seine Eltern würde zwar auch ein natürlich gezeugtes Kind nicht existieren und deshalb schuldet es ihnen für das Geschenk des Lebens *Dank*. Das von seinen Eltern *gewollte* und in vitro erzeugte Kind jedoch besitzt seinen Eltern gegenüber ein Maß an existentieller Abhängigkeit, das sowohl seiner fundamentalen *Gleichheit* als Mensch, wie

---

[46] Das genau ist in *Zefirellis* Film „The Champion" die Antwort des von seiner Frau geschiedenen Vaters auf die Frage seines Sohnes, weshalb seine Eltern ihn ins Leben gesetzt haben: „Weil wir uns liebten" (und eben nicht „weil wir ein Kind wollten").

auch seiner *Freiheit* widerspricht. Nur Gott gegenüber ist solche Abhängigkeit erträglich, ja wird sie geradezu zum *Fundament* der Freiheit.

Dies wiederum ist lediglich Ausdruck der Tatsache (diesmal aus der Perspektive der Eltern): Wenn ein Kind „gemacht" wird, dann wird seine effektive Erzeugung, d.h. sein Ins-Leben-Kommen, unvermeidlicherweise deshalb, und nur deshalb, als gut betrachtet, weil es gewünscht, d.h. *gewollt*, wurde, nicht aber weil es einfach „entstanden" oder „gekommen" ist. Genau deshalb, weil es der „Natur" menschlichen Lebens entspricht, *unabhängig* von unseren Wünschen und der Anerkennung anderer als „gut" anerkannt zu werden, ist auch „naturgemässe Fortpflanzung" gerade jene, die sich zwar nicht unabhängig von unserem Willen vollzieht, aber auch nicht einfach eine Funktion unserer Wünsche ist (was wiederum nur dann der Fall ist, wenn sich der Wunsch zum ursächlich erzeugenden Willen verdichtet, ohne den ja I.v.F.-Handlungen nicht zustande kommen). „Naturgemäße" Fortpflanzung also ist eine solche, die den „Geschenkcharakter" neuen Lebens anerkennt (Korrelate von „Wünschen" sind ja eben „Geschenke") sowie die Tatsache, daß sich menschliches Leben in seiner Faktizität nicht durch seine Erwünschtheit zu rechtfertigen braucht (was eben wiederum gerade dann der Fall ist, wenn dieses Leben ursächliches Produkt eines Wollens und eines davon bestimmten Tuns ist). Das Gegenteil steht im Widerspruch zum fundamentalsten Prinzip der *Gerechtigkeit*, der sogenannten „Goldenen Regel" („Was du nicht willst, daß man dir tu', das füg' auch keinem andern zu!") und damit zur Identität des Handelnden selbst: Denn ein jeder Mensch will von den anderen anerkannt werden, nicht weil seine Existenz einem Wunsch oder Gefallen dieser anderen entspricht (und schon gar nicht, weil sie impliziert „Du bist, weil ich es wollte und *nur* weil ich es wollte"), sondern er fordert diese Anerkennung aufgrund seiner bloßen Existenz. Wer die Entstehung der Existenz eines Kindes „gut" findet, *weil* er diese Existenz wünschte (was der inneren Handlungslogik von I.v.F. notwendigerweise entspricht, weil sich hier der Wunsch zum ursächlichen Wollen verdichtet), der untergräbt damit die Einsicht darin, weshalb es überhaupt für einen Menschen *gut* ist zu leben und weshalb es gut ist, die Existenz anderer *unbedingt* anzuerkennen.

Eingangs wurde gesagt: Das Gutsein menschlichen Lebens wird, *im Akt der Entscheidung zur I.v.F. und den im Rahmen der Prozedur gesetzten Handlungen*, von seinem „Erwünschtsein“, von der *Anerkennung* durch andere abhängig gemacht. Diese Präzisierung muß nun noch kurz erläutert werden, um einem weiteren möglichen Einwand vorzubeugen: Ich behaupte lediglich, daß diese Entziehung unbedingter Anerkennung *den Akt der Entscheidung zur I.v.F. und die entsprechenden I.v.F.-Handlungen* prägt. Es ist also durchaus möglich, ist das Kind einmal geboren, daß die Eltern zu diesem ein „normales“ Verhältnis der unbedingten Anerkennung entwickeln. Solches kann ja auch in jenen umgekehrten Fällen geschehen, in denen trotz Verhütungspraktiken durch einen „Unfall“ oder sonstigen Fehler eben dennoch ein Kind gezeugt und ausgetragen wird. Sobald es geboren ist, ändert sich sehr oft die Einstellung vor allem der Mutter und sie beginnt das Kind zu akzeptieren und zu lieben. Es ist ganz sicher nicht auszuschließen, daß sich das Verhältnis der Eltern zu einem „gemachten“ Kind allmählich zu einem Verhältnis gleich dem zu einem „gekommenen“ Kind entwickelt. Das impliziert jedoch eine *Änderung* der Einstellung und muß keineswegs so sein (was allerdings die vorhergehende Instrumentalisierung und damit die Entwürdigung des Kindes nicht rückgängig macht oder nachträglich zu rechtfertigen vermag). Gerade wenn sich das Kind nicht positiv entwickelt, die Erwartungen der Eltern enttäuscht, zu einer Belastung wird oder sogar etwa von Geburt auf behindert ist, kann es zu einem Frustrationserlebnis werden. Falls die die I.v.F.-Entscheidung prägende Einstellung beibehalten wird, so wird sie gerade dann ihre Inhumanität entwickeln: Denn *so ein Kind* hatten sich die Eltern ja wohl nicht gewünscht. Hier hilft nur eine *Änderung* der Einstellung, oder die Katastrophe ist vorprogrammiert (dies wiederum kann nicht nur im Falle der I.v.F. vorkommen, aber dies wiederum ist kein Argument *zugunsten* der I.v.F.).

4. Folgerungen: Die sittliche Relevanz des natürlichen Zusammenhanges zwischen Sexualakt und Fortpflanzung

Aus der vorhergehenden Analyse scheint sich nun ein Zweifaches zu ergeben. Erstens: Die Auflösung der Verbindung von Fortpflanzung und Sexualakt durch einen technischen Herstellungsakt ist „naturwidrig“ *nicht* weil sie gegen eine *Naturgegebenheit* verstößt, sondern weil sie der *unbedingten* Anerkennung menschlichen Lebens widerspricht.

Gerade diese Art unbedingter Anerkennung freilich ist dem Menschen „naturgemäß". Fortpflanzungstechnologie impliziert, daß die Existenzberechtigung menschlichen Lebens von unseren Wünschen bzw. von seiner Wünschbarkeit *abhängt*, und dies weil hier das Kind zum Produkt eines ursächlichen Wollens wird (eine notwendige Bedingung dafür, daß überhaupt etwas von Wünschen „abhängen" kann, eine Bedingung, die aber gerade bei der I.v.F. erfüllt wird). Dies nun ist in einem fundamentalen Sinne *ungerecht*, d.h. die Handlungsweise und die darin implizierte Intentionalität widerspricht einem fundamentalen, von der praktischen Vemunft *naturhaft* vollzogenen Urteil über das „Gerechte": Der Goldenen Regel.

Dieses die Existenz anderer in die Abhängigkeit unserer Wünsche bzw. unseres ursächlichen Wollens Versetzen, ist in der Tat die spiegelbildliche Umkehrung der Abtreibung, unbeschadet der Tatsache, daß die entsprechenden Zielsetzungen völlig verschieden sind. Aber das Ziel rechtfertigt nicht das Mittel: Ebensowenig wie die Unerwünschtheit eines Kindes seine Tötung rechtfertigt, rechtfertigt die Erwünschtheit eines Kindes seine Herstellung, d.h. sein ursächliches Gewolltsein. Denn in beiden Fällen wird der Wert eines konkreten Lebens von den Wünschen, dem Willen und damit letztlich von der Macht anderer abhängig gemacht. In beiden Fällen gilt: „Du lebst *weil* und *insofern* wir es wollen". Jedoch: Wir müssen menschliches Leben anerkennen, *weil und insofern es ist*; es darf nicht sein, daß menschliches Leben nur ist, weil und insofern es anerkannt bzw. gewünscht oder gewollt wird. Wir würden das zumindest für uns selbst nicht akzeptieren. Deshalb aber dürfen wir uns aber gerechterweise auch nicht in bezug auf andere in dieser Weise verhalten[47].

---

[47] Damit dürfte auch das oft angeführte Argument für die angebliche Unerheblichkeit der Tötung überzähliger Embryonen hinfällig werden, das Argument nämlich, auch die Natur „opfere" ja zugunsten des Lebens in großzügiger Weise „überzählige" Embryonen und der Arzt simuliere bei der I.v.F. lediglich Naturprozesse, trage also für den Tod überzähliger Embryonen auch keine weitere Verantwortung: Hinfällig wird das Argument, weil eben bei der I.v.F. letztlich der Tod von Embryonen in genau gleicher Weise als *Mittel* zur Zeugung und Geburt neuen Lebens gewählt wird wie eben sämtliche I.v.F.-Handlungen den Charakter eines Mittels zur Zeugung eines Menschen besitzen. Das heißt: Der Tod „überzähliger" Embryonen ist hier *Folge menschlichen Tuns, Wirkung eines ursächlichen Wollens*.

Wir können nicht störungsfrei mit Menschen zusammenleben, von deren Wünschen und Bedingungen, ja von deren ursächlichem Wollen unsere Existenz abhängt, weil die Humanität menschlichen Zusammenlebens (zumindest hinsichtlich des faktischen *Menschseins in je konkreter Individualität*) die unbedingte gegenseitige Anerkennung des jeweils anderen als „mir Gleicher" voraussetzt. Ebenso wenig können wir erwarten, daß Menschen, deren Existenz von unserer nur bedingten Anerkennung abhängig ist, mit uns im Verhältnis solcher unbedingten Anerkennung zusammenleben können, - Menschen etwa, die wissen, daß sie gemäß eugenischen Kriterien aus einer Vielzahl von Embryonen selektioniert bzw. in pränataler Diagnose als gesund befunden wurden und nur *deshalb* überhaupt leben. Oder aber Menschen, die wissen, daß sie als Mittel in Existenz gesetzt wurden, um einen Wunsch ihrer, zumindest genetischen, Eltern nach „einem Kind" zu erfüllen, - wobei „ich" jetzt noch zusätzlich unter dem Zwang stehe, die Erfüllung dieses Wunsches für meine Eltern nicht zu einem Frustrationserlebnis, ähnlich dem der verregneten Ferien auf den Kanarischen Inseln, werden zu lassen.

Es springt in die Augen, wie groß der Unterschied zu einer *Adoption* ist: Hier geschieht ja gerade das Umgekehrte. Das adoptierte Kind erfährt (wenn auch vielleicht erst dann, wenn ihm sein Status bekannt wird) gleichsam das Erlebnis einer *zweiten Anerkennung*: Seine Existenz und ihre Anerkennung hängt ja nicht vom Akt der Adoption ab, sondern wird durch die Adoption gleichsam noch einmal als *diese individuelle* Existenz bestätigt. Freilich kann man auch ein adoptiertes Kind für die eigenen Kinderwünsche „instrumentalisieren", wie das ja auch bei einem natürlich gezeugten Kind möglich ist. Aber in beiden Fällen gilt: Dies ist nicht notwendigerweise, d.h. aufgrund der intentionalen Struktur der konkreten Handlungsweise (des sogenannten „Objekts" der Handlung) selbst gegeben, sondern aufgrund weiterer Motivationen dessen, was man konkret tut. In beiden Fällen nämlich bin *ich* erwünscht, weil und insofern ich *existiere*, nicht aber existiere ich, weil ein Kind *gewünscht* wurde, ein Kind, das gar nicht ich war, das ich nun aber sein sollte, und zwar, um die Wünsche meiner Eltern zu erfüllen. Menschen wollen von anderen Menschen immer gewünscht und geliebt werden, weil sie *sind*; das ist das Grundgesetz der *Gleichheit*, die jedem Gerechtigkeitsbegriff zugrundeliegt. Nur in bezug auf Gott können wir akzeptieren, ja ist es beglückend, zu wissen, daß wir sind, weil und insofern wir von Ihm gewünscht, ursächlich gewollt und geliebt sind.

Erst jetzt erkennen wir, weshalb die „Entstehung" menschlichen Lebens aus sexuellen Akten eigentlich „natürlich" ist, weshalb Kinder „kommen" müssen und nicht „gemacht" werden dürfen. Nicht die „Künstlichkeit" ist hier das Problem, sondern die in ihr unweigerlich involvierte Intentionalität; bzw. das Problem besteht in der Künstlichkeit *insofern* sie Ausdruck einer lediglich *bedingten* Anerkennung des Lebenswertes eines anderen ist und damit Ausdruck der *Ungleichheit* durch Verfügung von Menschen über das Leben anderer. Die Verbindung von Fortpflanzung und sexueller Vereinigung ist eine notwendige, wenn auch nicht hinreichende Bedingung für die Humanität der Weitergabe menschlichen Lebens[48], das heißt dafür, daß im erzeugten Leben menschliche Würde *anerkannt* wird, eine Würde, die darin besteht, daß der eine zum anderen sagen kann: „Es ist gut, daß du existierst, *weil du existierst*" und nicht „es ist gut, daß du existierst, und du existierst tatsächlich, *weil und insofern ich es als gut erachte*, daß du existierst, d.h. insofern ich deine Existenz eben *wollte*".

Zweitens ergibt sich: I.v.F. ist eine Handlungsweise, die bewirkt, daß wir überhaupt nicht mehr verstehen können, weshalb es *überhaupt* gut ist, Kinder zu haben, d.h. menschliches Leben weiterzugeben, und was menschliches Leben ist und weshalb es denn eigentlich als solches schon „gut" ist. Denn man wünscht ja ein Kind, weil es ein „Gut" ist. Die Voraussetzung der Argumentation *für* die I.v.F. war ja, daß der Kinderwunsch gut ist. Weshalb aber ist es *überhaupt* „gut", ein Kind zu wünschen? Doch nicht, weil es überhaupt gut ist, Wünsche zu haben und die Erzeugung eines Kindes die Erfüllung eines Wunsches ist. Das Gute einer Wunscherfüllung liegt ja nicht primär in der

---

[48] "Nicht hinreichend", weil, wie gesagt, auch der Akt natürlicher Zeugung einfach „gebraucht" werden kann, um „Wunschkinder" zu zeugen, d.h. auch dieser Akt eine nur bedingte Anerkennung des Gutseins der Existenz des entstehenden Lebens einschließen kann. Die Fortpflanzungtechnologie ist lediglich die technische Potenzierung dieser Intentionalität (der auch die, in sich moralisch neutrale, pränatale Diagnose dienen kann).

Erfüllung des Wunsches, sondern im Erhalten dessen, was der *Gegenstand* des Wunsches war (genau so wie das Gute der Freude nicht primär im Sich-freuen besteht, sondern in dem, *worüber* man sich freut; und das Gute des Geniessens nicht im Genußerlebnis selbst, sondern im Gegenstand dieses Erlebnisses, - denn Genußerlebnisse von Sadisten und Masochisten sind ja weder objektiv noch für den Genießenden ein wirkliches Gut). Aber weshalb ist es „gut" ein Kind zu bekommen? Doch weil ein Kind ein „Gut" ist. Aber weshalb ist es das? Will man das Kind nicht nur als Mittel zur Erfüllung der Wünsche anderer Menschen degradieren, so kann man nur sagen: Es ist gut, weil eben die Existenz eines Menschen ganz unabhängig von allen Wünschen schon immer ein Gut ist und man es nach Maßstäben der Gerechtigkeit (Goldene Regel) überhaupt nur als ein *solches* Gut wünschen *kann*. Gerade dies wird aber durch die eigene Handlungsweise negiert, denn diese impliziert, das Werden neuen Lebens als „gut" gerade insofern anzuerkennen, als es Gegenstand meines ursächlichen Wollens ist. Fortpflanzungstechnologie ist deshalb eine Handlungsweise, durch die der Mensch als Handlungssubjekt die Grundlagen seiner eigenen Freiheit als Selbstbestimmung zum Guten im allgemeinen und zum Gerechten im besonderen, zumindest tendenziell, untergräbt und zerstört. Auch deshalb ist die Trennung von Fortpflanzung und sexueller Vereinigung dem Menschen nicht naturgemäß, und zwar weil sie vernunftwidrig ist, - gleich wie es auch vernunftwidrig ist, um Holz zu gewinnen, am Ast zu sägen, auf dem man selber sitzt.

Gegenüber der Argumentationsweise „teleologischer Ethik" ist damit, auf einer allgemeinen Ebene, folgendes zu sagen: Es gibt praktische Prinzipien, die allen anderen praktischen Überlegungen vorgelagert sind und für sie eine maßstäbliche, regulierende und zuweilen auch einschränkende oder prohibitive Bedeutung besitzen. Sie sind selbst im praktischen Diskurs nicht verfügbar, hintergehbar oder abwägbar. Ein solches Prinzip ist, auf der allgemeinsten Ebene, die Goldene Regel und, konkretisiert, das Prinzip, wonach eine Handlungsweise ungerecht ist, in der die Anerkennung der Existenz eines anderen bedingt ist durch den Wunsch des Handelnden nach dieser Existenz. Ein solches Prinzip spricht ein Kriterium für Naturgemäßheit aus: es handelt sich dabei folglich um ein, in diesem Fall prohibitives, Gebot dessen, was man in der Tradtion das „Naturgesetz" nannte.

III.
SCHLUSSBEMERKUNGEN:
REKURS AUF DIE NATUR UND TUGENDETHIK

Abschließend sei, zusammenfassend und präzisierend, folgendes festgehalten:

1. Die Begründung sittlicher Normen aus der Natur ist selbst ein Begründungsmodus, der nur durch Vermittlung eines rationalen, argumentativen Diskurses zustandekommen kann. Der „Rekurs auf die Natur" tritt also selbst gar nicht als *Argument* auf, sondern charakterisiert vielmehr eine bestimmte Form des argumentativen Diskurses, der wie jeder solche Diskurs, letztlich auf die *Vernunft* rekurriert. In einem solchen Vernunftdiskurs wird allerdings auch an die „Natur" appelliert, normativ verbindlich wird sie jedoch nur, insofern sie im Horizont der Vernunft *interpretiert* und *verstanden* ist (wobei auch wiederum die Vernunft als „Natur" auftreten kann, denn die „Goldene Regel" ist ein *natürliches* Prinzip der Vernunft, das wir *notwendigerweise* vollziehen und als solches die Grundlage aller weiterer Urteile über das Gerechte bildet).

2. Das Spezifische einer Ethik, die diesen Begründungsmodus kennt, liegt darin, daß sie zu anthropologisch bedingten praktischen Prinzipien oder Normen gelangt, die nicht nur den Weg für sittliches Handeln aufweisen, sondern auch unüberschreitbare Grenzen des sittlich Erlaubten aufzeigen. Solche Prinzipien entsprechen dem, was in der Tradition „Gebote des Naturgesetzes" genannt wurde. Und sie sind, gerade als Gebote oder Prinzipien praktischer Vernunft, als Erfordernisse der *menschlichen Natur* zu verstehen und gehören damit wesentlich in den Kontext einer *Tugendethik*. Im Kontext einer Tugendethik sind jedoch moralische Verbote, als Grenzen legitimer Handlungsspielräume, nicht

einfach Belastungen oder Negierungen der Freiheit. Vielmehr eröffnen
gerade sie wiederum neue Handlungsfelder, ja oft gerade jene menschlichen Möglichkeiten, in denen sich wahre Humanität und Größe zu
entfalten vermag. Dies gilt gerade für das hier ausgeführte Exempel:
Aufgrund der Ehrfurcht vor dem menschlichen Leben auf gewisse Dinge
bewußt zu *verzichten* und eigene Wünsche unerfüllt zu lassen, wird erst
jenen einen großen Wunsch zur Erfüllung bringen, den wir alle haben:
ein glückliches, gelungenes Leben zu leben, - vielleicht indem man eines
jener vielen, zu vielen Kinder adoptiert, die sich nichts sehnlicher als
Eltern wünschen, so daß man, indem man einem dieser Kleinen Gutes
tut, eben erst erfährt, was Glück wirklich heißt, - und vielleicht dann
auch das Evangelium besser versteht (vgl. Mt 25, 34-40).

3. Prinzipien, die angeben was sittlich „gut" (aber im Einzelfall
noch nicht unbedingt geboten), und was sittlich „schlecht" (und deshalb auch in jedem Einzelfall zu unterlassen) ist, stehen deshalb in
der konkreten Entscheidung und dem ihr zugrundeliegenden Handlungsurteil auch gar nicht mehr zur Disposition. Deshalb kann man
sich auf sie, in einem externen Diskurs, als auf „Erfordernisse der
menschlichen Natur" argumentativ beziehen.

4. Praktische Prinzipien jedoch, wie hier begriffen als Ziele sittlicher Tugenden (z.B. „Gerechtigkeit"), besitzen einen allen konkreten
Entscheidungsprozessen und ihrer Logik vor- und übergeordneten Status. Sie entstammen nicht, wie utilitaristische Regeln, dieser Logik
selbst, sondern bilden vielmehr gerade einen eigenständigen, unhin-
tergehbaren moralischen Maßstab für konkrete Entscheidungsprozesse.
Deshalb ist es dann auch möglich, konkrete Entscheidungen als praktisch unwahr, d.h. mit der Richtigkeit des Wollens *nicht*-übereinstim-
mend auszumachen. Solche Prinzipien können durch die
Entscheidungslogik selbst nicht unterlaufen werden, sondern formulieren vielmehr für deren moralische Rationalität und Legitimität Richtung und Grenzen. Innerhalb dieser Grenzen jedoch ist für eine
Tugendethik eine Vielzahl von Entscheidungslogiken denkbar, auch
jene der Güterabwägung und Folgenbilanzierung. Dies ist wiederum
abhängig davon, um welchen Typ von Entscheidung es sich handelt

bzw. auf welche Art von Materie sie sich bezieht. Das Thema „Entscheidungslogik" ist jedoch als solches gar kein Thema der Ethik, sondern es gehört in den Bereich der verschiedenen Fachkompetenzen (Ökonomie, Sozialpolitik, Erziehung, wissenschaftliche Forschung, Medizin, Technologien, usw.)[49]. Ethik bzw. Moral selbst als eine eigene Art von „Entscheidungslogik" zu begreifen ist entweder eine ungeheure Anmaßung (und Einmischung) gegenüber solchen Formen von Fachkompetenz oder aber es tendiert dazu, „Moral" mit *einer* dieser fachspezifischen Logiken zu identifizieren, was soviel wie Abdankung der Moral bedeuten würde[50]. Ethik entspringt vielmehr der bezüglich aller fachspezifischen Entscheidungslogik *übergreifenden* Frage nach der Kompatibilität jeglicher Entscheidung mit der Richtigkeit des Strebens, d.h. ihrer praktischen Wahrheit.

Daß es Bedingungen für die fundamentale Richtigkeit des Handelns gibt, die an Grundstrukturen des „richtigen Strebens" oder „Wollens" gebunden sind, auf die wir eben deshalb als „der menschlichen Natur entsprechend" rekurrieren, und daß man deshalb konkrete Handlungsweisen beschreiben kann, deren *Wahl* immer Unrichtigkeit des Strebens impliziert, ist eine der gewichtigsten Grundaussagen klassischer Tugendethik. Daß man gewisse Dinge nie tun darf, ist nicht eine Erfindung legalistisch denkender Moraltheologen, sondern wurde bereits von einem der ersten Vertreter der klassischen Tugendethik, nämlich Aristoteles, in seiner Nikomachischen Ethik ausgesprochen: „jedoch kennt nicht jede Handlung oder jeder Affekt eine Mitte, da sowohl manche Affekte, wie Schadenfreude, Schamlosigkeit und Neid, als auch manche Handlungen, wie Ehebruch, Diebstahl und Mord, schon ihrem Namen nach die Schlechtigkeit in sich schliessen. Denn all dieses und ähnliches wird darum getadelt, weil es selbst schlecht

---

[49] Dies unbeschadet der Tatsache, daß auch diese verschiedenen Kompetenzbereiche ihre je *spezifische*, wenn auch nicht *andere*, Ethik besitzen, im Sinne einer „Ethik der Kultursachbereiche" (Oswald *von Nell-Breuning*), in die nun eben die entsprechend sachspezifische Entscheidungslogik mit einfließt. Als gelungenes Exempel vgl. z.B. Peter *Koslowski*, Prinzipien der Ethischen Ökonomie. Grundlegung der Wirtschaftsethik und der auf die Ökonomie bezogenen Ethik, Tübingen 1988.

[50] Vgl. auch meinen Beitrag „Ethik - Handeln - Sittlichkeit", in diesem Band.

ist, nicht sei zuviel und Zuwenig. Demnach gibt es hier nie ein richtiges Verhalten, sondern immer lediglich ein verkehrtes, und das Gute und Schlechte liegt bei solchen Dingen nicht in den Umständen, wie wenn es sich z.B. beim Ehebruch darum fragte, mit wem und wann und wie er erlaubt sei, sondern es ist überhaupt gefehlt, irgend etwas derartiges zu tun"[51].

---

[51] *Aristoteles*, Nikomachische Ethik, II, 6 1107a 9-18.

Triebe, Gefühle und Emotivität
in psychosomatischer Gesamtschau

Von **Johannes B. Torelló**

Die „passiones" oder Leidenschaften der alten Scholastiker sind nicht „psychische Vorgänge", sie bilden nach dieser Lehre keine „Schicht der Persönlichkeit"; „passiones non conveniunt animae nisi per accidens": die Leidenschaften gehören der Seele nur nebenbei; „sed soli compositi corruptibili conveniunt per se": sie gehören eigentlich jener Zusammensetzung von Leib und Seele an, die das menschliche Dasein ausmacht[1].

Später versuchte der Mensch der Aufklärung durch die Kultur und sogar durch die Anbetung der „Göttin Vernunft" eine nur rationale Welt aufzubauen und so die Menschheit, wie Kant sagte, von jeder Art von Unmündigkeit zu befreien. Damit gründete er in Wirklichkeit eine Lebensart, die die „passiones" verdeckte und in der Folge allerhand Heucheleien förderte, dann in die sogenannte viktorianische Moral mündete und später die ganze Hoffnung der Menschheit auf eine wissenschaftlich vollkommen mechanisierte Welt setzen ließ. Dieser Enthusiasmus wurde erst in unserem Jahrhundert durch viele menschliche und politische Ereignisse enttäuscht: Denn zunächst entstand am Ende des vorigen Jahrhunderts im wissenschaftlichen Bereich die Trieblehre Sigmund *Freuds*, die hinter den staubigen Vorhängen jener formalistischen Plüschgesellschaft eine Menge von unbewältigten, wilden Trieben enthüllt, die die anständigsten, scheinheiligsten und ehrenvollsten Menschengestalten und deren Handlungen von innen her entwürdigt und

---

[1] Thomas *von Aquin*, Summa theol. I–II, q52–a1; Summa contra gentes II, c.57, 5.

erniedrigt. Damit traten die Triebe in den Vordergrund, und die Psychologie zeigte bald in vielen Bereichen ihre Wirkung: ein neues Menschenbild entstand, das mit jenem von *Rousseau* fast nichts gemein hat. Und doch fällt es auch nicht mit jenem der positivistischen Heilkunde des vorigen Jahrhunderts zusammen.

Statt aus physikalischen und chemischen Elementen besteht der neue Mensch des naturwissenschaftlichen Denkens aus Trieben[2]. *Freud* erklärt unverblümt: „Wir wollen die Erscheinungen nicht bloß beschreiben und klassifizieren, sondern sie als Anzeichen eines Kräftespiels in der Seele begreifen, die zusammen- oder gegeneinander arbeiten. Wir bemühen uns um eine dynamische Auffassung der seelischen Erscheinungen. Die wahrgenommenen Phänomene müssen in unserer Auffassung gegen die nur angenommenen Strebungen zurücktreten"[3].

Die Kennzeichen dieser naturwissenschaftlichen Denkungsart sind folgendermaßen zusammenzufassen:

1. Der Mensch ist eine Art Gegenstand oder eine Apparatur; die Seele ist in dieser Fiktion ein psychischer Apparat.

2. Man kann deshalb die seelischen Erscheinungen – in einem psychodynamischen und kausalen Zusammenhang – als Teile eines solchen Apparates bezeichnen.

3. Hat man die Zusammenhänge dieser „psychischen Schaltstellen" gefunden, so kann man die Ursachen der seelischen Betriebsstörungen beseitigen, um damit die Maschine wieder voll leistungsfähig zu machen.

4. Die Ursache muß *einfacher* als die Erscheinungen sein, um letztere auf die erste reduzieren zu können.

5. Sie muß sich auch zeitlich am Anfang der Kausalkette der Erscheinungen befinden; das frühere Phänomen verursacht immer das spätere.

Dieser Grundvorstellung gemäß halten viele Psychoanalytiker z. B. die Geburtsangst, weil sie die allererste Angst im Menschenleben sei,

---

[2] Vgl. *Frankl*, Viktor E., Anthropologische Grundlagen der Psychotherapie. Huber. Bern 1975 – *Boss*, Médard, Freud und die naturwissenschaftliche Denkmethode in „Hexagon. Roche". Wien 1974 – *Binswanger*, Ludwig, Mein Weg zu Freud, in: „Der Mensch in der Psychiatrie". Neske. Pfullingen 1957.

[3] *Freud*, Sigmund, Vorlesungen zur Einführung in die Psychoanalyse. G. W. London 1942. Bd. VII., 62 bb – Die Traumdeutung. G. W. Bd. II/III, 604.

für die eigentliche Ursache auch aller späteren Ängste: zunächst der sogenannten Achtmonatsangst der Säuglinge vor fremden Menschen, dann der Angst vor Gegenständen, der Angst vor den scheltenden Eltern, auch vor den Lehrern, später vor den staatlichen Behörden und schließlich vor dem Schicksal als Ursache und Vorbild für die Angst vor Gott. Das Schuldgefühl wird zum Ergebnis von Elternge- und verboten. Nach anderen Psychoanalytikern sei die Ursache bereits vor der Geburt zu finden: in grauer Vorzeit, bei einem erfolgten Vatermord.

6. Was hinter den seelischen Erscheinungen steckt – und das sind die Triebe –, ist immer das Echte, das Eigentliche, während das, was erscheint, stets Illusion, Täuschung, Unwahrheit ist; d. h. das zeitliche Vorangehende ist nicht nur Ursache, sondern das Wirkliche, und umgekehrt darf man aus demselben rein zeitlichen Grund alle sich später ereignenden Phänomene zu bloßen Sekundärprodukten, zu Reaktions-, Projektions- oder Sublimationsbildungen und Epiphänomenen des Früheren degradieren.

Diese fast magisch-kindliche Denkart – „post hoc ergo propter hoc!" – wurde ziemlich spät kritisiert und allmählich beinahe beseitigt. Große Kritiker, vorwiegend aus der Phänomenologie und auch aus der Existenzphilosophie, wandten sich dagegen, die Wirklichkeit des Menschen so zu interpretieren. Darunter sind in Wien vielleicht als einer unter den ersten Kritikern der Trieblehre Rudolf *Allers*[4] zu nennen, gefolgt von seinem Schüler *Frankl*[5], und in der Schweiz Ludwig *Binswanger*[6]. In Deutschland wurde diese Denkrichtung – nach sehr intensiver Auseinandersetzung – besonders von *Husserl*[7] und Max *Scheler*[8] als reiner „Materialismusglaube" hart kritisiert.

Faktisch wahrnehmbar und feststellbar ist und bleibt allein die zeitlich regelhafte Aufeinanderfolge der Erscheinungen. „Denken wir

---

[4] *Allers*, Rudolf, Das Werden der sittlichen Person. Herder. Freiburg 1935 – Thomas *von Aquin*. Kösel. München 1946. Vgl. *Jugnet*, Louis–Rudolf Allers ou l'Anti-Freud Ed. du cèdre. Paris 1950.

[5] *Frankl*, Viktor E., Ärztliche Seelsorge. Deutike. Wien 1946.

[6] *Binswanger*, Ludwig, Daseinsanalyse und Psychotherapie. Huber. Bern 1955.

[7] *Husserl*, Edmund, Logische Untersuchungen. Nimeyer. Halle 1913.

[8] *Scheler*, Max, Zur Phänomenologie und Theorie der Sympathiegefühle und von Liebe und Haß. Niemeyer. Halle 1913.

aber in diese zeitliche Erscheinungsfolge irgendein ursächliches Ableitungsverhältnis hinein, so stempeln wir damit alles später Erscheinende immer gleich zu etwas Uneigentlichem, eben bloß Abgeleitetem oder Ausgedrücktem. Damit haben wir von vornherein jede Möglichkeit aus der Hand gegeben, die Dinge selbst in ihrer eigenen und unmittelbaren Wirklichkeit zu erfassen"(*Boss*)[9].

Unter dem Einfluß des Engländers *Eiseneck* erwiesen sich in letzter Zeit die Verhaltensforscher von Amerika als die härtesten Kritiker, obwohl dort der reine Freudianismus großen Erfolg gehabt hatte: Sie griffen mehr als die psychoanalytische Theorie ihre therapeutische Umsetzung an.

Die Trieblehre läßt sich tatsächlich durch nichts wirklich Faßbares und Nachweisbares rechtfertigen. Es handelt sich um eine reine Spekulation, ja um ein gedankliches Gebäude, das *Freud* selbst den neuen Erkenntnissen der analytischen Praxis anzupassen versuchte. Dabei geriet er aber in immer größere Schwierigkeiten. Aufgrund der Erfahrungen bei der Behandlung vieler Neurotiker führte er den Begriff der „Libidoenergie" ein. Später kam er zu dem Schluß, diese sei rein sexueller Natur. Wenn eine solche „sexualis libido" in soziologischer Hinsicht verdrängt werde, wirke sie pathogen. Sie wird später von ihm als die „psychische Energie" schlechthin bezeichnet und begründet so die ganze Vorstellung der Triebe. In der Folge entstand der Triebdualismus von Eros und Tod, von Geschlechtstrieb und Aggression. Alfred *Adler*, der sich – nicht ohne heftigen Streit – von *Freud* getrennt hatte, war der Gründer der Individualpsychologie, welche wiederum, besonders in Amerika, Nachfolger fand. Er sieht den Hauptmotor des Menschen nicht im Geschlechtstrieb, sondern im Machttrieb.

Der Züricher Kurt *Knoepfel* schreibt dazu: „Alle diese Theorien sind natürlich nur sinnvoll, soferne man überhaupt noch an Triebe glauben kann oder soferne man sie als Hypothese zur Erklärung des menschlichen Verhaltens nötig zu haben glaubt. Auf dem weiten hypothetischen Felde der Triebe läßt sich natürlich ungehemmt Neues entdecken, aber man

---

[9] *Boss*, Médard, Einführung in die psychosomatische Medizin. Huber. Bern 1954. Kap. I.

muß sich doch klar sein, daß, wer zuerst einmal einen Trieb hypothetisch postuliert, danach auch immer weitere Triebe entdecken muß. Versucht man, wie es die Phänomenologie tut, ohne diese Annahme auszukommen, so kann man vieles aus dem menschlichen Verhalten genauso gut ohne Triebe erklären."[10]

Phänomenologische Anthropologie

Die Phänomenologie versucht, die *Dinge in sich* (,,zurück zu den Sachen selbst") direkt zu erfassen, mit großer Ehrfurcht vor der unmittelbar gegebenen Echtheit und Ursprünglichkeit einer jeden menschlichen Erscheinung. Sie will das Sich-uns-Zeigende *als das Sein* bestehen lassen, als das es sich selbst zu erkennen gibt. Sie will nicht mehr die differenzierten, reichhaltigen Gestalten aus einfachen Vor- oder Teilformen aufgebaut betrachten und von diesen aus zu begreifen suchen. Sie will die jetzigen Erscheinungen sprechen lassen, sie sagen uns viel Ausführlicheres und Vernehmlicheres über ihr eigenes Wesen als die entsprechenden, noch knospenhaft verhüllten Phänomene bei Kindern und Tieren! Es werden hinter den menschlichen Erscheinungen keine bloß angenommenen Ursachen (Triebe) gesucht, um sie erklären zu können. Man beobachtet das Menschendasein, seine Lebensart, sein Verhalten ..., nicht seine Triebe, die vielleicht überhaupt nicht existieren. Die vergegenständlichten Triebe sind nicht psychische Energien, sondern verschiedene Arten und Weisen des gelebten Leibes, also psychosomatische Daseinsmodi, wie Hunger, Angst und Schamgefühl. So versucht man, auch um dann das Pathologische besser zu verstehen (nicht zu erklären!), diese Grundelemente, die wir im Verhalten des Menschen wahrnehmen, genau zu beobachten.

In der Folge können wir sagen, daß das Menschenwesen nie mit einem Ding vergleichbar ist, sondern, so Boss, ,,höchstens mit einem Lichte, das das Dunkel eines Zimmers erhellt und in seiner Helligkeit die vorhandenen Dinge zum Vorschein kommen läßt"[11]. Oder der Mensch ist, wenn man andere Vergleiche sucht, wie eine Melodie, die alle Dinge vibrieren läßt. Das Ding oder diese Melodie ist ursprünglich auf eine je besondere Daseinsart gestimmt, und dieses Gestimmt-Sein —

---

[10] *Knoepfel*, Kurt, Psychotherapie für den Hausarzt. Huber. Bern 1960.
[11] *Boss*, Médard, a.a.O. (Anm. 9).

die Farbe, die Tönung des Lichtes oder der Melodie – prägt sich den Lebensbezügen und der Weltoffenheit des menschlichen Daseins auf. Diese „Stimmbarkeit" zu sich selbst und zur Welt ist mannigfaltig, hat viele Farben und Töne, die die leiblich-seelische Ganzheit des Daseins einschließen. Aber um noch beim Gleichnis zu bleiben, gerade diese Farben und Töne bilden das, was wir gewöhnlich als Triebe, Affekte und Emotionen, als Gemütszustände bezeichnen.

Médard *Boss* sagt weiter: „So sehr jeder Vergleich menschlicher Leiblichkeit mit einem Gegenstand hinken muß und streng genommen unstatthaft ist, möge man sich der Anschaulichkeit zuliebe immerhin einmal im Vorüber- und Weitergehen eine Geige vorstellen, der eben der Künstler den zugehörigen Dämpfer an der richtigen Stelle aufsetzte. Seine ihr jetzt entlockten Melodien werden eine wesentlich andere Klangfarbe vernehmen lassen. Hätte er nämlich den Dämpfer verkehrt auf die Saiten gelegt, würde sein Spiel geradezu verstimmt tönen. Verstimmt klingen werden seine musikalischen Darbietungen auch schon im Gefolge eines plötzlichen, schweren Föhneinbruches oder nach einer unsachgemäßen Drehung der Saitenspulen, wie nach einem plötzlich auftretenden Riß im Holz des Resonanzbodens. Noch einmal anders verstimmt würde des Künstlers Geigenspiel endlich dann, wenn man die Saiten des Instrumentes in Terpentinöl eingelegt hätte, welche Störung in einem gewissen Sinne etwa jener Verstimmung einer menschlichen Existenz vergleichbar wäre, deren Leib man im Bereich des Gehirns durch eine allzu reichliche Weinzufuhr mit Alkohol tränkte. Darum aber kann eine menschliche Existenz auch durch die verschiedensten Veränderungen der ihr unmittelbar zugehörigen leiblichen Hirnbezirke unter Umständen auf die einzige noch mögliche Tönung des Hungrig-Seins heruntergestimmt werden. Weil jedoch alle diese leiblichen Störungen nicht die eigentliche Ursache, nicht das sind, was die einer Hungerstimmung entstammende Eßgier je von sich aus hervorbringen könnte, sondern lediglich als die Anlässe zur Einengung des ursprünglich reich stimmbaren Existierens – gleichsam auf einen einzigen Ton – gelten dürfen, ereignet sich immer etwas im Gefolge jedweder somatischer Geschehnisse und im Rahmen der möglichen Stimmbarkeit des jeweils betroffenen Menschen. Die Menschenwesen sind aber von Haus aus ungemein verschiedenartig stimmbar. Zudem besteht gerade die menschliche Freiheit wesentlich darin, daß der Mensch seinen Stimmungen nicht widerstandslos preisgegeben ist; daß er vielmehr über die Möglichkeiten seines Gestimmtseins umso souveräner zu verfügen vermag, je mehr er in seinem eigentlichen Selbstsein zu sich gekommen ist."[12]

Der Mensch kann sogar aus Hunger willentlich sterben – das Tier nicht. Das ist umso wichtiger hervorzuheben, als wir heute in einem Milieu leben, in dem Determinismen aller Art angenommen werden: wir preisen die Freiheit, aber wir glauben nicht an sie!

So kann man auch die sehr verbreitete, typisch psychoanalytische Täuschung verstehen, daß die Befriedigung allein zur Natur gehört: den gegebenen Antrieben müßte man entgegenkommen – das wäre das Natürliche. Natürlich dagegen ist beim Menschen gerade die geistige Freiheit, die Unabhängigkeit von der vererbten Anlage (*Kretschmer; Allers; Boss*).

Existentielle Einengung

Das Pathologische erscheint als *Einengung* oder *Einschränkung* solcher Lebensbezüge, soferne sie ein *Verstimmtsein* zu sich und zur Welt bedeuten. Und weil der Leib zu jenen Lebensbezügen zu sich und zur Welt gehört, kann man auch verstehen, daß bei jedem Verstimmtsein somatische Störungen oder Symptome erscheinen. Diese Störungen können nur durch eine „Umstimmung", die den Menschen aus seiner krankhaften Verstimmung zu einem offenen, normgemäßen und seinem Wesen entsprechend vielfältigen Dasein aufschließt, geheilt werden. Die heutige Medizin kennt viele Umstimmungsarten: Milieuveränderungen, Klimakuren, Eiweißinjektionen, Fieberkuren, Hormonbehandlungen (besonders Sexualhormone, ACTH, Nebennierenhormone) ..., aber alle diese somatischen Umstimmungstherapien sind im Grunde lediglich Prothesenbehandlungen und manchmal sogar gefährlich – besonders dann, wenn die Applikation der Hormonprothesen einem von außen herrührenden Zwang zu einem volleren Dasein gleichkommt, zu dessen Bewältigung der Kranke selbst – als Mensch – noch allzu unzulänglich ausgerüstet ist. Sie überspannen sozusagen das Dasein, und dadurch ist der Kranke durch sie von der Dissoziation, vom Zerfall bedroht. Eine

---

[12] *Boss*, Médard, a.a.O. (Anm. 9).

Behandlung, die nicht bloß Palliativa oder Prothesen anwenden will, muß die Umstimmung in einem *existentiellen* Sinne anstreben: das ist das eigentliche Ziel der Psychotherapie!

Es muß also eine Umstimmung, ja eine Umdrehung, manchmal der ganzen Person, der ganzen Lebensart, der Grundhaltung zur Welt erfolgen, den Werten, dem Leben und den Mitmenschen gegenüber, welche eine wirkliche Konversion – die Alten nannten sie „metanoia" –, eine Bekehrung, eine Umkehrung bedeutet. Auch viele Psychotherapeuten haben bereits erkannt, daß nicht Symptome zum Verschwinden gebracht werden müssen, sondern eine wirkliche Umkehr der Person, eine neue Art und Weise des In-der-Welt-Seins vom Patienten angenommen werden soll. Sie darf ihm allerdings nicht aufgezwungen werden: das Wichtigste wäre, daß der Mensch – nach Erkenntnis der „Einengung seiner Lebensbezüge" (um die Sprache von M. *Boss* zu gebrauchen) selbst allmähliche – eine Öffnung jeder Einengung seines Daseins erreicht, da diese in der Tat zu einer Art „Strangulierung" führen kann. Daher wird auch verständlich, daß die Hauptsymptome der Neurosen immer die Angst und das Schuldgefühl sind: man fühlt sich schuldig, nicht in einem moralischen Sinn, sondern schuldig dem Leben, dem eigenen Dasein gegenüber. Diese Schuld wird oft mit jener im moraltheologischen Sinn verwechselt und dann von vielen Kranken in der eigenen Vergangenheit gesucht –, womit sie sich noch mehr deprimieren und belasten –, obwohl es sich eigentlich um eine existentielle Schuld handelt[13].

In diesem Sinne kann man auch den Ausdruck von V. *Frankl* verstehen, der einmal der Freud'schen Aussage: „Die Religion ist die Neurose der Menschheit" jene andere „Die Neurose ist oft eine verdrängte Religiosität" gegenüberstellte[14]. Denn das bedeutet ebenfalls Einengung, da – wenigstens dem Glauben und auch der Kulturgeschichte nach – unser Dasein offen ist zur Transzendenz, zum personalen Gott.

Leib-seelische Gestimmtheit

Die Emotionalität bildet in diesem Zusammenhang eine sehr bedeutsame „innere Schicht": die Emotion ist ein psychosomatisches Ereignis,

---

[13] *Torelló*, J. B., Schuld und Schuldgefühle, in: „Wissenschaft und Glaube". Herder. Wien 1989. 1–15.

[14] *Frankl*, Viktor E., Der unbewußte Gott. Kösel. München 1974. 63.

das eine reiche Palette von leiblichen Erscheinungen hervorruft. Daher sollte sie weder negativ betrachtet noch so behandelt werden. Vielmehr äußert sich in der Emotionalität ein großer Reichtum des Menschen, der seiner Intelligenz Vitalität, Ursprünglichkeit und spontane Großzügigkeit verleiht. Aber wie alles menschlich Große hat auch sie eine Kehrseite: wer viel empfindet, ist sehr verletzbar! So birgt trotz des Positiven die Emotionalität eine Gefahr für den Menschen in sich, weil diese Verwundbarkeit sehr groß werden kann.

Daher kommt der Emotion innerhalb der psychosomatischen Struktur unbedingt Geltung zu. Sobald sie sich zeigt, was sowohl im leiblichen Bereich als auch im seelischen geschehen kann, vermag sie den Menschen auf einen einzigen Punkt der gesamten Welt konzentrieren, d. h. sie ruft eine Einengung hervor: Angst – vom lateinischen Wort „angustia" (Einengung) –, die auf eine einzige Beziehung des Menschen zu dem Gefürchteten eingeschränkt werden kann. Das Kind, das vor einer Maus schreit, reduziert sein Dasein ganz allein auf die Beziehung zu dieser Maus. Angst ist dabei aber durchaus nicht als entwürdigende Angelegenheit zu bewerten: keine Angst haben nur die Dummen oder die Phantasielosen!

Wir haben schon gezeigt, wie kompliziert – dem technischen Denken nach – das Menschenbild geworden ist: die Freud'sche Vorstellung von einer Psyche erklärt deren verschiedene Bereiche mit folgender Dreiheit: einem ES oder Unbewußten, Heimat der Triebe, Gefühle, Strebungen Wünsche, Träume usw. steht als Vertreter von Moral und Ethik (im sozialen, gesellschaftlichen Sinne: gut ist, was sich der Gesellschaft anpaßt, und schlecht, was ihr nicht entspricht) ein ÜBERICH gegenüber, welches von den Eltern (und daher eigentlich passiv) übernommen wurde und dem ES die Verwirklichung seiner Tendenzen hart verweigert. Darüber hinaus gibt es ein ICH als Sitz der realitätsgerechten Vernunft, des logischen Denkens, das immer in Gefahr steht, sein Gleichgewicht zu verlieren, dadurch krank zu werden, mitten im Kreuzfeuer mannigfaltiger Wirkungen und Gegenwirkungen, „Konversionen", „Übertragungen", „Verdrängungen" und „Sublimationen" krank zu werden. Ein solches Menschenbild läßt einige funktionale Aspekte des menschlichen Verhaltens aufleuchten, nie aber das wirklich Menschliche. „Wie soll ein solcher Apparat lieben, hassen oder

zu sich selbst ein Verhältnis haben"?[15] ,,Wie soll ein Elektronengehirn,
um solch ein modernes Bild zu gebrauchen, über sich selbst nachden-
ken, etwas fühlen, stolz sein auf sich, sich schämen oder sich falsch
entscheiden? Und trotzdem sind wir so sehr daran gewöhnt, kompliziert zu denken, statt einfach zu schauen; gleich hypothetische Kräfte
und Wirkungen anzunehmen, Kausalketten zu suchen, versteckte Absichten und Wünsche aufzudecken, sodaß uns eine einfachere, direkte,
nicht vergegenständlichende Anschauung der realen menschlichen
Phänomene völlig abhanden gekommen ist und nur sehr mühsam wieder gelernt werden kann"(*Knoepfel*)[16].

,,Einfach" bedeutet aber nie leicht! Die wenigstens nach diesem
letzten Schub des naturwissenschaftlichen Denkens in der Psychologie
und Psychopathologie modernste Art und Weise der Betrachtung des
Menschen fordert jedoch von uns gerade die Überwindung solcher
Gewohnheiten des komplizierten Denkens, um den Menschen wieder
als einfaches, sich erschließendes geistiges Wesen zu betrachten, das –
dem Worte Christi nach – ähnlich einem Lichte ist, das die Welt in
Erscheinung treten läßt: ,,Ihr seid das Licht der Welt" (Matth. 5, 14).
Licht und Welt lassen sich nicht voneinander trennen. Wie ein Licht hell
und weitwinkelig einen großen Teil der Welt erhellen kann oder sich
begnügt, als schwaches Lämpchen mit kleinem Bildwinkel einen begrenzten Bereich notdürftig zu beleuchten, so kann auch der Mensch für
vieles hell strahlend, offen sein oder in seinem menschlichen Wesen auf
wenige Grade seines Öffnungswinkels eingeengt bleiben.

Anders gesagt: das Licht hat alle Farben inne. Es gibt aber Licht-
quellen, die nur kalte Farben ausstrahlen, andere, die nur die warmen
hervorheben, und ähnlich den Farben werden auch Innerlichkeit, Leib
und Welt auf verschiedene Weise beleuchtet. Gerade diese seelische
,,Farbigkeit" bezeichnet man für gewöhnlich als Gefühle, Affekte,
Stimmungen und Emotionen. In der Tat handelt es sich allein um
Arten und Weisen der Verhältnisse zu sich, zur Welt, zum Mitmenschen, zu Gott. Die reichhaltige Terminologie kündet uns die Man-
nigfaltigkeit solcher Färbung, die auch die Gestimmtheit einer

---

[15] *Boss*, Médard, Grundriß der Medizin. Huber. Bern 1971. 188 ff.
[16] *Knoepfel*, Kurt, a.a.O.

menschlichen Existenz kennzeichnet. Vielleicht dürfte man annehmen, daß die Worte „Affekt" und „Gefühl" mehr die Richtung nach innen betonen, während beim Wort „Emotion" besonders die somatische Prägung zum Ausdruck kommt. Max *Scheler*[17] hat eine Klassifizierung der Gefühle vorgenommen, die dann später von K. *Schneider*; Ph. *Lersch* u.a. aufgegriffen wurde: „Geistige und seelische Gefühle oder Gefühle des Ichs", „Lebensgefühle oder Gefühle des Leibes" und „Empfindungsgefühle". Die zwei zuerst genannten begleiten Wahrnehmungen und geistige Vorgänge und haben keinen somatischen „*Sitz*", auch wenn sie sich leiblich *ausdrücken*. Zu den „Empfindungs-gefühlen" gehört nach dieser Einteilung von Max *Scheler* der Schmerz mit einem präzisen leiblichen Sitz. Die „Lebensgefühle" bilden die Welt des Gemüts sowie der tiefen Empfindlichkeit (oder Befindlich-keit), sie haben keinen bestimmten Platz und drücken den Zustand der Ganzheit des Daseins aus: die Angst, die Schwermut, die Müdig-keit, das Sich-wohl- oder Sich-schlecht-Fühlen, die Behaglichkeit, die Flinkheit, die Spannung, den Ekel, das Schamgefühl.

Es handelt sich aber immer um jene „Farben" des Verhältnisses zu sich und zur Welt, und dieses Verhältnis kennzeichnet jede Stimmung oder *Humor* (im hippokratischen Sinne). „Jede Stimmung", sagt *Bollnow*[18], „ist eine Überstimmung", d. h. sie hat, wie Janus, zwei Gesichter: ein Gesicht nach innen und ein anderes nach außen. Keine Stimmung bleibt in der Innerlichkeit eingesperrt: wie alles, was mensch-lich ist „stimmt" sie mit der Welt zusammen und kann „Gestimmtheit" oder „Verstimmtheit" heißen. J. J. *Lopez Ibor* kommentiert sowohl die Auffassung von der sogenannten „gana" des M. de *Unamuno* als auch jene von *Keyserling* in seinen „Meditaciones suramericanas" und zitiert die Worte des bekannten Philosophen und Schriftstellers aus Salamanca, *Unamuno*: „Die ‚gana' ist kein rationaler Wunsch. Sie kann in ‚desgana' umschlagen. Statt Willen erzeugt sie Nichtwillen, und des Nichtwillen – der ‚desgana' – Kind führt zum Nichts." In der Tat findet man bei

---

[17] *Scheler*, Max, Der Formalismus in der Ethik und die materielle Werte-thik. Francke. Bern 1954. Abschn. V, 8. – Schriften aus dem Nachlaß. Francke. Bern 1957. 106 ff, 370 ff.

[18] *Bollnow*, Friedrich, Das Wesen der Stimmungen. Klostermann. Frank-furt ³1958.

sogenannten ,,Depressiven" mehr als einen ,,Todestrieb" eine Art ,,Unwillen zum Leben"[19].

Affekte und Leib

Man spricht noch heutzutage viel über die pathogene Wirkung der Emotionsstörungen im leiblichen Bereich, und zwar nach der Vorstellung, die *Freud* eingeführt hat, um die *Ursache* vieler Krankheiten zu erklären. Die alte, klassische, galenische Medizin dachte, daß jede Krankheit von einer Strukturläsion verursacht würde, die eine Störung der Organfunktion hervorbringt. Die zahlreichen Formen hysterischer Erscheinungen konnten damit nicht erklärt werden – es war keine Strukturläsion festzustellen und trotzdem gab es viele Funktionsstörungen. Dann hat man das ätiologische Schema einfach umgedreht: Folglich vermutet man als primäre Ursache eine energetische Betriebs- oder Funktionsstörung in den vegetativen Regulationszentren des Hirnstammes (die sogenannte Dystonie), die die funktionelle Organneurose verursachen würde, und diese wiederum bei genügend langem Bestand, eine Strukturläsion im Organ und somit eine organische Krankheit.

Um aber eine Erklärung für die neurovegetative Dystonie zu finden, dazu war die Medizin völlig überfordert. Da rettete *Freud* dieses naturwissenschaftliche Menschenbild und fügte jener Kausalkette eine weitere Schablone hinzu, indem er – wie vorher erwähnt – die menschliche Seele als einen Apparat darstellte. Diese Vorstellung von der ,,Psyche", so kompliziert sie auch sei, hat sich praktisch als erfolgreich erwiesen: *Freud* hat damit der Medizin die moderne Psychotherapie geschenkt. Aber das bedeutet nicht, daß ,,ein erfolgreiches Hantieren-Können mit einem Ding dessen eigentliches Wesen zureichend erfaßt habe" (*Boss*)[20]. Was ist diese Psyche? Was sind die überall pathogen wirkenden Emotionen?

Wiederum hat man versucht, die Emotion auf das Soma zurückzuführen. Der Sizilianer *Pagano*, der Züricher *Hess* sowie auch der amerikanische Psychosomatiker *Alexander* stellen sich Gefühle, Triebe- und sogar Gedanken – als subjektive Wahrnehmungen bestimmter physio-

---

[19] *Lopez Ibor*, J. J., La angustia vital. Patologia general psicosomática. Paz Montalvo. Madrid 1950. 184 ff.

[20] *Boss*, Médard, a.a.O. (Anm. 15) 139–143.

logischer Hirnprozesse vor, aber in Wirklichkeit wurde die Natur solcher Vorgänge noch nicht geklärt und der Sprung physischer Energien ins Psychische bleibt so dunkel wie die „hysterische Konversion"[21]. Wir unterscheiden bereits Konversionen in einem zweifachen Sinn: die geistige Konversion, die wir im vorigen Kapitel als „metanoia", als Umdrehung des ganzen Daseins beschrieben haben, und die hysterische Konversion, welche einfach eine Umwandlung von Emotionen in organische Symptome ist – wenn z. B. ein Klavierspieler panische Angst hat, die in einer Lähmung der Hand ausgetragen wird. Aber *Freud* selbst, der diese „Konversionstheorie" aufgestellt hatte, mußte zugeben: der Sprung vom Seelischen ins Leibliche bleibt rätselhaft wie zuvor.

Somatische Kategorien der Weltbezogenheit

Wenn man behauptet, daß das Mittelhirn „Sitz" oder „Substrat" der Affekte sei, daß Willensimpulse, Gedanken und Wahrnehmungen mit Funktionen der Hirnrinde gleichzusetzen seien; daß diese Vorgänge in der grauen Hirnrinde etwa wie eine *Zündung auf die Automatismen der neurovegetativen Zentren* wirken und so die Psyche auf diesem Weg bis in die letzten Schlupfwinkel des Körpers hinein ihre Effekte hervorzubringen vermögen, so kommt das „gedanklichen Erschleichungen" gleich, die unsere Einsichten keineswegs fördern. Denn noch keiner, der das vertritt, hätte auch zu sagen vermocht, wie er sich dieses „Sitzen" der Affekte im Mittelhirn und dieses „Liegen" der Gedanken und Willensimpulse auf der Unterlage oder dem Substrat der Hirnrinde vorstellt. Die Verbindungen von chemisch-hormonalen Stoffen lassen ebenfalls keineswegs die Entstehung seelischer Erscheinungen begreifen, denn es ist schlechthin und prinzipiell ein Ding der Unmöglichkeit, daß sich eine physische Substanz irgendwann einmal plötzlich in ein psychisches Phänomen verflüchtigen könnte.

Statt über so komplizierte Prozesse zu reden, übernehmen wir besser die phänomenologische, die einfache Anschauung der Vorgänge an sich, die „kategoriale Anschauung" *Husserls*, welche *Binswanger*[22] als ein „Sehen mit dem Auge und zugleich eine direkte Wahrnehmung, ein

---

[21] *Freud*, Sigmund–G. W., Bd. VII, 265.
[22] *Husserl*, Edmund, a.a.O. – *Binswanger*, Ludwig, Der Mensch in der Psychiatrie. Neske. Pfullingen 1957. 32 ff.

‚Schauen' und ‚Beschauen', dessen Überzeugungskraft stärker ist als die der ‚gewöhnlichen' Sinnesbeobachtung", bezeichnete. Es handelt sich dabei nicht um ein „Erraten, was dahinter steckt" (z. B. ein bestimmtes Syndrom), sondern um die schlichte Beobachtung des Kranken und seines Leibes, genauer: der Kranke selbst soll in seinem Leib gesehen werden, so wie der Liebende die Geliebte nicht hinter dem Schirm des Leibes errät, sondern sie direkt – in ihrem Gesicht, in ihren Augen, in ihrem Körper – *sieht*.

Da der Leib zum Menschenlicht gehört, und zwar auch als Austragungsbereich des Lichtes zur Welt, muß auch der Leib an der Färbung des Lichtes teilnehmen: das ist die somatische Seite jeder Emotion. Denn die Emotion ist eine präreflexive Erfahrung, ein Erlebnis, eine Art und Weise der Menschenbezüge, die sich auch im Leib verwirklicht – Emotionen sind psychosomatische Daseinsmodi oder Weisen des gelebten Leibes: man spricht vom „Blut, das ins Gesicht schießt", vom „Herz, das auf dem rechten Fleck ist" und manchmal „leicht", „schwer", „kühl", „hart" oder „weich" ist, das manchmal „vor Freude hüpft", manchmal „blutet", weil es „zerrissen" ist, sich manchmal sogar „vor Mitleid umdreht" oder aus Angst „in die Hose fällt". Weil das Herz der leibliche Strukturbereich und unmittelbar leibliches Teilphänomen des menschlichen Wesenskernes ist, wird ein Schicksalsschlag zum Herzschlag! Man wird „rot" und „sieht" sogar „rot vor Wut", man wird „blaß aus Angst", „gelb vor Rache" und wieder „rot aus Scham". Man muß – wenn man aktiv ist – den ganzen Tag „auf den Beinen sein"; wenn man der Welt passiv oder gar ängstlich gegenübersteht, dann kann man sich „kein Bein ausreißen", sie zittern, werden schwach, man „stolpert über die eigenen Beine", weil „der Schreck in die Beine gefahren ist". Der weltfremde Mensch bleibt nicht mit den „Beinen auf der Erde". Wer dagegen die Realität aufnimmt, der „steht fest auf seinen Beinen"! Welt und Leib „unterhalten sich unaufhörlich miteinander", und die Art und Weise dieses Dialoges stellen die Emotionen dar – es sind ganz präreflektive Erfahrungen und Erlebnisse, die Welt und Leib uns erklären.

Erwin *Strauss*[23] beschreibt mit Feingefühl die Welt der katatonischen Menschen – mit ihren unbeweglichen, statuarischen Gestalten. Sie

---

[23] *Strauss*, Erwin, Vom Sinn der Sinne. Springer. Berlin 1956. 175 ff.

leben in einer Welt, wo alles richtungs-, sinn-, nützlichkeits- und zwecklos geworden ist. Wir fragen sie umsonst nach der Richtung einer Straßenbahn, nach dem Sinn eines Blumenstraußes, nach dem Zweck einer Handlung: für sie ist alles sinnlos, unbeweglich, überflüssig, unwahrscheinlich, zeitlos geworden. Deshalb sind ihre Leiber wie Statuen oder Marionetten, ihre Glieder verharren in Stellungen, die wir ihnen geben, sie sind biegsam wie aus Wachs.

Auf dem Land ist die Welt langsam, und langsam sind die Bewegungen des Bauern. Die Welt der Stadt ist schnell, rastlos beweglich, und so sind auch die Leiber der Stadtbürger geworden.

Für den Schwermütigen strömt das Leben träge und mühevoll, weshalb er sich fast leblos, farblos und müde bewegt. Für den manisch Kranken dreht sich die Welt ungeheuer schnell, fröhlich, hemmungslos, lärmend, frisch und leicht, und mit ihm bewegt sich sein Leib so lebhaft, flink, leicht, fast schwerelos: er könnte sogar „fliegen" (*Binswanger*).

Ich ziehe gleichsam die Welt an mich, ich mache sie mir zu eigen. Der Berg, dem ich Kopf und Fuß zuspreche, wird dadurch inkorporiert, er gehört mir, ich schenke ihm gewissermaßen eine Stelle meines Leibes. In diesem Sinne ist mein Leib tatsächlich ein Mikrokosmos und das konkrete Leben ein Schweben zwischen Makro- und Mikrokosmos.

Die Sprache – immer symbolisch und anthropomorph – bewirkt, daß sich der Mensch in der Welt installiert und daß zugleich die Welt humanisiert wird. Dadurch projeziere ich den leiblich gelebten Sinn auf die Welt, und dieser kommt zu mir zurück; es entsteht zwischen mir und der Welt eine Sinnzirkulation und es setzt durch die Leiblichkeit einen Kreislauf von Bedeutsamkeiten in Gang. Denn wo immer sich ein Mensch befindet, dort sind stets Herz, Kopf und Hand und mit ihnen tausend Bedeutungen präsent, die diese somatischen Kategorien tragen, und sie tun das in allen Kulturen, in den sogenannten primitivsten wie in den höchst entwickelten und ebenso in den religiösen.

Diese somatischen Kategorien gelten universal. Wo der Mensch ist, da werden sie existentiell erlebt, und zwar noch bevor man sie symbolisiert, analysiert bzw. rational aufarbeitet. Ich erlebe meine Handlung und meine freie Initiative in einem. Die Einheit von eigentlicher und symbolischer Bedeutung findet sich in meinem Dasein selbst, in meinem beseelten Leib, in meinem verleiblichten Geist. Diese somatischen Kategorien entfernen uns somit nicht von der Realität – vielmehr enthüllen sie wirklich eine Gegebenheit, und außerdem bieten sie den Vorteil, gleichzeitig Begriff und Symbol zu sein.

Daraus ergibt sich, daß der Gegenstand meiner Erkenntnis nie eine reine Idee ist, weil das Subjekt der Erkenntnis immer ein inkarnierter Geist bleibt. Die Erforschung dieser somatischen Kategorien führt daher zur Erkenntnis des realen Menschen und zu einer Philosophie des Alltags.

Nach dem bisher Dargelegten steht fest, daß die Emotionen die Art und Weise des Mit-Seins darstellen und die Welt, in der man lebt, prägen: die Welt der Liebenden, der Hassenden, der Gleichgültigen und der Kontaktlosen – sie sind ganz verschiedene Welten, wie auch ihre Beziehungen zum eigenen Leib ganz verschieden sind.

Oben wurden Lichter genannt, die nur kalte Farben ausstrahlen (die warmen bleiben „stecken"): so entstehen die Welten der Rationalisten, der Geschäftsmänner, der Zyniker usw.; sowie Lichter, die nur warme, fast schreiende, leicht schillernde Farben ausstrahlen: hiebei handelt es sich um die *emotiven Menschen*.

Emotivität – eine erhöhte Gemütserregbarkeit

Wenn man heutzutage über *Emotivität* spricht, will man gerade die außerordentlich schillernde und kräftige Wärme der Färbung der Weltbezüge eines Menschen andeuten, die von Zeit zu Zeit in emotionalen Krisen sogar platzen, weil sie, aufgrund einer zu langen Erwartung, einer ausweglosen Situation, einer unlösbaren Problematik usw., fast unerträglich oder exzessiv anspruchsvoll geworden sind.

Trotzdem ist eine negative Wertung der Emotivität – als ob damit eine Art Bombe gemeint wäre, die die Persönlichkeit ständig bedroht – fehl am Platz. Emotivität, sagt *Mounier*[24], bedeutet auch „außerordentliche Fähigkeit, die Welt wahrzunehmen, Fähigkeit zum Einsatz, zum Sprung, zum Leben ... und damit eine spontane Ablehnung allerlei Mechanik und Automatismen, eine aufbrausende Aufmerksamkeit und eine fast organische Art von Großzügigkeit, die sich in der emotiven Verschwendung austrägt und die den Menschen in einen ständig vibrie-

---

[24] *Mounier*, Emmanuel, Traité du charactère. Ed. du Seuil. Paris 1947. 251ff.

renden Zustand versetzt." Der emotive Mensch ist leicht verwundbar, aber zugleich auch wachsam. Er besitzt einen reichen Stoff, der eine geistige Fülle verspricht, der den Wahrnehmungen Feinheit und dem Verstand Schärfe schenkt. „Wer den Teufel im Blut nicht hat, der wird auf dieser Welt fast nichts erreichen" (*Tocqueville*).

Alles hängt von der Reife des ganzen Menschendaseins ab. Wenn sie noch nicht erreicht ist, sind die Verhältnisse des Menschen zu sich und zur Welt eingeengt, unbeständig, entweder zu rot (Zorn, Aggressivität) oder zu rosig (weich, illusorisch, ideal); entweder zu blaß (Schutzbedürfnis, Abhängigkeit, Schwäche, Hilflosigkeit, Angst) oder zu grell (heftig, rastlos, zwanghaft, besitzgierig). Beim unreifen Menschen ändern sich die Gemütszustände mit den klimatischen Schwankungen, mit den kleinsten Widerwärtigkeiten oder Erfolgen des Tages, mit den Launen der anderen: alles ist bei ihm Strohfeuer …. Manchmal zeigt sich die erwähnte Einengung bei seltsamen Freundschaften, besonders zu Personen des eigenen Geschlechtes, nämlich durch eine gewisse Klebrigkeit solcher Beziehungen, die dann als Treue, wenn nicht als Liebe betrachtet wird. Die reife Liebe ist helles Licht, mit allen seinen Farben, welches das Ich erweitert und zur ganzen Welt aufschließt. Die „Adoleszentenliebe" ist unreife Emotivität und deshalb verschlossen, fast verborgen, immer egozentrisch geprägt, ganz abhängig vom Partner, und schließt andere Freundschaften aus.

Auch wenn sie beweglich ist, ist die unreife Emotivität im Grunde sehr wenig aktiv: man gibt alles im Nu hin, aber man verrät auch alles im Nu – aus Ungeduld: sie kann nicht warten. Beim unreifen Emotiven herrscht die, wenn auch manchmal typisch getarnte Aggressivität: pedantische Genauigkeit, zwanghafte Pünktlichkeit, Ungeduld und Tränen vor jeglicher Schwierigkeit, nervöses Lächeln, fanatische Ideologien, Zornanfälle, und ein Zur-Schau-Stellen der eigenen Schwäche enthüllen aggressive Beziehungen zum Mitmenschen.

Mit der Aggressivität regiert beim unreif-emotiven Menschen aber auch die Angst: alles kann für ihn gefährlich sein, er hat Schutz nötig, den warmen Mutterschoß, Sicherheitsmaßnahmen in allen Bereichen (beruflichen, sozialen, moralischen, familiären usw.). Da er unbedingt eine affektive Atmosphäre braucht, schafft er nicht selten Kontakte (eine kindische Art „Verführung"), spricht über sich fast auf exhibitionistische

Weise und lügt fast unbewußt – *Wallon* sagte: „Die Emotivität ist für den Aufstand gemacht."

Aufgrund dieser Überlegungen lassen sich die somatischen Symptome verstehen, die die leibliche Austragung der Emotionen bilden: es wird erkennbar, wie umfangreich sie sein können und wie sie sich sogar in Krankheiten zu strukturieren vermögen: sonderbare Formen von Atemnot, Kreislaufstörungen, Beklemmungen auf der Brust, Herzkrämpfe, Herzklopfen und auch allgemeine Reizbarkeit, Schlaflosigkeit, Überempfindlichkeit gegen Geräusche oder Licht, Schweißausbrüche, Harndrang, Darmstörungen, Schwindelgefühle, Migräne, sexuelle Störungen sowie Magengeschwüre, Hauterkrankungen, Blutdrucksteigerung, Bronchialasthma usw.

Somit ist deutlich geworden: das aufgezeigte Verständnis von Emotivität zur praktischen psychosomatischen Medizin schlägt eine Brücke.

Der Patient als Person

Von **Johannes Bonelli**

Einleitung

Die spektakulären Anwendungen experimenteller Forschungsmethoden in der Medizin (z. B. Transplantationschirurgie, In-vitro-Fertilisation) haben in den letzten Jahren eine Reihe von schwerwiegenden Problemen auf ethischem Gebiet aufgeworfen.

Bereits die alten Griechen haben mit Hypokrates die herausragende Stellung des Menschen im ganzen Universum erkannt und das ärztliche Berufsethos an der hervorragenden Würde der menschlichen Person ausgerichtet.

Freilich scheiden sich gerade in diesem Punkt heute die Geister. Auf der einen Seite scheint die moderne Philosophie den Menschen als Person wieder neu entdeckt zu haben (vor allem die Phänomenologen mit Edmund *Husserl*, Max *Scheler*, Edith *Stein*, aber auch der Philosoph und jetzige Papst Karol *Wojtyla*). Auf der anderen Seite aber wird von manchen Kreisen, um freie Hand für bestimmte Experimente zu bekommen, gewissen Menschen das Personsein mehr oder weniger abgesprochen. Ich erinnere nur an die Diskussion um die I.v.F., die Forschung an Embryonen oder die Hirntod-Definition.

Andere wiederum finden keinen wesentlichen Unterschied mehr zwischen Mensch und Tier. Sie betrachten den Menschen bloß als höher entwickeltes Säugetier besonderer Art. Nicht umsonst stehen wir heute in einer heftigen Auseinandersetzung darüber, mit welchem Recht überhaupt Menschen Tierversuche durchführen.

Viele Ärzte ziehen sich in dieser kontroversiellen Diskussion auf ihr rein fachliches Können zurück und klammern dabei die Frage nach der Menschenwürdigkeit ihrer Methoden aus, mit dem Argument, das Heilverfahren als solches habe eine gewisse Eigengesetzlichkeit, ihr Ziel sei die Heilung der Krankheit und tangiere die dahinterstehende Person kaum. Das einzige Kriterium für sie ist, ob mit ihrer Methode dem Patienten geholfen werden kann.

Es erhebt sich also die Frage, ob die Kriterien menschlich personalen Seins als Maßstab für die Legitimation ärztlicher Handlungen herangezogen werden müssen oder nicht.

Im folgenden soll daher der Patient als Person charakterisiert und sollen mögliche Konsequenzen, die sich daraus für die ärztliche Tätigkeit ergeben, untersucht werden.

Der Beitrag gliedert sich in zwei Hauptteile:

Die Betrachtung des Patienten als personale Ganzheit von Leib und Seele, und

die Betrachtung der personalen Würde des Menschen.

I. Der Patient als personale Ganzheit von Leib und Seele

1) Die Leib-Seele-Einheit

Gewisse Strömungen in der Medizin haben in den letzten Jahrzehnten das Leib-Seele-Problem neu entdeckt. Psychologen, Psychotherapeuten und vor allem die Vertreter der psychosomatischen Medizin verweisen auf die leib-seelische Einheit der menschlichen Person, um speziell auch auf den psychischen Hintergrund vieler Krankheiten aufmerksam zu machen. Die Gefahr einer unzulässigen Übertreibung besteht allerdings in mehrfacher Hinsicht.

So neigt die psychosomatische Medizin – wie der bekannte Psychotherapeut, Philosoph und Seelsorger J. B. *Torelló* richtig bemerkt – leicht dazu, fast bei jeder Erkrankung einen „psychischen Ursprung“ zu entdecken, sodaß die Krankheit „nie ein in gewisser Weise zufälliges Ereignis ist, das jemanden trifft, nie eine Katastrophe, die von außen stammt, sondern gleichsam eine Art ‚Materialisierung' eines kausalen, emotionalen Konflikts"[1]. Hier liegt sicherlich eine Verallgemeinerung dessen vor, was relativ und partikulär ist. Nicht hinter jeder Krankheit „steht ein Konflikt", sondern in den meisten Fällen *ist* die Krankheit

---

[1] Vgl. J. B. *Torelló*: Medizin, Krankheit und Sünde, in: Arzt und Christ, 2 (1965).

selbst der Konflikt, den es zu bewältigen gilt. Oder um es mit den Worten eines französischen Dichters auszudrücken: „Das Kind weint: Beschuldigt nicht seine metaphysische Ahnung vom Nichts des Lebens, sondern sucht die Stecknadel!"

Eine zweite Gefahr, der so mancher Vertreter der psychosomatischen Medizin erliegt, besteht darin, die leib-seelische Einheit des Menschen dualistisch zu interpretieren. So wird häufig davon gesprochen, daß gewisse Ärzte nur den Organismus, nicht aber den „dahinter stehenden Menschen"[2] behandeln. Dem ist entgegenzuhalten, daß die Betrachtungsweise des Menschen als psychosomatische Einheit konsequenterweise auch den umgekehrten Zugang zur menschlichen Person impliziert, nämlich den somatopsychischen Weg[3]. Wir behandeln ja nicht Krankheiten (und vergessen dabei auf die „dahinter stehende Person"), sondern wir behandeln immer den einen kranken Menschen und können vielleicht dabei vergessen, daß es sich um eine Person handelt. Damit soll gesagt werden, daß der Leib einem Menschen so wesentlich, d. h. substantiell zugehört, daß er nicht getrennt von ihm betrachtet werden kann. Aus dieser Sicht ist es also gar nicht möglich, „nur den Organismus zu behandeln" – wie dies manchmal der sogenannten Schuldmedizin vorgeworfen wird[4], – ohne gleichzeitig immer den Menschen in seiner Ganzheit zu treffen. Wir sagen ja auch nicht: Mein Organismus ist krank, sondern *ich* bin krank. Daraus ergibt sich eine wichtige Konsequenz:

In einem Heilverfahren müssen nicht unbedingt alle möglichen Teilaspekte anthropologischer Phänomenologie berücksichtigt bzw. abgedeckt werden. Die Forderung nach einer derartigen Ganzheitsmedizin wäre ein großes Mißverständnis. Gerade weil der Mensch trotz seiner Mehrdimensionalität dennoch eine Ganzheit und keine zusammengesetzte Komplexität ist, werden unterschiedliche Heilverfahren immer der Gesundheit des ganzen Menschen dienen (oder vielleicht auch nicht

---

[2] Vgl. V. E. *Frankl*: Zehn Thesen über die Person, in: Der Wille zum Sinn, 108; Hans Huber Verlag (1982).

[3] Vgl. J. *Seifert*: Der Leib als Erreichungspunkt der Person, in: Leib und Seele, 244; Anton Pustet Verlag (1973).

[4] Vgl. V. E. *Frankl*: Zehn Thesen über die Person, in: Der Wille zum Sinn, 108; Hans Huber Verlag (1982).

dienen). Ob jedenfalls im konkreten Fall die eine oder die andere Behandlung angewendet werden soll, ist primär eine rein naturwissenschaftlich-methodische und keine anthropologische Frage.

Eine dritte Gefahr der psychosomatischen Betrachtungsweise des Menschen besteht darin, daß sie als eine spezifisch humane verkannt wird und daß die eigentlichen Kriterien der menschlichen Person übersehen werden. Psyche und Soma bilden zwar im Menschen eine Einheit. Diese Einheit charakterisiert aber den Menschen keineswegs als Person. In gewisser Weise kann ja auch beim Tier von einer leib-seelischen Einheit gesprochen werden: So kennen wir z. B. neurotisierte Katzen, psychosomatische Reaktionen gibt es auch im Tierreich, an Tieren werden bestimmte Charaktere beobachtet, es gibt analog zur Humanmedizin eine psychosomatische Therapie, und wir kennen Placeboeffekte auch beim Tier.

Die Leib-Seele-Einheit als solche macht jedenfalls den Unterschied zwischen Mensch und Tier nicht aus.

2) Die geistige Seele des Menschen

Das eigentliche Charakteristikum des Menschen im Unterschied zum Tier liegt in der Geistigkeit seiner Seele. Die Existenz einer Geist-Seele ergibt sich aus der unmittelbaren Selbsterfahrung des Menschen und ist eine uralte Menschheitsüberzeugung, die auch von allen großen Philosophen über die Jahrtausende hinweg bestätigt wurde (Platon, Aristoteles, Plotin, Augustinus, Descartes, Locke, Kant usw). Im Denken und im Selbstbewußtsein erleben wir unser unveränderliches seelisches Ich als tragendes selbständiges Prinzip, das über allen körperlichen Wandel hinweg, durch die Zeit, ein und dasselbe bleibt. Denken und vernünftiges Wollen (Intention) sind nach *Aristoteles* und Thomas *von Aquin* etwas wesenhaft Geistiges und von der Sinneswahrnehmung wesenhaft verschieden (unsinnlich). Während nämlich das Tier über die Sinneswahrnehmung nicht hinauskommt (die Tierseele ist daher ungeistig), werden beim Menschen von den je einzeln wahrgenommenen Bildern die allgemeinen Begriffe geistig abstrahiert (,,losgedacht'') und zusammengefaßt. Diese Abstraktionsfähigkeit geht über das rein Sinnliche eindeutig hinaus, sie ist eine selbständige immaterielle Tätigkeit und erfordert eine vom Körper unabhängige geistige Substanz, denn:

„agere sequitur esse"[5], d. h. nach dem Kausalitätsprinzip kann ein selbständiger geistiger Akt nur von einer selbständigen geistigen Substanz hervorgebracht werden, da alle Wirksamkeit (geistiger Akt) nur „Ausformung", „Darlegung", „Seinsübertragung" des zugrundeliegenden Wesens (Substanz) sein kann. Thomas drückt dies auch so aus: „nihil agit ultra suam speciem". Einfach gesagt: Ein Stein kann nicht wachsen, dazu müßte er eine vegetative Seele haben. Eine Pflanze kann nicht sehen, dazu müßte sie eine sensitive Seele haben. Ein Tier kann nicht denken, dazu müßte es eine geistige Seele besitzen. Der Mensch denkt, deshalb hat er eine geistige Seele.

Andererseits bedarf die Seele zu ihrer vollen Tätigkeit des Leibes (z. B. bei der Sinneswahrnehmung)[6]. Thomas *von Aquin* betont immer wieder, daß die Seele ohne Leib unvollkommen ist, und daß zum Begriff der Seele der Begriff des Leibes hinzugehört mit der gleichen logischen Notwendigkeit wie der Begriff der Materie zum Begriff der Form[7]. Die Leib-Seele-Einheit des Menschen wird also durch die Geistigkeit der Seele in keiner Weise beeinträchtigt, sondern in gewisser Hinsicht sogar vertieft, weil der Leib durch sie gleichsam eine geistige Dimension erhält.

3) Erkenntnis – ein Produkt chemischer Prozesse?

Es sei nochmals festgehalten, daß auch das Tier nach der Lehre aller großen Philosophen eine Seele besitzt, die zwar nicht geistig, aber doch in einer gewissen Weise immateriell sein muß. Andernfalls wäre nicht einmal Sinneswahrnehmung möglich, bei der sich ja der erkannte Gegenstand in einer gewissen Abgehobenheit zur reinen Stofflichkeit des erkennenden Subjekts zeigt. Wären Wahrnehmungen nur ein Produkt chemischer Prozesse im Gehirn, wie dies von materialistischer Seite behauptet wird, dann wäre Sinneserkenntnis weder beim Tier noch auch beim Menschen möglich, denn das „Erkennen" würde dann lediglich der Ausdruck des jeweiligen Funktionszustandes des Nervensystems sein, was mit Wirklichkeit nichts zu tun hätte. Thomas *von Aquin* argumentiert gegen eine solche materialistische Auffassung mit einem Analogiebeispiel: Würde die Erkenntnis durch das Gehirn selbst erfol-

---

[5] Vgl. Th. *von Aquin*: Summa theologiae I 75, 3.

[6] Vgl. Th. *von Aquin*: Summa theologiae I 75, 2a.

[7] Vgl. Th. *von Aquin*: Summa theologiae I 75, 5c.

gen, so würde die biologische Natur dieses Organs die Erkenntnis
verhindern, wie die Farbe eines Glases die eingeschlossene Flüssigkeit
fälschlicherweise in eben dieser Farbe erscheinen läßt[8].

Noch weniger wäre geistige Erkenntnis (Wesenserfassung, Wahrheitsanspruch s .o.) möglich, wenn sie nur ein Funktionszustand der
Gehirnzellen wäre.

Josef *Seifert* weist in seinem Buch „Leib und Seele" auf die Widersprüchlichkeit der materialistischen These hin, die letztlich jeglichen
Wahrheitsanspruch ad absurdum führt[9]: Denn ein Gehirnstrom würde
beim Materialisten eben die materialistische Vorstellung von Seele
erzeugen, während im Gehirn des Kontrahenten die entgegengesetzte
These „produziert" wird. Welche der beiden Auffassungen aber wahr
ist, könnte nun von keinem Menschen entschieden werden. Die Fiktion
einer „Überzeugung", die bloß das kausal hervorgerufene Produkt eines
Gehirnstroms wäre, schließt ein, daß man jeden Maßstab für die Wahrheit
oder Falschheit des Inhalts dieser Überzeugung aufgibt. Wir könnten
dann nämlich von der Wahrheit oder Falschheit unserer Auffassung
ebensowenig wissen, wie ein Computer wissen kann, ob er „richtig"
oder „falsch" programmiert ist. Damit zeigt Seifert den grotesken Selbstwiderspruch der materialistischen Erkenntnistheorie auf: Wäre sie nämlich richtig, dann könnten ihre Vertreter keinerlei Wahrheitsanspruch für
ihre Theorie erheben, denn ein solcher Anspruch widerspricht dem Inhalt
der These selbst.

Damit dürfte klar sein, daß das Gehirn nicht Ursache, sondern nur
Bedingung für das Tätigwerden des Geistes ist. Es steht gleichsam der
Seele zur Verfügung, wie das Instrument dem Künstler.

4) Biologisches und personales menschliches Leben

Entsprechend seiner leib-seelischen Einheit ist aber der Mensch
nicht reiner Geist. Ganz Person ist er erst zusammen mit dem Leib. Das

---

[8] Vgl. Th. *von Aquin*: Summa theologiae I 75, 2.

[9] Vgl. J. *Seifert*: Leib und Seele, 118; Anton Pustet Verlag (1973). Ich
verweise auch auf das *neue* Buch von J. *Seifert*: Das Leib-Seele-Problem und
die gegenwärtige philosophische Diskusssion, in: Wissenschaftliche Buchgesellschaft Darmstadt (1989) sowie auf H. *Jonas*: The Phenomenon of Life
Toward a Philosophical Biology, New York (1966).

soeben verwendete Analogiebeispiel (Künstler mit Instrument) ist also unzulänglich, weil es dualistisch interpretiert werden könnte. „Ich habe nicht einen Leib, ich bin mein Leib"[10]. Im Gegensatz zur animalischen Leib-Seele-Einheit beim Tier erkennen wir beim Menschen allerdings eine *personale* Einheit von Leib und Seele. Die übergeordnete Identität und untrennbare (individuelle) Einheit des eigenen leib-seelischen Ichs in einer einzigen geschlossenen Seinsweise ist phänomenologisch evident und seitens des Leibes metaphysisch erforderlich, denn einen lebendigen Leib ohne Seele (= ohne Form nach Aristoteles) kann es nicht geben. Es war der große Aristoteles, der in seiner genialen Stoff-Form-Metaphysik (Hylemorphismus) aufgezeigt hat, wie alles Leben durch die Seele (die Form) gesteuert wird. Sie bestimmt von Anfang an das Wesen des Seienden und ist dem Körper immanent[11,12]. Thomas *von Aquin* hat diese Erkenntnis des griechischen Philosophen aufgegriffen und vertieft. Er zeigt auf, wie das Sein der Seele gleichzeitig das Sein der ganzen Leib-Seele-Einheit des Menschen ist, und wendet sich gegen eine Trennung von biologischem und geistig-personalem Leben. Der Artunterschied (das Wesen eines Individuums) liegt in der unterschiedlichen Form (Seele) begründet, argumentiert Thomas[13]. Da nun der Wesensunterschied des Menschen im Vergleich zum Tier in der Vernunft liegt, muß die Wesensform (Seele) des Menschen eine *geistige* sein. Deshalb gibt es auch nicht mehrere Formen im Menschen, sondern ein und dieselbe Form verleiht einem bestimmten Menschen zugleich und in einem die Körperlichkeit, das Leben und die Vernunftbegabung. Andernfalls wären diese Akte nicht mehr allesamt unsere Akte, es käme zu einer Spaltung innerhalb des Individuums. Wäre die Seele nicht auch Form dieses bestimmten Körpers, des Sokrates z. B., dann würde nicht Sokrates *selbst* denken, sondern ein unpersönliches Es würde *in* Sokrates denken. Die Geistseele übernimmt daher auch die Leistungen der vitalen Prozesse. „Es gibt keine andere substantielle Form des Menschen als

---

[10] vgl. J. B. *Torelló*: Sexualität und Person, in: Pädagogik und Freie Schule, Heft 41; Adamas Verlag, Köln (1990).

[11] *Aristoteles*: Phys.A. 7, 190b, 22.

[12] Vgl. dazu auch J. *Hirschberger*: Geschichte der Philosophie, Herder Verlag, Wien (1991), 14. Auflage.

[13] Vgl. Th. *von Aquin*: Summa theologiae I 76, 1.

nur die Geistseele, und wie sie selbst virtuell (d. h. der Fähigkeit nach) die sensitiven und vegetativen Seelenkräfte enthält, so enthält sie virtuell auch andere niedere Formen"[14]. Das eine Sein der Seele wird also zum Sein des ganzen Compositums „menschliche Person".

Weiters führt Thomas auch einen „phänomenologischen" Beweis für die Einheit von biologischem und personalem Leben an: „Man kann diese Annahme leicht an der Erfahrung belegen" schreibt er[15]. Beim Vergleich der unbelebten Körper mit der Pflanzen- und Tierwelt zeigt sich nämlich eine aufsteigende Stufenleiter der Vollkommenheit. Dabei schließen die höheren Formen immer die niedereren und deren Tätigkeiten ein bzw. ersetzen sie. Ohne selbst niedere Form zu sein, vermögen sie doch auch zu leisten, was jene an Kraft besitzen, denn „je höher eine Form ist, desto mehr herrscht sie über die körperliche Materie und desto weniger geht sie in ihr unter"[16].

Aber auch einer phänomenologischen Betrachtungsweise im engeren Sinne erschließt sich, daß wir unser Sein nicht als Spaltung, sondern als Einheit eines biologischen und personalen „Ichs" erleben. Besonders in der sinnlichen Erkenntnis (Sehen, Hören, Berühren) erleben wir evident, wie sensitiv – geistige Vorgänge beim Menschen als ein einheitlicher Akt in einem einzigen Ich subsistieren. Eine Trennung von biologischem menschlichen Leben und personalem Leben, wie sie heute von der konsequentialistischen Denkrichtung[17] vertreten wird, ist daher ein anthropologischer Irrweg.

Die personale Leib-Seele-Einheit des Menschen impliziert, daß wir immer, wenn wir einen lebenden menschlichen Leib berühren, gleichzeitig einer menschlichen Person begegnen, auch wenn sie z. B. bewußtlos, gehirngeschädigt oder im Embryonalstadium ist. Die Seele ist keine Akzidenz zum menschlichen Leben. Das ist die eigentliche Aussage der psychosomatischen Betrachtungsweise des Menschen.

Auf die eingangs gestellte Frage, ob der Arzt die personale Dimension des Patienten bei seinen Handlungen ausklammern kann, muß aus der Sicht der Psychosomatik geantwortet werden: Gerade weil der Arzt

---

[14] Vgl. Th. *von Aquin*: Summa theologiae I 76, 4.
[15] Vgl. Th. *von Aquin*: Summa theologiae I 76, 1.
[16] Vgl. Th. *von Aquin*: Summa theologiae I 76, 1.
[17] Vgl. P. *Singer*: Praktische Ethik; Reclam 8033, Stuttgart (1984).

bei jedwedem Eingriff den Menschen immer in seiner Ganzheit trifft, kann er sich nicht ausschließlich auf seine Heilmethode zurückziehen; er muß sich stets auch die anthropologische Frage stellen, ob nämlich das Heilverfahren, das er anwendet, auch der personalen Würde des Patienten gerecht wird.

II. Die personale Würde des Menschen und das Handeln des Arztes

Wenden wir uns also nun der Frage zu, worin diese personale Würde des Menschen besteht. Dabei werden wir fünf Dimensionen unterscheiden:

Die personale Einzigartigkeit des Menschen.

Die personale Selbstbestimmung.

Die personale Dimension des menschlichen Herzens.

Die Dimension der personalen Tat.

Die Dimension der menschlichen Geschöpflichkeit.

1) Die personale Einzigartigkeit des Menschen

Nach der klassischen Definition von *Boethius* ist die Person „rationalis naturae individua substantia"[18] eine individuelle Substanz vernunftbegabter Natur. Damit ist bereits auf das Außergewöhnliche der menschlichen Individualität verwiesen.

Auch der Philosoph Karol *Wojtyla*, jetzt Papst Johannes Paul II., weist in seinem wichtigsten philosophischen Werk „Person und Tat" darauf hin, daß eine Person mehr ist als die Individualisierung einer bestimmten Natur[19]. Der Begriff Person meint ein Einzelwesen, das auf Grund seiner Geistigkeit eine *nicht mitteilbare* Besonderheit aufweist[20]. Person, das bedeutet Einzigartigkeit und Unwiederholbarkeit. Individualisierung einer Natur würde bedeuten, daß eine bestimmte Wesenheit (z.B. die Wesensart des Schimpansen) konkret in einem oder mehreren Individuen vereinzelt wird, so wie die Form des Siegelrings ein und dieselbe ist, wenn auch wegen des Stoffes, in den man das Siegel

---

[18] Vgl. Th. *von Aquin*: Summa theologiae I 29, 1.

[19] Vgl. K. *Wojtyla*: Person und Tat; Herder Verlag, Wien (1981).

[20] Vgl. W. *Brugger*: Philosophisches Wörterbuch; Herder Verlag, Wien (1981).

eindrückt, die Siegelung jeweils etwas anders ausfällt (*Aristoteles*). In diesem Sinne sind Tiere oder Pflanzen Individuen. Das Individuum-Sein des Menschen geht aber darüber hinaus, seine Einmaligkeit ist noch ganz anderer Art. Der Mensch existiert als ‚Jemand' im Gegensatz zu ‚Etwas'[21].

Der Mensch ist nämlich nicht nur ein Exemplar seiner Klasse („Mensch") in Analogie zu Pflanze und Tier, also in dem Sinne, daß eine bestimmte Wesenheit – „die allgemeine Idee Mensch" – im einzelnen Menschen aktualisiert wird, sondern jeder Mensch ist – im Gegensatz zum Tier – ein *absolutes* Novum[22], also ein „Unikat" aus der Hand Gottes. Diese übergeordnete Einzigartigkeit des Menschen gründet in der Geistnatur seiner Seele, die – wie oben ausgeführt – anders als beim Tier eine für sich seiende geistige Substanz ist. Eine solche geistige und daher in ihrem Dasein vom Körper unabhängige Form kann durch biologische Zeugung nicht hervorgebracht werden. Geist ist unteilbar und kann sich nicht durch Teilung fortpflanzen. Der Mensch als Person ist daher auch kein Produkt der Evolution sondern Neuschöpfung. Das biologische Geschehen der Neukombination von genetischer Information reicht nicht aus, um einen Menschen entstehen zu lassen. Menschwerdung kann daher nicht auf Reproduktion reduziert werden, wie dies beim Tier der Fall ist. Die geistige Seele des Menschen erfordert ein Eingreifen Gottes. Dies hat bereits *Aristoteles* so gesehen[23]: „Es bleibt also übrig, daß einzig die Geistseele von außen hereinkommt und daß sie von göttlicher Herkunft ist". Das Erstaunliche liegt darin, daß sich die Schöpfung der Seele nicht außerhalb des biologischen Prozesses vollzieht, sondern gleichsam in diesen hinein erfolgt. Es sei hier nochmals die Identität von vegetativer und geistiger Seele beim Menschen erwähnt, wie sie schon erläutert wurde (s. o. Kapitel Leib-Seele-Einheit des Menschen). In diesem Sinne also ist jeder Mensch tatsächlich eine „Einzelanfertigung" und kein „Serienprodukt" wie das Tier, welches allein durch Fortzeugung entsteht. Er ist „einzigartig" im eigentlichen und wahren Sinn des Wortes. Unter Heranziehung des bereits erwähnten

---

[21] Vgl. K. *Wojtyla*: Person und Tat; Herder Verlag, Wien (1981).

[22] Vgl. V. E. *Frankl*: Zehn Thesen über die Person, in: Der Wille zum Sinn, 108; Hans Huber Verlag (1982).

[23] *Aristoteles*: De gen. anim. B, 3, Pkt 736 b 27.

Analogiebeispieles würde dies bedeuten, daß für jede einzelne Siegelung ein eigener und einzigartiger Siegelring hergestellt wird. Man könnte auch sagen, der Mensch sei – im Gegensatz zum Tier – „handgemacht". Bereits in der Genesis heißt es: „Da formte Gott, der Herr, den Menschen aus Erde vom Ackerboden und blies in seine Nase den Lebensatem. So wurde der Mensch zu einem lebendigen Wesen"[24].

Während die Tierseele von der Integrität des Körpers abhängt und daher mit ihm abstirbt und vergeht, bleibt die Geistseele in ihrem Sein von der Vergänglichkeit des Leibes unberührt[25]. Auf Grund der Geistigkeit seiner Seele wird der Mensch daher ontologisch durch seine körperliche Verfassung nicht beeinträchtigt. Sein Sein transzendiert die Welt der Materie. Während sich das Sein von Pflanze und Tier innerhalb dieser Welt erschöpft und in ihr seinen Sinn und sein Ziel hat, reicht der Mensch mit seiner geistigen Seele über diese Welt hinaus. Der Wert eines Menschen hängt daher auch in keiner Weise von körperlichen Kategorien ab. Der Wert eines Tieres hingegen wird durch seine Eigenschaften und Fähigkeiten bestimmt. (Ein Rennpferd ist so gut oder so schlecht, wie es läuft. Danach wird sein Wert bemessen! Taugt es nicht mehr, so ist es wertlos und man gibt ihm den „Gnadenschuß".) Der Wert einer menschlichen Existenz hingegen ist absolut. Ihr Sinn kann nicht an bestimmten Eigenschaften und Fähigkeiten gemessen werden.

Über die ontologische Geistnatur des Menschen hat auch kein anderer Mensch eine Macht. Sie ist unzerstörbar und daher unverfügbar für den Zugriff durch andere. Nur der Schöpfer selbst könnte eine menschliche d. h. geistige Seele vernichten[26]. In diesem Sinne ist der Mensch (im Gegensatz zum Tier) ontologisch direkt seinem Schöpfer zugeordnet. Diese ontologische Unverfügbarkeit betrifft aber – entsprechend seiner Leib-Seele-Einheit – den ganzen Menschen. Wer einem anderen Menschen trotzdem Gewalt antut oder ihn gar tötet, verletzt

---

[24] Genesis 2/7.

[25] Vgl. Th. *von Aquin*: Summa theologiae I 75, 6.

[26] Freilich wird Gott seinen Geschöpfen nicht das entziehen, was er ihnen von Natur aus mitgegeben hat. Insofern impliziert die Unzerstörbarkeit der geistigen Seele auch ihre Unsterblichkeit. vgl. dazu Th. *von Aquin*: Summa contra gentiles II 55 „deus, qui est institutor naturae, non substrahit rebus id quod est proprium naturis earum; ostensum est autem quod proprium naturis intellectualibus est quod sint perpetuae; unde hoc eis a Deo non substrahetur".

dabei nicht nur dessen Würde als Person, sondern vergreift sich darüber hinaus an dessen transzendentaler Bestimmung, über die alleine Gott zu verfügen hat.

Damit stoßen wir – nun von einer anderen Seite – neuerlich auf unsere eingangs gestellte Frage, wie weit der Arzt in seinen Handlungen die personale Dimension des Menschen beiseite lassen kann, um sich auf sein rein fachliches Tun zurückzuziehen. Die bisherigen Ausführungen zeigen, daß der Arzt, wenn er in seinem Denken nicht über das rein biologische Geschehen hinaussieht, den Menschen in seiner eigentlichen Wirklichkeit verkennt und damit den Patienten als Menschen überhaupt verleugnet. Das bedeutet letztlich die Abschaffung des Menschen in der Medizin. Humanmedizin wird zur Tiermedizin.

Die personale Einzigartigkeit des Menschen hat für die praktische ärztliche Tätigkeit erhebliche Konsequenzen:

a) Weil jeder Mensch, wie wir gesehen haben, ein Unikat aus Gottes Hand ist, hat er seinen Wert und seine Würde in sich selbst. Unikate haben bekanntlich auch im rein materiellen Bereich einen unschätzbaren Wert und sind meist unveräußerlich. Auf Grund seiner Geistnatur existiert der Mensch (im Gegensatz zum Tier, dessen Daseinssinn in seinem Beitrag zum Schöpfungsganzen erblickt werden kann) in gewisser Weise „für sich", d. h. „um seiner selbst willen"[27,28]. Ausdruck dafür ist seine Fähigkeit zum Selbstbewußtsein und damit seine Selbstbezogenheit. Jeder Mensch hat daher sein ureigenes persönliches Schicksal. Sein Ziel ist nicht die Gemeinschaft oder die Reproduktion. In gewisser Hinsicht ist er sich selbst Ziel[29]. Deshalb darf er niemals für andere Zwecke instrumentalisiert (benützt) werden, sei es auch für noch so hohe wirtschaftliche, wissenschaftliche, sog. humane oder andere Ziele. Die Genfer Deklaration des Weltärztebundes 1983 verpflichtet den Arzt mit den Worten: „Die Gesundheit meines Patienten soll mein vornehmlichstes Anliegen sein". Wenn also die ärztliche Handlung primär ein anderes Ziel intendiert, als das Wohl des Patienten, besteht die Gefahr zu dessen Instrumentalisierung und damit zu dessen Entwürdigung. Dazu einige nicht ganz unrealistische Beispiele:

---

[27] Vgl. Th. *von Aquin*: Summa contra gentiles III 112.
[28] vgl. Th. *von Aquin*: Summa theologiae I 98 a, 1.
[29] Vgl. Th. *von Aquin*: Summa contra gentiles III 112.

– Instrumentalisierung des Menschen für wirtschaftliche Ziele:

Wenn in einem Krankenhaus teure Geräte angeschafft werden, so müssen sich diese amortisieren. Da besteht leicht die Gefahr, daß manchen Patienten riskante Untersuchungen zugemutet werden, die gar nicht nötig sind und hauptsächlich den Zweck haben, die Apparatur auszulasten. Hier hätten wir also die paradoxe Situation, daß der Patient für das Gerät und nicht das Gerät für den Patienten gebraucht wird.

– Instrumentalisierung für wissenschaftliche Ziele:

Oder es werden Handlungen an einem Patienten aus rein wissenschaftlichen Überlegungen gesetzt, die nicht im Eigeninteresse des Patienten liegen, ja ihm möglicherweise sogar Schaden zufügen (z. B. Entnahme gesunden Gewebes bei einer Operation bzw. Gabe eines unnötigen Medikaments ohne Wissen des Patienten).

– Instrumentalisierung für humane Ziele:

Die In-vitro-Fertilisation ist ein Beispiel für die Instrumentalisierung eines Menschen für sogenannte humane Ziele: es wird ein Kind erzeugt, um eine Ehe zu retten bzw. um die Sterilität des Ehepaares zu behandeln. Man produziert also einen Menschen in der Retorte als Mittel und zum Nutzen anderer Personen, so wie man ein Heilmittel in der Pharmazeutischen Industrie herstellt. Hier wird das Zeugungsgeschehen beim Menschen tatsächlich auf Reproduktion bzw. auf physikalische Prozesse reduziert, so als ob es sich von der Tierzucht durch nichts unterscheiden würde. Daß bei der Zeugung eines Menschen und durch sie hindurch jedoch göttliche Schöpfung geschieht (s. o.), wird bei der I.v.F. in keiner Weise beachtet. Die Würde des Geschehens verlangt nach einem Akt, der diesem Ereignis angemessen ist. Und dies kann wohl nur ein Liebesakt zwischen zwei Menschen sein und nicht ein technischer Akt im Reagenzglas. Kinder können doch nicht beim Arzt in „Auftrag gegeben werden" wie ein Möbelstück, das dann – je nach Wunsch – vom „Meister" angefertigt wird. Josef *Ratzinger* hat dazu bemerkt, daß nicht nur die im Labor feststellbaren physikalisch-chemischen Prozesse ihre Logik haben, über die sich der Mensch nicht ohne Schaden hinwegsetzen kann (s. Umweltschutz), sondern, daß auch die Konzeption des Menschen als personale Leib-Seele-Einheit selbst eine innere – gleichsam metaphysische – Logik hat, aus der das Biologische nicht in jedem Fall einfach herausgelöst werden kann, ohne dabei die personale Würde des Menschen zu verletzen[30].

– Instrumentalisierung für andere Ziele:

In ähnlicher Weise könnten auch politische Interessen, Ehrgeiz, Ruhm, Bequemlichkeit, Sympathie, Antipathie, Prestige usw. zu einer gefährlichen Verschiebung der Wertordnung führen, die letztlich eine Pervertierung des Gesundheitswesens zur Folge haben könnte, indem die Medizin weniger im Dienste des Patienten fungiert, sondern der Patient im Dienst von Medizin, Wirtschaft und Wissenschaft. Hier handelt es sich um ein äußerst sensibles Gebiet, das hohe Anforderungen an das ethische Bewußtsein der Ärzte und Wissenschaftler stellt. In einem Zeitalter der Hypertrophie von pragmatischer Tüchtigkeit, des Leistungsdenkens und des Utilitarismus, in der meist fachliche Kompetenz mit sittlicher gleichgesetzt wird, ist die Gefahr groß, daß Medizin und Wissenschaft zum Selbstzweck werden und ihr eigentliches Anliegen und Ziel aus den Augen verloren wird.

b) Die personale Einmaligkeit jedes einzelnen Menschen ist auch die eigentliche Begründung für die unantastbar gleiche Würde aller Menschen von der Empfängnis bis zum Tod. Nicht die Zugehörigkeit zur „menschlichen Spezies" als solche[31], auch nicht die aktuelle Fähigkeit des Menschen, vernünftige Akte zu setzen, sondern die transzendente Einzigartigkeit jeder Geist-Seele macht die Würde des Menschen aus. Deshalb ist das sogenannte Postulat vom abgestuften Schutz des menschlichen Lebens, das davon ausgeht, daß es (ähnlich wie bei der Tierzucht) mehr oder weniger vollkommene Ausprägungen der menschlichen Art gibt, ein schwerer Irrtum[32]. Bei der pränatalen Diagnostik z. B. werden heute genetisch geschädigte Kinder selektiert und abgetrieben. Man beginnt also schon wieder zwischen lebenswertem und lebensun-

---

[30] Vgl. Kardinal J. *Ratzinger*: Der Mensch zwischen Reproduktion und Schöpfung, in: Bioethik (Hrsg. Adlef); Verlag Communio, Köln (1990).

[31] Wenn dies der einzige Grund für die Bevorzugung der Menschengattung vor anderen Gattungen von Lebewesen wäre, bestünde der Vorwurf des Rassismus von *Singer* zu Recht vgl. P. *Singer*: Praktische Ethik; Reclam 8033, Stuttgart (1984).

[32] Vgl. J. *Schmucker von Koch*: Die Irrationalität des Postulats vom abgestuften Schutz des menschlichen Lebens, in: Der Status des Embryos (Hrsg. IMABE); Verlag Fassbaender, Wien (1989).

wertem Leben zu unterscheiden. Wer aber – wie gesagt – den Wert eines menschlichen Lebens von Gesundheit oder Krankheit abhängig sein läßt, behandelt Menschen gleich wie Tiere.

Manche stellen sogar Tiere höher als gewisse Menschen mit niedriger Intelligenz. Die Würde des Menschen wird dabei nach dessen geistigen Fähigkeiten eingestuft[33].

Aber Vernunft und Wille sind lediglich Epiphänomene des Geistes und nicht die geistige Seele selbst. Wer behauptet, Anencephale oder Embryonen seien keine Personen, weil das Gehirn nicht ausgebildet ist, begeht den gleichen Fehler wie jemand, der das Klavier für den Pianisten hält. So wie der Pianist ein und derselbe Künstler bleibt, mit oder ohne Instrument, so ist der Mensch Person, unabhängig davon, in welchem Ausmaß das Gehirn ausgebildet bzw. geschädigt ist. Personsein ist keine Eigenschaft des Menschen, sondern seine Subjektbestimmung[34], d. h. die Würde des Menschen gründet nicht im „Haben" und „Können" sondern im „Sein". Natürlich hat der Mensch in gewisser Hinsicht auch eine funktionale Würde, z. B. entsprechend seiner Verantwortung in Beruf und Gesellschaft (man denke etwa an die Elternwürde), und es mag auch gerechtfertigt sein, von einer unterschiedlichen moralischen Würde des Menschen zu sprechen, denn sicherlich gibt es Menschen, die tugendhafter sind als andere. Aber ontologisch (also seinsmäßig) besitzen alle Menschen die gleiche Würde und den gleichen Wert, denn durch die Geistigkeit der Seele jedes Menschen sind die fundamentalen Prinzipien seiner eigentlichen Würde unterschiedslos grundgelegt. Diese ontologische (geistige) Würde des Menschen hat der Arzt bei jedem Patienten und unter allen Umständen anzuerkennen und zu respektieren. Deshalb kann es beim Arzt kein „Ansehen der Person" geben. Er wird jeden Patienten mit gleicher Gewissenhaftigkeit behandeln und die Unantastbarkeit seines Lebens unterschiedslos respektieren. Eine „Güterabwägung" unter Menschen ist ja schon semantisch ein Widerspruch in sich, denn der Mensch ist keine Ware. Man kann sein Leben und Leiden nicht auf die Waag-

---

[33] Vgl. P. *Singer*: Praktische Ethik; Reclam 8033, Stuttgart (1984).

[34] Vgl. R. *Spaemann*: Über den Begriff der Menschenwürde, in: Scheidewege, 15, 29; (1985/86).

schale legen und gegebenenfalls für „zu leicht" oder „zu schwer" befinden.

c) Da der Mensch – wie wir gesehen haben – auf Grund seiner Leib-Seele-Einheit keine Krankheit hat, sondern krank *ist*, impliziert die Einmaligkeit seiner Person auch die Einzigartigkeit seiner Krankheit. Das Kranksein eines Menschen ist daher immer auch ein personal einmaliges Geschehen. Deshalb muß sich der Arzt mit Hilfe der eigenen Erfahrung und Einsicht ein begründetes Urteil über die Krankheit jedes einzelnen seiner Patienten neu bilden. Es kann daher z. B. niemals sinnvoll sein, Patienten nach rein statistischen Mehrheitsverhältnissen zu behandeln. Ärztliche Entscheidungen müssen immer Einzelentscheidungen für den je konkreten Patienten sein und niemals wird der Arzt wie ein Physiker mit einer exakt vorhersehbaren Gesetzmäßigkeit rechnen können. Statistische Signifikanzen sind keine mathematischen Formeln, die eine generelle Gültigkeit besitzen. Auf diese Weise sind Krankheit und Leid sicher nicht in den Griff zu bekommen. Deshalb spricht man auch von ärztlicher Kunst und nicht so sehr vom ärztlichen Können. Kunst bedeutet aber gerade auch das intuitive Erfassen des Individuellen und damit des ganzen Menschen in seiner personalen Einzigartigkeit. Ärztliche Kunst reicht daher über das rein empirische technische „Können" und „Wissen" (das beim Arzt eine Selbstverständlichkeit sein sollte) weit hinaus. Multicenterstudien, Konsenskonferenzen, Computerprogramme und auch Ethikkommissionen sind bestenfalls Entscheidungshilfen, niemals aber können sie dem Arzt die Verantwortung für Diagnose und Therapie beim einzelnen Patienten abnehmen. Die Wissenschaftlichkeit in der Medizin hat nie diese letzte unumstößliche Allgemeingültigkeit, wie sie in den exakten Naturwissenschaften gefordert wird. Jeder Arzt, der seinen Beruf schon längere Zeit ausübt, weiß, wie sehr die sogenannten letzten medizinischen Erkenntnisse dem Wandel der Zeit unterworfen sind, gerade was die Diagnose und noch mehr was die Therapie betrifft.

d) Die Achtung der Würde der menschlichen Person erfordert aber auf der anderen Seite auch – wie oben bereits angedeutet – eine verantwortungsbewußte Respektierung der allgemein anerkannten wissenschaftlichen medizinischen Grundsätze sowie die Kenntnis der aktuellen Literatur und deren Berücksichtigung bei der Erstellung von Diagnose und Therapie. Der Mensch ist kein Versuchskaninchen, an dem der Arzt nach eigenem Gutdünken und Gefühl herumprobieren darf, ohne sich um die anerkannten Prinzipien ärztlicher Kunst zu kümmern.

2) Die personale Selbstbestimmung des Menschen

Der Mensch existiert aber nicht nur für sich selbst und um seiner selbst willen, sondern er hat darüber hinaus eine personale Struktur der Selbstbestimmung bzw. Selbsthingabe[35]. Der Mensch herrscht über sein eigenes Ich. Gerade diese Macht über das Ich ist die Grundlage der menschlichen Freiheit. Sie ist im Bewußtsein des „Ich kann — aber ich muß nicht" erlebbar und stellt einen weiteren fundamentalen Unterschied zwischen Mensch und Tier dar. Der Mensch ist sich in der Selbsterkenntnis nicht nur selbst gegeben, sondern er kann über sich selbst bestimmen, während das Tier dem Menschen zur Bestimmung gegeben ist. Daraus resultiert nicht nur die Rechtfertigung von Tierversuchen im Dienst an der Gesundheit des Menschen, es ergeben sich daraus auch eine Reihe von Forderungen zur ärztlichen Berufsethik. Vor allem fordert das Selbstbestimmungsrecht eine ausreichende Aufklärung des Patienten und dessen informierte Zustimmung — zumindest bei eingreifenden diagnostischen und therapeutischen Maßnahmen. Aus dem Selbstbestimmungsrecht folgt das Prinzip der freien Arztwahl sowie das Recht, eine Behandlung abzulehnen, aber auch z. B. die Möglichkeit der freiwilligen Teilnahme eines Menschen an biomedizinischen Forschungsprojekten. Letztlich ist diese Fähigkeit des Menschen zur Selbstbestimmung die Grundlage zur Selbsthingabe und damit zur gegenseitigen Liebe. Denn der Mensch ist sich selbst nicht das höchste Wesen in einem absoluten Sinn, sondern auch er hat ein Ziel und eine Bestimmung, die er allerdings — im Gegensatz zum Tier — in Freiheit selbst wählen oder ablehnen kann. Kraft seiner Geistigkeit findet der Mensch seine Zweckbestimmung freilich nicht in der materiellen Welt, die er ja — wie gezeigt wurde — transzendiert.

---

[35] Vgl. K. *Wojtyla*: Die personalistische Konzeption des Menschen, in: Elternschaft und Menschenwürde (Hrsg. E. *Wenisch*), 27; Verlag Patris (1984).

3) *Die personale Dimension des menschlichen Herzens*

Der Mensch ist nicht nur ein denkendes Wesen, sondern sein Denken und Wollen ist vom Fühlen (Emotion) durchwirkt. Ein „Herz zu haben", das ist für die menschliche Person zutiefst charakteristisch. Das Herz ist das eigentliche Zentrum der menschlichen Person, gleichsam die Schnittstelle, an der sich die personale Ganzheit von Leib und Seele, Geist und Emotion – wie in einem Brennpunkt – manifestiert.

Wenn wir vom Herzen des Menschen im Zusammenhang mit der Krankheit sprechen, dann denken wir daran, daß der Mensch Angst und Kummer kennt, daß er betrübt und ergriffen ist, verzweifelt oder voll Hoffnung.

Wenn wir daher den kranken Menschen und seine wahren Bedürfnisse wirklich erkennen wollen, müssen wir unseren Verstand mit Herz für den Patienten einsetzen. Dies hat wohl der große Paracelsus gemeint mit dem Satz: „Der höchste Grund der Arznei ist die Liebe".

Dabei kommt dem Pflegepersonal und auch den Familienangehörigen eine Schlüsselrolle zu, weil ihnen die Sensibilität für die wahren Bedürfnisse des Patienten viel unmittelbarer gegeben ist als den Ärzten und Wissenschaftlern. Die Frage, ob eine bestimmte Therapie, die an einen Patienten heroische Anforderungen stellen würde, durchgeführt werden soll oder nicht (z. B. eine Herztransplantation), ist oft viel komplexer, als daß dies allein aufgrund ethischer Normen und vom Fachwissen entschieden werden könnte. Ganz wesentlich für die Entscheidung sind auch die Persönlichkeitsstruktur des Patienten, seine konkreten Lebensumstände, seine Wertvorstellungen, seine psychische Konstellation, seine Umwelt, seine Verwandtschaftsbeziehungen usw. Solche Fragen können aber nur mit Herz und Nächstenliebe und nur in einem gemeinsamen Konsens aller beteiligten Bezugspersonen beantwortet werden, und nicht in einer einsamen Entscheidung.

Um keine Mißverständnisse aufkommen zu lassen: Es muß auch vor gewissen Tendenzen gewarnt werden, Herz und Verstand gegeneinander auszuspielen. Hinwendung zum Patienten gegen fachliche Kompetenz, Emotionalität gegen sittliche Norm. Die Gefahr ist heute groß, daß das Pendel auf die andere Seite ausschlägt, daß Menschlichkeit mit Schwärmertum verwechselt wird. Der italienische Philosoph Rocco *Buttiglione* stellt fest, daß die Ethik einer Zivilisation nicht auf Sentimentalität aufgebaut werden dürfe. Gefühle können täuschen. *Buttiglione* sieht in unserer Kultur einen zunehmenden Trend zum Sentimentalismus, wenn er sagt: „Die Wurzel der Barmherzigkeit ist nicht mehr die vernünftige Anerkennung der Rechte des anderen und seiner Würde, sondern zunehmend das Gefühl"[36]. Ich erinnere an die Abtreibungsdebatte, die fast nur mehr emotionell geführt wird.

Wahre Menschlichkeit schließt Sachverstand und Faktenwissen nicht aus, sondern setzt sie als ihr Fundament voraus. Eine Medizin, die nur im Mitschwingen und Einfühlen aufginge, wäre weder ein echtes Gegengewicht zur Gefahr der verplanten Manipulation, noch würde sie den Wert und die Wirkkraft menschlicher Vernunft richtig einschätzen.

Einer universalen Betrachtungsweise wahren Menschentums soll hier das Wort geredet werden.

4) Die Dimension der personalen Tat

Wenn der Mensch leidet, so ist dies wohl primär ein passives schicksalhaftes Ereignis. Während aber beim Tier das Krankheitsgeschehen nur in dieser rein passiven Dimension verläuft, ist der Mensch in der Lage, ja aufgerufen, zu seiner Krankheit Stellung zu nehmen. Anders als beim Tier kann beim Menschen die Krankheit zu einem personalen Akt, zu einer Tat werden, die ein tiefer Ausdruck seiner Freiheit ist. Johannes Paul II. spricht in diesem Zusammenhang als Philosoph von der Wirkmacht der menschlichen Person[37], und Viktor *Frankl* als Psychiater von der „Trotzmacht des Geistes"[38]. Man kann es auch aus der Sicht des Internisten sagen: Es kommt im Heilungsprozeß sehr darauf an, was ein Patient aus seiner Krankheit macht. Wahre menschliche Geröße zeigt sich nicht in strotzender Gesundheit, Leistung und Macht, sondern gerade darin, wie Krankheit und Leid bewältigt werden. In der Krankheit manifestiert sich einerseits die Armseligkeit des Menschen, die Krank-

[36] Vgl. R. *Buttiglione*: Die Achtung des unschuldigen Lebens, ein Prüfstein unserer Kultur, in: Der Status des Embryos (Hrsg. IMABE), 11; Verlag Fassbaender, Wien (1989).

[37] Vgl. K. *Wojtyla*: Person und Tat; Verlag Herder, Wien (1981).

[38] Vgl. V. E. *Frankl*: Zehn Thesen über die Person, in: Der Wille zum Sinn, 108; Hans Huber Verlag (1982).

heit ermöglicht aber auf der anderen Seite auch die Haltung wahren und
wirklichen Heldentums.

5) *Die Dimension der menschlichen Geschöpflichkeit*

Die vielleicht wichtigste Erfahrung, die ein Kranker macht, ist wohl
die, daß der Mensch nicht autonomen Selbstbestand hat, denn Leid ist
das doch untrüglichste Zeichen der Unvollkommenheit des Menschen
und damit seiner Geschöpflichkeit. Der Mensch muß erkennen, daß seine
Freiheit nicht autonom und uneingeschränkt ist, sondern Antwortcharakter auf einen Anruf hat. Das Leiden ist daher in gewisser Weise immer
eine Konfrontation des Geschöpfes mit seinem Schöpfer und daher von
erhabenem Ernst. Gerade diese transzendentale Verwiesenheit des Menschen läßt den Arzt und die Pflegepersonen den erhabenen Sinn ihres
Berufes auch dort noch erkennen, wo jede menschliche Hilfe erfolglos
ist. Der leidende Mensch ruft nicht nur Mitleid, sondern auch Achtung
und Ehrfurcht hervor, weil in ihm die Größe eines Geheimnisses spürbar
wird, das den Menschen übersteigt. Indem sich nämlich der Mensch
seiner Gebrechlichkeit und Kreatürlichkeit bewußt wird, legt er zugleich
Zeugnis für die Existenz eines Schöpfers ab und er wird auf diese Weise
Zeuge des Göttlichen in dieser Welt. Oder um es mit den Worten des
Philosophen G. *Pöltner* zu sagen: ,,Indem (im Menschen) Bedingtheiten
als solche zum Vorschein kommen, vergegenwärtigt sich darin Unbedingtes. Deshalb heißt ein Mensch zu sein, Repräsentant des Unbedingten zu sein. In der Repräsentation des Unbedingten liegt die Würde des
Menschen‘‘[39]. Dabei ist der Mensch nach einer Aussage des II. Vatikanischen Konzils ,,die einzige Kreatur auf Erden, die Gott um seiner selbst
willen gewollt hat‘‘[40], und um deretwillen die übrige Schöpfung überhaupt existiert. Deshalb ist der Mensch nicht nur Zeuge, sondern Abbild,
ja Ebenbild des Göttlichen. Ebenbild ist der Mensch in seiner einzigartigen königlichen Würde innerhalb dieser Schöpfung; im Erlebnis von
Krankheit und Tod wird ihm allerdings das nur Abbildhafte seines
Königtums bewußt, und er wird auf den Urheber und wirklichen Regen-
ten dieser Welt zurückverwiesen, wodurch der Mensch sein eigentliches

---

[39] Vgl. G. *Pöltner*: Was macht den Menschen zum Menschen, in: Schrif-
tenreihe der Juristenvereinigung Lebensrecht, 8; e.V. Köln (1991).

[40] II. Vatikanisches Konzil (Gaudium et spes 24).

und wahres Ziel und damit das Ziel dieser Schöpfung überhaupt erkennt und erreicht. Weil also in jedem Menschen der übernatürliche Sinn dieser Schöpfung selbst gegenwärtig ist, ist er es wert, behandelt und gepflegt zu werden, auch dann, wenn er scheinbar unnütz ist. Dieser Würde des Menschen muß jeder Arzt dienen, soll er nicht zur Karikatur des eigenen Auftrags werden.

II. Sittliches Handeln

Ethik - Handeln - Sittlichkeit

Zur sittlichen Dimension menschlichen Tuns

Von **Martin Rhonheimer**

,,Wodurch charakterisiert sich die sittliche Dimension menschlichen Tuns?'' ist die gestellte Frage. Sie meint: Was ist das *Spezifikum* des Sittlichen? Im folgenden geht es also nicht um die Beantwortung der Frage, welches die Kriterien der Unterscheidung von guten und bösen, bzw. (sittlich) richtigen und falschen Handlungsweisen seien, d. h. wie man nun wissen könne, was man tun solle oder wie sich moralische Fragen normativ entscheiden lassen. Vielmehr besteht die hier gestellte Frage darin, worin überhaupt die ,,Dimension der Sittlichkeit'' unseres Handelns besteht. Ich werde diese Frage als Ethiker, d. h. als Philosoph, zu beantworten suchen, und zwar unter besonderer Berücksichtigung der Tatsache, daß die Leser dieser Abhandlung vornehmlich Ärzte sein werden. Die Antwort, die ich geben werde, wird lauten: Das Spezifikum des Sittlichen liegt im ,,Gut-Sein des Menschen''. Das ist eine triviale Antwort. Meine Ausführungen werden darin bestehen, diese Trivialität mit etwas weniger trivialen Sätzen zu erläutern, um damit Tiefenstrukturen des Selbstverständlichen freizulegen. Eher als um systematische Analysen handelt es sich dabei um skizzenhafte Pinselstriche und Denkanstöße. Zunächst jedoch einige Worte über das Geschäft des Ethikers.

1. Gegenstand der Ethik ist der Mensch

Ethik hat es mit dem Menschen zu tun. Aber auch die Medizin, auch Humanbiologie und Genetik, Nationalökonomie, Soziologie, Politologie usw. haben es mit dem Menschen zu tun. Die Aussage: ,,Die Ethik hat es mit dem Menschen zu tun'' scheint also nichtssagend zu sein.

Das *scheint* jedoch nur so. Denn wenn ich sage: „Der Arzt hat es mit dem Menschen zu tun", dann habe ich damit die Tätigkeit oder das Geschäft des Arztes noch keineswegs angesprochen oder definiert. Das tue ich erst wenn ich sage: der Arzt beschäftigt sich mit der Gesundheit des Menschen, bzw. mit dessen Krankheiten zum Zwecke ihrer Beseitigung, oder ähnliches. Er beschäftigt sich also mit dem Menschen unter einem eingeschränkten Gesichtspunkt; er behandelt oder berücksichtigt „etwas" *des* Menschen; d. h. er ist ein Spezialist.

Genau deshalb ist die Aussage, die Ethik habe es mit dem Menschen zu tun, nicht trivial: weil sie nämlich gerade meint, daß der Ethiker *kein* Spezialist ist. Für die Ethik besitzt nämlich die Aussage, sie, die Ethik, habe es mit dem Menschen zu tun, genau dieselbe Bedeutung, wie für die Medizin die Aussage, sie habe es mit der Gesundheit (des Menschen) zu tun. Die Ethik habe es mit dem Menschen zu tun meint also näherhin, es gehe ihr nicht um einen *Teilaspekt* des menschlichen Seins oder Tuns, sondern um das Tun des Menschen, insofern es eben das Tun eines *Menschen* ist, – also weder um Verhaltensweisen lebendiger Organismen mit einem definierten Normalzustand „Gesundheit", noch um Aktweisen genetischer Reproduktionsmechanismen, noch um Handlungsstrategien von Marktchancen wahrnehmenden Wirtschaftssubjekten, usw.

Die Aussage, der Ethik gehe es um den Menschen, meint also zunächst: *Der Ethiker ist kein Spezialist.* Ethik transzendiert das nur Aspekhafte, den jeweils eingeschränkten, ausschnitthaften – „*sektoriellen*" – Gesichtspunkt einzelner Fachdisziplinen, Berufssparten, Technologien und der ihnen entsprechenden Handlungsweisen. Denn sie hat es mit dem „Gutsein" *schlechthin* der menschlichen Praxis zu tun, mit dem, was wir ihre Sittlichkeit oder Moralität nennen.

Was aber meinen wir mit „Sittlichkeit", „Moralität", „sittlich gut", oder „sittlich richtig" usw.? Um das zu verstehen, müssen wir zunächst klären, was wir denn eigentlich mit dem Wort „gut" meinen.

2. „Sektorielle" und sittliche Bedeutung des Wortes „gut"

Zunächst ein einfaches Beispiel:

Eine herzkranke, schwangere Frau wird gemäß ärztlicher Beurteilung die Geburt ihres Kindes kaum überleben. Dieses würde allerdings voraussichtlich gesund auf die Welt kommen können. Der Arzt rät ihr zur Abtreibung, mit dem Ziel, das Leben der Mutter zu retten. Die Frau willigt ein und der Eingriff verläuft erfolgreich. Zur Verschärfung der Situation ließen sich als Rahmenbedingungen noch anführen: Die Frau ist bereits Mutter von fünf Kindern, der Vater ist verstorben. Die Mutter verfolgt also nicht nur das Ziel, ihr eigenes Leben zu retten, sondern auch ihren fünf Kindern die Mutter zu erhalten.

Nun können wir uns fragen: War das eine „gute" Entscheidung, sowohl seitens der Mutter als auch des Arztes? Unterstellen wir, der Arzt könne mit ausreichenden Gründen annehmen, daß die Sache für ihn reibungslos verlaufen werde (weil die Gesetzgebung den Schwangerschaftsabbruch aus medizinischer Indikation für straffrei erklärt), so kann man sagen: Seine Entscheidung war „tauglich", „nützlich" oder „effizient" hinsichtlich des Zieles „das Leben der Mutter retten" (und die Entscheidung der Mutter hinsichtlich des Zieles, ihren fünf Kindern die Mutter zu erhalten), denn tatsächlich wird ja dieses Ziel erreicht. Somit können wir auch sagen: Seine Handlungsweise war (in dieser Hinsicht) „gut". Weniger „gut" war die Entscheidung offensichtlich hinsichtlich des abgetriebenen Kindes, dessen Leben vernichtet wird, aber das wollen wir hier vorerst außer acht lassen.

Ein erstes Ergebnis: Wenn wir eine konkrete Handlung als „gut" bezeichnen, so meinen wir damit etwa so viel wie, sie sei „tauglich/nützlich/effizient hinsichtlich eines bestimmten Zieles"[1]. Gut ist hier also

---

[1] Einige (etwas vorgreifende) handlungstheoretische Bemerkungen: Der Begriff „konkrete Handlung" ist hier synonym mit dem Begriff „Mittel". „Mittel" im *praktischen* Sinne ist nicht identisch mit „Mittel" im *technischen* Sinne (Instrumente, Prozeduren, „Arzneimittel" usw.), obwohl die Anwendung von technischen „Mitteln" selbst wiederum als (konkrete) „Handlungen" – und damit als „Mittel" – im Sinne von Praxis anzusehen ist. Zweitens ist zu sagen: Nicht alles, was „gut" ist, ist „gut hinsichtlich eines Zweckes" (dazu später); diese (intentionale) Relation gilt nur für konkrete Handlungen. Diese sind grundsätzlich „operative Konkretisierungen" eines Zweckes oder Zieles (und nur in dieser intentionalen Weise in ihrer praktischen Substanz beschreibbar); so ist z. B. die Handlung „Auszahlung des angemessenen Lohnes" ein konkreter Akt der Gerechtigkeit (diese Beschreibung der Handlung „Auszahlung der Geldmenge x durch y an z" *ist* bereits eine intentionale Beschreibung); insofern man diese Handlung schlicht um der Gerechtigkeit willen tut (weil man eben tun will, was der Gerechtigkeit entspricht), so ist die konkrete Handlung „Auszahlung des angemessenen Lohnes" das *Mittel* um das Ziel der Gerechtigkeit

zunächst einmal ein *relationaler* Begriff. Eine „gute" Arznei ist eine solche, die hinsichtlich der Herstellung von Gesundheit effizient ist. Und ein „guter" Arzt ist ein solcher, der hinsichtlich gesundheitsinduzierender Aktionen kompetent und wirksam ist. Ein „guter" Unternehmer ist offensichtlich ein solcher, der den Umsatz seines Unternehmens zu steigern, die Arbeitsplätze zu sichern oder gar zu vermehren vermag, usw. In diesem Sinne können wir aber durchaus auch von einem guten Taschendieb oder überhaupt einem „guten" Dieb, Räuber usw. sprechen. Wenn ein Hold-Up besonders „gut" über die Bühne lief, so sprechen wir sogar nicht nur von einem „guten Banküberfall", sondern wir sagen überschwenglich: er war „perfekt".

Diese „sektorielle" Einschränkung und zudem äußerst zweideutige Verwendung des Wortes „gut" vermag uns aber nicht zu befriedigen. Die Problematik der Einschränkung wird nicht nur bei der Rede vom „guten Dieb" (den wir ja schließlich auch noch etwa als „vollendeten Schurken" zu etikettieren pflegen) handgreiflich, sondern auch, wenn wir uns die Frage stellen, *ob der Zweck die Mittel heilige.*

Wir müssen uns dabei zunächst vergegenwärtigen, *unter welchen Bedingungen* die Frage: „Heiligt der Zweck die Mittel?" überhaupt *sinnvoll* ist: Wenn wir nämlich bei der sektoriellen Verwendung des Wortes „gut" stehenbleiben, so ist zu bedenken: In diesem Falle bewirkt ja gerade die Relation einer Handlung zu ihrem Ziel – und *nur* diese Relation –, daß die Handlung als Mittel überhaupt „gut" genannt werden kann. Denn für ein „Mittel" heißt ja „gut-sein" gerade: wirksam sein hinsichtlich der Erreichung des Zieles.

---

zu erreichen. Auch „eine bittere Medizin schlucken, um gesund zu werden" ist eine operative Konkretisierung des Zieles: Obwohl das „Mittel" (technisch betrachtet) nicht ein „konkreter Fall" von „Gesundsein" ist, so ist doch die *Handlung* des Einnehmens (bzw. Einnehmen-Wollens) der Medizin eine operative Konkretisierung – weil *intentionale Antizipation* – von „Gesund-Sein" oder „Gesund-Sein-Wollen". Das heißt: im praktischen Sinne „gut" ist die bittere Medizin nicht schon allein deshalb, weil sie Gesundheit erwirkt, sondern weil jemand gesund sein *will* (dies intendiert) und *deshalb* auch die bittere Medizin will. Fehlt die Intention „Gesund-Sein", so ist das Einnehmen der bitteren Medizin – unbeschadet ihrer technischen Wirksamkeit – eben nicht „gut" und wird auch nicht (als Mittel) gewollt.

Auf dieser Ebene hat also die Frage, ob der Zweck das Mittel heilige, überhaupt keinen Sinn, d. h. sie ist eigentlich von vornherein und rein analytisch (durch die Bestimmung der Bedeutung von „gut") bereits entschieden und mit „Ja" beantwortet. Die Frage, ob der Zweck die Mittel heilige, ist nämlich *überhaupt* nur unter der Bedingung sinnvoll, daß wir einer bestimmten Handlung (z. B. Abtreibung), die in einem „sektor-internen" Kalkül hinsichtlich eines Zweckes („Lebensrettung der Mutter") als „gut" (d. h. tauglich) charakterisiert ist, auch noch einen *davon verschiedenen*, d. h. einen von der diesem Kalkül zugrundeliegenden Zweckrationalität und ihrer darin begründeten „Tauglichkeit" *unabhängigen* Maßstab des Gut-Seins anzulegen vermögen. Damit die Frage, ob der Zweck die Mittel heilige, überhaupt *aufkommen* kann, muß die fragliche Handlung also neben ihrer sektoriellen Zweckrationalität auch noch einer anderen, diese transzendierenden Zweckrationalität untergeordnet werden können, unter der sie zunächst – „in sich betrachtet" – als „schlecht" erscheint: erst dann kann sich sinnvollerweise die Frage stellen, ob ein guter Zweck sie nun „heiligen" könne.

Bezüglich unseres Beispiels mit der Abtreibung, so ist zu betonen, soll mit dem eben Gesagten nicht suggeriert werden, Abtreibung sei eine sittlich verwerfliche Handlung, die auch um eines guten Zieles willen nicht vollzogen werden darf, so daß der Arzt bzw. die Mutter das Kind am Leben lassen müßten. Die gegenwärtige Fragestellung bewegt sich nicht auf dieser Ebene der (normativen) Unterscheidung von „guten" und „schlechten" Handlungen, sondern es geht um die Bestimmung der Bedeutung des Ausdrucks „gut" in bezug auf menschliches Handeln überhaupt. Wir haben bisher die Handlung „Abtreibung" in ihrem sektoriellen Gutsein betrachtet, d. h. in ihrer Eigenschaft als erfolgreiches Mittel zur Erreichung des Zweckes der Lebensrettung der Mutter, ein Zweck, der nun ja ausgesprochen ärztlicher Handlungsrationalität entspricht.

Da jedoch in unserem Beispiel Leben gegen Leben steht, könnte ein umgekehrtes Plädoyer für die Unterlassung einer Abtreibung durchaus auch meinen, das Sterbenlassen der Mutter sei die zweckrational richtige Handlungsweise, um das Leben des Kindes zu retten. Man könnte auch dieses Kalkül „sektoriell" nennen und hinzufügen, auch hier heilige der Zweck (Lebenlassen des Kindes) das Mittel (Sterbenlassen der Frau und Verwaisung von nunmehr sechs Kindern).

Wir richten deshalb im Augenblick unser Augenmerk ausschließlich auf die Tatsache, daß bezüglich des Zieles „Lebensrettung der Mutter" Abtreibung hier eine ausgesprochen *erfolgreiche* und *zweckrationale* Handlungsweise ist, die dann eben genau in dieser Bedeutung des Wortes „gut" auch eine „gute" Handlung genannt werden kann. Jedoch, und dies ist nun ein neuer Aspekt, kann einer solchen Verwendung des Wortes „gut" entgegengehalten werden, Abtreibung sei doch prinzipiell eine ungerechte Handlungsweise (weil gewollte und direkt vollzogene Tötung eines menschlichen Lebewesens). Die Frage ist nun eigentlich die, ob angesichts dieses Zieles der Lebensrettung der Mutter und der entsprechenden „Zweckmäßigkeit" des Mittels „Abtreibung", eine solche eventuelle „Ungerechtigkeit" der Abtreibung überhaupt noch ins Gewicht fallen kann oder ob die Frage, ob Abtreibung nun gerecht oder ungerecht, „gut" oder „böse" sei, nicht vielmehr gerade *nur und nur davon* abhängt, ob das Ziel „Lebensrettung der Mutter" in diesem Fall *das beste* Ziel ist (dies müßte dann durch eine Güterabwägung zwischen Lebenlassen des Kindes und Leben der Mutter und entsprechender voraussichtlicher Folgen ausgemacht werden). Falls es sich in der Tat so verhielte, dann allerdings würde die Frage, ob der Zweck die Mittel heilige, eben eine gegenstandslose Frage, d. h. man müßte dann die Position vertreten, daß prinzipiell ein jedes Mittel eben gerade so gut sei, wie der Zweck, dem es dient, vorausgesetzt es *dient* wirklich diesem Zweck, d. h. es ist ein voraussichtlich *erfolgreiches* Mittel.

Die Frage, ob der Zweck die Mittel heilige, zwingt uns demnach zu fragen, ob es denn eben nicht noch andere Zwecke oder Ziele gebe, die Ärzte, Unternehmer, Wissenschaftler usw. verfolgen, Ziele also, die einer konkreten Handlung „x" („Abtreibung"), ganz unabhängig vom sektoriellen Zielgut „z" („Lebensrettung der Mutter"), die Qualifikation „das darf man an sich nicht" verleihen können, eine Qualifikation, die eben die „Heiligung" von „x" durch das sektorielle Zielgut „z" aufzuheben beansprucht. Erst wenn ein solcher Anspruch widerlegt zu werden vermag, rückt dann auch die Möglichkeit ins Gesichtsfeld, daß sich allein jene Handlung als „gut" erweisen könnte, die bezüglich des sektoriellen Zielgutes „Lebensrettung der Mutter" *weniger* oder gar nicht „gut" d. h. erfolgreich ist (das hieße hier: Unterlassung der Abtreibung), womit die rein sektorielle Zweckrationalität gleichsam auf eine höhere Zweckrationalität hin transzendiert wird, auf jene Ebene nämlich, auf der sich das (sittlich) Gute vom (bloß) Erfolgreichen, Nützlichen, Effizienten *unterscheidet*[2].

Wenn wir dabei nach solchen *anderen* von Ärzten, Unternehmern, Forschern usw. verfolgten Zwecken fragen, so fragen wir nicht etwa nach Zwecken wie „Erholung" oder „musische Betätigung", aber auch nicht solche wie „Kindererziehung" oder „Erhaltung einer menschlichen Umwelt" (durch Engagement in Bürgerinitiativen oder in der Politik); denn dabei handelt es sich um Ziele, die man – verglichen mit der jeweiligen beruflichen Tätigkeit – gleichsam „nebenher" verfolgt, die „noch dazukommen" und in deren Zusammenhang man sich ja jeweils nicht als Arzt, Unternehmer oder Wissenschaftler betätigt (es sei denn insofern, als man in einigen der genannten Fälle das entsprechende Ansehen oder die Fachkenntnis einbringt).

Was wir jedoch suchen, sind Zwecke, die Ärzte, Unternehmer oder Wissenschaftler immer auch und gerade *in* ihrem ärztlichen, unternehmerischen, wissenschaftlichen Tun verfolgen, ja sogar *vorrangig* verfolgen, d. h. Zwecke, deren *Nicht*-Verfolgung bewirken würde, daß auch das jeweilige sich als Arzt, Unternehmer oder Wissenschaftler Betätigen sich *letztlich* als sinn- und zwecklos erweisen würde.

Dieser Zweck ist – einmal ganz allgemein gesprochen – die *Verwirklichung des eigenen Menschseins*. Denn welcher Arzt, Unternehmer oder Wissenschaftler wollte durch die Ausübung seiner beruflichen Tätigkeit nicht auch gleichzeitig sein Menschsein verwirklichen? Wollte er das nicht, so wäre er eher ein Roboter als ein Mensch. Das „Sittliche", „Moralische", „sittlich Gute" hat es also schlicht mit jener Eigenschaft von menschlichen Handlungen zu tun, durch welche diese sich auszeich-

---

[2] Dabei ist unterstellt, daß die willentliche *Unterlassung* einer Handlung ebenfalls eine Handlung ist, auch wenn man nichts „tut". Die willentliche Unterlassung entspringt ja einer rationalen Handlungsstrategie, die man um eines Zweckes willen verfolgt, und sie ist deshalb ebenfalls eine Handlung, für die man die Verantwortung trägt. Oder anders gesagt: Ebenso wie ein konkretes Tun, ist auch eine konkrete Unterlassung entweder als (sittlich) gut oder schlecht qualifizierbar.

nen müssen, um als Handlungen Bestandteil des Programms „Erfüllung des eigenen Menschseins" sein zu können[3].

Zugleich erweist sich das Sittliche als eine Eigenschaft menschlichen Tuns, das *jedem* Tun anhaftet, es aber in seiner sektoriellen Partialität zugleich überschreitet und damit zeigt, daß jedes „sektorielle Gutsein", und damit auch jegliche sektorielle Kompetenz in den Zusammenhang der „moralischen Kompetenz" eines umfassenderen Gutseins, einer höheren, umgreifenderen „Zweckrationalität" gestellt ist. Dies muß man zumindest annehmen, will man nicht leugnen, daß die Frage, ob der Zweck die Mittel heilige, eine sinnvolle Frage ist.

3. Moral ist nicht Sache von Spezialisten

Damit ist noch nicht alles gesagt. Aber wir haben jetzt das Phänomen des Sittlichen gleichsam „lokalisiert" und folgende zwei Dinge haben sich damit geklärt:

Wir haben erstens einmal begriffen, daß Ethik die Spezialisierung der wissenschaftlichen Fachdisziplinen hinter sich läßt und das Tun, *die Praxis des Menschen insofern er Mensch ist* betrachtet. Jene Eigenschaft menschlichen Handelns, die ausmacht, daß wir eine bestimmte Handlung in *diesem* Sinne als „gut" bezeichnen, nennen wir ihre „Moralität" oder „Sittlichkeit". Unterstellen wir einmal, daß Abtreibung willentliche Tötung eines Menschen, d. h. eine als solche *ungerechte* Handlung, zum

---

[3] Man könnte hier freilich einwenden, es genüge, die Handlungsweise des Arztes bzw. das von ihm erlangte Gut der Lebensrettung der Mutter mit dem Übel des Todes des Kindes zu vergleichen und beides einer „Güterabwägung" zu unterziehen. Das würde jedoch das hier gestellte Problem nicht lösen: Denn die Frage würde sich dann nur dahin verschieben, welches denn nun das *Kriterium* für eine solche Abwägung wäre. Die Behauptung, eine solche Abwägung sei hier prinzipiell möglich, würde zudem bereits *voraussetzen*, daß (gute) Ziele prinzipiell die Mittel heiligen: Denn wenn wir zum Ergebnis kommen, daß das Gut des Lebens des Kindes hinter dem Gut des Lebens der Mutter zurücktreten müsse und der Arzt *deshalb* richtig gehandelt habe, dann können wir das ja nur, weil wir eben bereits *für jeden Fall prinzipiell voraussetzen*, daß der Zweck die Mittel heiligen könne; denn handlungstheoretisch betrachtet wird ja dann die Tötung des Kindes zum Mittel, um das Ziel der Lebensrettung der Mutter zu erreichen. Zur Kritik einer ethischen Theorie der Entscheidungsfindung, die allein und auschließlich für Güterabwägung plädiert, siehe unten, Abschnitt 7.

Zwecke der Rettung eines anderen Menschen ist, so können wir sagen, daß unser Arzt keine gute Entscheidung traf, weil er ein ärztlich (sektoriell) gutes Ziel (Lebensrettung) mit einem Mittel verfolgte, das in einem anderen Ziel-Mittel-Zusammenhang, – nämlich demjenigen, ein gerechter Mensch zu sein und damit das eigene Menschsein zu verwirklichen – im eigentlichen Sinne „unzweckmäßig" war. Genauer gesagt: Wenn unser Arzt tatsächlich *ungerecht* handelte, so ist er dem Ziel der Verwirklichung seines Menschseins (wozu das Gut oder die Tugend der Gerechtigkeit gehört) nicht näher gerückt, sondern er hat sich davon entfernt (dasselbe gilt ebenso für die Mutter[4]).

Das Zweite, das wir erschließen können, ist folgendes: Wenn Ethik keine Spezialdisziplin ist, gerade *weil* sie jenen Aspekt menschlicher Praxis zum Gegenstand hat, der *in* aller Praxis den ihren bloß sektoriellen Charakter überschreitenden und damit übergreifenden Aspekt der Menschseinsverwirklichung ausmacht und damit letztlich auch die praktische Sinnhaftigkeit des Arzt-, Unternehmer- oder Wissenschaftlerseins überhaupt erst begründet, dann heißt das auch, daß *ex definitione* nicht nur der Ethiker für diesen Gegenstand (Sittlichkeit, sittliches Gutsein) zuständig oder kompetent sein kann, sondern jeder Handelnde die moralische Kompetenz unmittelbar besitzen muß und auch zu besitzen vermag (andernfalls wäre „Menschsein" ein ziemlich aussichtsloses

---

[4] Die Relevanz dieser Aussage zeigt sich darin, daß die Absicht der Frau ja darin bestand, ihren fünf Kindern die Mutter zu erhalten. Falls nun aber Abtreibung Unrecht ist, so ist die Mutter der fünf lebenden Kinder nun die Mörderin des sechsten. Damit verändert sich aber gerade die Beziehung zwischen Mutter und Kindern. Denn ein jedes Kind weiß, daß es ebenfalls ein potentielles Opfer seiner Mutter hätte sein können. Damit also hat die Frau ihr Ziel gar nicht erreicht: Ihr Verhältnis zu den Kindern kann nicht mehr das einer Mutter sein. Hätte sie hingegen zugunsten des sechsten Kindes ihr Leben geopfert, dann gerade wäre den Kindern die *Mutter* erhalten geblieben (eine solche Perspektive praktisch durchzuhalten ist selbstverständlich eine hohe Anforderung, und vielleicht ohne eine religiöse Lebensorientierung gar nicht möglich; aber an der hier aufscheinenden „Logik des Sittlichen" vermag dies nichts zu ändern). Es ist freilich denkbar, daß die Kinder von der Abtreibung nie etwas erfahren werden. Aber dieses Argument fällt nicht ins Gewicht, und zwar erstens, weil die Beziehung der Mutter (die alles weiß) zu ihren Kindern mit Sicherheit gestört ist, und zweitens, weil man ja dann gar manches Unrecht legitimieren könnte, vorausgesetzt, niemand erfahre davon.

Unterfangen). Der Ethiker – und aus höherer Warte der Moraltheologe
– ist lediglich derjenige, der über das Phänomen „Moralität" oder
„Moral" in einer ganz bestimmten, eben „wissenschaftlichen" Weise
reflektiert. Kurz gesagt: „Wir brauchen auf die Verlautbarungen der
akademischen Moralphilosophie im Regelfall nicht erst zu hören, um
uns als moralische Subjekte konstituieren und bewähren zu können"[5].

Wenn wir Ethik als die Wissenschaft von der Moralität menschlicher
Handlungen bezeichnen, so zeigt sich damit, daß sie eine durchaus
kritische Funktion besitzt: Nämlich jene, sich gegenüber der menschlichen Versuchung der Verabsolutierung des bloß sektoriell „Guten"
wachsam zu halten. Diese falsche Verabsolutierung, – die man etwa auch
„Fachidiotentum" nennt – kann auch auf Schleichwegen daherkommen:
Indem man nämlich wiederum das moralisch Gute „sektorialisiert" bzw.
den Ethiker zu einem Spezialisten unter anderen degradiert. Man wird
dann immer wieder auch danach fragen, „was denn der Ethiker dazu
meine", – in völliger Übersehung der Tatsache, daß, was der Ethiker
wohl sinnvoll meinen kann, nichts anderes sein wird, als was ich bereits
hätte in Rechnung stellen müssen, hätte ich tatsächlich bis anhin moralisch, und nicht nur spezialistenhaft-sektoriell, d. h. „moralisch blind"
gehandelt.

Was Ethik tatsächlich zu leisten vermag, besteht darin, das, was
sowieso schon alle wissen, oder wissen könnten und sollten, genauer zu
formulieren, gegen Scheinwidersprüche zu verteidigen, es auch kultur-
wirksam gegenüber allen Tendenzen der „Sektorialisierung" des Guten
– also dem oft so bequemen moralischen „Fachidiotentum" – gegenwärtig zu halten. Wer es aber letztlich wissen muß, ist derjenige, der in
seinem konkreten Handlungsbereich seine – im besten Falle auch durch
den Glauben erleuchtete – praktische Vernunft ins Werk setzt und eben
als Arzt, Unternehmer oder Wissenschaftler *Entscheidungen* trifft. Denn,
wie schon Aristoteles sagte[6], müssen wir, um gesund zu werden, nicht
alle Medizin studieren; es genügt, dem Ratschlag des Arztes – des

---

[5] H. *Lübbe*, Moral und Philosophie der Moral, in: Der Mensch und die
Wissenschaften vom Menschen. Die Beiträge des XII. Deutschen Kongresses
für Philosophie in Innsbruck vom 29. September bis 3. Oktober 1981, Innsbruck
1983, 545–555 (Zitat: S. 545).

[6] Vgl. Nikomachische Ethik, VI, 13.

Spezialisten – zu folgen. Um sittlich gut zu handeln, müssen wir aber *selbst* die entsprechende sittliche Einsicht besitzen und wählen; das kann uns niemand abnehmen. Insofern ist natürlich auch die Befolgung des Ratschlages eines Arztes eine sittlich qualifizierbare Handlung. Das muß man beispielsweise einer Person deutlich machen, die eine Abtreibung damit rechtfertigt, ihr Arzt habe diese ihr eben „verschrieben".

Wenn ich als Ethiker über „Moral" spreche, so spreche ich also über etwas, worüber alle Bescheid wissen, – oder wissen *können* und natürlich auch sollen. Meine Ausführungen können also nur dazu helfen, sich einmal mehr bewußt zu werden, daß ein jeder als Arzt, Unternehmer, Wissenschaftler, Politiker, Rechtsanwalt, Gewerkschaftsführer oder was auch immer er ist, moralische Kompetenz besitzt, bzw. dafür verantwortlich ist, diese moralische Kompetenz zu besitzen und sie zu kultivieren, ansonsten das Tun als Arzt, Unternehmer usw. recht eigentlich sinn- und zwecklos wäre, – es sei denn man wäre der Meinung, daß dieses Tun nichts mit der Verwirklichung des eigenen Menschseins zu tun habe, was wiederum bedeuten würde, die Frage, ob der Zweck die Mittel heilige, sei eine sinn- und gegenstandslose Frage.

Aus diesen reichlich elementaren und wohl auch nicht ausreichend differenziert hingeworfenen Bestimmungen ergeben sich einige interessante Folgerungen, die ich nun kurz aus dem Gesagten gleichsam herausschälen möchte. Dabei vertraue ich natürlich auf die Kompetenz des Lesers in Sachen Moral; denn daß er diese Kompetenz auch tatsächlich besitzt, das habe ich ja eben zu zeigen versucht.

4. Subjekt jeder Praxis, auch der spezialisiertesten, ist der Mensch

Man wird sich vielleicht bereits gefragt haben: Ist es sinnvoll, den „Arzt" oder „den Unternehmer" vom „Menschen" zu unterscheiden? Nun, das ist zunächst ein logisches Problem: Natürlich ist es sinnvoll, denn sonst wäre ein Satz wie „der Mensch X wird Arzt" ebenfalls sinnlos. Sinnvoll wäre dann lediglich die Aussage: „Das *Subjekt* X wird Arzt, – und *damit* auch Mensch". Das würden wir aber alle, auch die Ärzte, zumindest als eine bodenlose Anmaßung betrachten.

Der Arzt, der Unternehmer, oder wer auch immer, ist nicht ein identitätsloses Subjekt, das dadurch Mensch geworden ist, indem es Arzt

oder Unternehmer wurde. Wohl aber – und das ist festzuhalten – ist der
Arzt oder der Unternehmer ein Mensch, der – einmal Arzt oder Unternehmer geworden – nun eben sein Menschsein – zwar nicht ausschließlich aber doch wesentlich – durch sein Arzt- bzw.
Unternehmer-Sein verwirklichen muß. Und das heißt: Wir müssen zwar
den Arzt oder Unternehmer vom Menschen (d. h. die Identität „Arzt",
„Unternehmer" von der Identität „Mensch") *unterscheiden*, wir können
aber das Tun oder die Praxis des Arztes oder des Unternehmers nicht
von seinem Tun oder seiner Praxis als Mensch *trennen*. Daß das Tun des
Arztes oder Unternehmers – und ich sage jetzt abgekürzt und abstrakt:
das „sektorielle Tun" oder die „sektorielle Praxis" – vom Tun oder der
Praxis als Mensch *untrennbar* ist, das können wir erst sinnvoll begründen, wenn wir zuvor sektorielle Identität („X als Arzt", „X als Unternehmer") von seiner humanen Identität („X als Mensch") *unterschieden*
haben.

Daraus folgt auch, daß das sektorielle Tun nicht einer „sektoriellen
Ethik" untersteht; es untersteht wohl einer auf das sektorielle Tun
angewandten Ethik (die wir auch „Berufsethik" nennen). Aber dieses
Ethos des sektoriellen Tuns ist lediglich Bestandteil der einen und
übergreifenden Ethik des Menschseins. Eine Art „Extra-Ethik", wie sie
etwa Jacques Monod für Naturwissenschaftler gefordert hat, ist zu Recht
als ein „Unding" bezeichnet worden[7]. Sie würde darauf hinauslaufen,
ganze Sektoren menschlicher Praxis der Beurteilung durch allgemein
geltende ethische Kriterien zu entziehen.

Daraus ergibt sich: Immer und überall ist der *Mensch* Subjekt der
Praxis. Jeder, der etwas tut, mag es auch noch so „spezialisiert" sein, ist
dabei letztlich nicht einfach nur Spezialist, sondern Mensch. Und gerade
das heißt, daß sein Tun in der Dimension des Sittlichen steht. Das *sittlich*
Gute ist zunächst einmal nichts anderes als das *menschlich* Gute. Es ist
jenes Gute, durch das sich unsere Handlungen auszeichnen müssen,
wollen wir von ihnen sagen können: Sie sind nicht nur unter einem
bestimmten Aspekt gut, sondern *schlechthin* gut. Und das heißt wiederum soviel wie: Wir brauchen hinsichtlich ihrer nicht mehr zu fragen,

---

[7] R. *Spaemann*/R. *Löw*, Die Frage Wozu? Geschichte und Wiederent-
deckung des teleologischen Denkens, München 1981, 276.

wozu sie *außerdem noch* „gut" („tauglich", „nützlich") sind. Von ihnen gilt: Sie sind nicht deshalb „gut", weil sie „nützlich" sind, sondern sie sind „nützlich", weil sie „gut" sind[8]. Der „Nutzen" besteht hier darin hervorzubringen, was wir „Menschlichkeit" nennen.

Eine Folgerung für das ärztliche Ethos läßt sich daraus unmittelbar ableiten: Wenn wir früher (im Zusammenhang mit dem Beispiel der Abtreibung) sagten, die ärztliche Zweckrationalität werde durch eine „höhere" Zweckrationalität auf die Verwirklichung des eigenen Menschseins hin transzendiert, so ist damit *nicht* gemeint, ein Arzt sei *als* Arzt dazu verurteilt, nur und ausschließlich Ziele wie „Lebensrettung" (oder „Heilung") zu verfolgen und müsse sich, um etwaiges Unrecht zu vermeiden, dann *zusätzlich* noch darauf besinnen, daß er nicht nur Arzt, sondern auch Mensch sei. Dies würde ja bedeuten, daß ärztliche Handlungskriterien einerseits und ethische Handlungskriterien andererseits gleichsam parallel laufen. Im Gegensatz dazu wurde jedoch vorhin begründet, daß sich Ethik bzw. Sittlichkeit gerade immer *im* sektoriellen Tun, also auch im ärztlichen Tun, konkretisiert und gleichsam inkarniert. Das ärztliche Tun muß sich also auch als sektorielles gerade immer auch als *ethisch bestimmbares* Tun identifizieren lassen. Andernfalls wäre es kein *menschliches* Tun.

Das heißt konkret: Falls es tatsächlich „ungerecht" sein sollte, die Leibesfrucht zum Zwecke der Lebensrettung der Mutter abzutreiben, so heißt dies, daß diese Handlung auch eine *ärztlich* schlechte Handlung ist, eben weil Ärzte in allem ihrem Tun nicht einfach „Spezialisten" sind, sondern eben Menschen. Die Frage der Gerechtigkeit oder Ungerechtigkeit des eigentlichen Handelns gehört deshalb mit zur Konstituierung dessen, was man eine *erfolgreiche ärztliche Handlung* nennen muß, eben gerade, weil Ärzte immer auch als Menschen handeln, weil jedes ärztliche Tun immer auch *menschliches* Tun ist. Und das heißt: Jede Handlung eines Arztes ist auch als ärztliche Hand-

---

[8] Zu diesem Begriff des sittlich Guten („honestum") als dem wahrhaft Nützlichen („utile") vgl. *Cicero*, De officiis III, 30: „Est enim nihil utile, quod idem non honestum, nec, quia utile, honestum, sed, quia honestum, utile" („Nie ist etwas nützlich, wenn es nicht gleichzeitig auch sittlich gut ist. Und nicht aufrund seiner Nützlichkeit ist es sittlich gut, sondern weil es sittlich gut ist, deshalb ist es auch nützlich."

lung immer eine Handlung, die auch in der Dimension der Sittlichkeit als gut oder schlecht qualifizierbar ist. So ließen sich ja auch viele Argumente dafür beibringen, ob es bei einer durch I.v.F. induzierten Mehrlingsschwangerschaft zweckmäßiger sei, durch Fötizid nur einen, oder aber zwei oder mehrere Embryonen am Leben zu lassen. Nun sind aber Ärzte weder Viehzüchter noch Ingenieure, die es mit Robotern zu tun haben. Die Frage, ob denn menschliche Lebewesen überhaupt getötet werden dürfen, ist selbst Bestandteil ärztlicher Zweckrationalität, die eben ihrem Wesen gemäß, wie jedes menschliche Handeln, eine ethische Dimension besitzt. Diese Wahrheit liegt bereits dem hippokratischen Eid zugrunde.

5. Jede Praxis transzendiert sich auf sittliche Ziele (Verwirklichung des Menschseins) hin und ist operative Konkretisierung des Programms „Verwirklichung des Menschseins"

Nun können wir einen Schritt weitergehen: Die klassische Tradition begriff die Vollkommenheit der praktischen Vernunft des Menschen unter dem Terminus „Klugheit". Sie nannte „falsche Klugheit" jene, die z. B. den „guten Räuber" auszeichnet; also die bloße Gewandtheit und Geschicklichkeit zum effizienten Erreichen in sich schlechter Ziele. Ebenfalls sprach sie jedoch auch von einer „unvollkommenen Klugheit": Sie richtet sich auf gute, aber nur sektorielle Ziele. So spricht man z. B. von einem „guten (klugen) Kaufmann", oder Piloten, oder Arzt usw. Als „klug" schlechthin und im eigentlichen Sinne betrachtet man jedoch nur denjenigen, dem es zukommt, richtig hinsichtlich des Zieles des menschlichen Lebens als *Gesamtes* zu beratschlagen, zu entscheiden und zu handeln[9]. Wirklich klug ist also, wer ein „*guter Mensch*" ist.

Wenn wir uns nun fragen: Was ist das Ziel des menschlichen Lebens als Gesamtes? so werden wir in der Antwort einen wesentlichen Aspekt des Sittlichen in den Griff bekommen. Es geht dabei im Rahmen dessen, was hier darzutun ist, nicht in erster Linie um die inhaltliche Bestimmung dieses Zieles, sondern um dessen „formale Struktur". *Daß* und *wie* solche

---

[9] Vgl. dazu beispielsweise *Thomas von Aquin*, Summa Theologiae, II-II, q.47, a.13; die Unterscheidung geht zurück auf *Aristoteles*, Nikomachische Ethik VI, z. B. 10, 1142b 29–31.

inhaltlichen Bestimmungen möglich sind – die Grundfrage normativer Ethik –, kann hier ausgeklammert bleiben[10].

Folgendes ist nun zu erwägen: Ist ein sektorielles Tun vorstellbar, das nicht sinnvollerweise auf ein weiteres, „höheres" Gut hingeordnet zu werden vermag? Und umgekehrt: Wenn wir sagten, das Tun des Arztes oder des Unternehmers ziele darauf ab „ein guter Arzt zu sein" „ein guter Unternehmer zu sein", – und auf nichts sonst: würden wir das nicht als etwas zu kurz gegriffen betrachten, ja vielleicht sogar als engstirnig, gefährlich oder dumm? Es verhält sich doch eher so, daß, wer ein guter Arzt oder Unternehmer sein will, dies auch immer um eines anderen Gutes willen erstrebt. Z. B.: um sich und seiner Familie den Lebensunterhalt zu verdienen, um anderen Menschen zu helfen, ihre Lebensbedingungen zu heben, Leiden und Not zu verringern, um daran teilzunehmen, die materiellen Bedürfnisse der Menschen zu decken, also zur Verwirklichung sozialer Gerechtigkeit und Wohlfahrt beizutragen. Oder aber um berühmt zu werden, oder reich, oder um sich selbst zu bestätigen. Nun, alle diese Ziele sind, wie sogleich ersichtlich ist, keine „sektoriellen Ziele"; sie sind, um es einmal so zu sagen, „Menschheitsziele", Ziele, die nicht auf der Ebene der Verwirklichung des Arzt- oder des Unternehmerseins *als solchem* liegen, sondern auf der Ebene der

---

[10] Das folgende bewegt sich also auf der Ebene einer handlungstheoretischen Analyse. Daß Handlungstheorie jedoch bereits *mehr* ist, als bloß eine „propädeutische Disziplin zur Ethik" (so M. *Riedel*, Handlungstheorie als ethische Grunddisziplin, in: H. *Lenk* (Hsg.), Handlungstheorien interdisziplinär II 1, München 1978, 139) vertritt, wie mir scheint richtig, A. W. *Müller*, Praktische und technische Teleologie. Ein aristotelischer Beitrag zur Handlungstheorie, in: H. *Poser* (Hsg.), Philosophische Probleme der Handlungstheorie, Freiburg/München 1982, 70. Vgl. auch ebd., den Beitrag von O. *Höffe*, Philosophische Handlungstheorie und Ethik, S. 233–261, der ebenfalls die These vertritt, „daß die philosophische Handlungstheorie aus sich heraus auf die Ethik verweist und erst in der Ethik ihren Abschluß findet" (S. 233). Vgl. auch *Ders.*, Sittlich-politische Diskurse, Frankfurt/M. 1981, S. 23: „Indem die philosophische Handlungstheorie fundamental Bedingungen jedes menschlichen Handelns erläutert, übernimmt sie gegenüber der Ethik auch ein Stück Begründungsfunktion." Meine nachfolgenden Darlegungen erheben allerdings keineswegs den Anspruch, ein *systematischer* Beitrag zur philosophischen Handlungstheorie zu sein.

Verwirklichung des Menschseins. Genau damit sind sie Ziele, die auf der Ebene des Sittlichen liegen.

Wenn wir das einmal erkannt haben, so müssen wir uns jedoch sogleich wiederum davor hüten, solche „Menschheitsziele" als irgendwelche der jeweiligen sektoriellen Praxis lediglich rein äußerlich zufallende, gleichsam ihr „angeklebte" oder auf sie „aufgestockte" Zwecke zu begreifen; vielmehr müssen wir nun umgekehrt auch wieder sagen: Das Tun des Arztes, des Unternehmers, das sektorielle Tun also, ist jeweils eine bestimmte Verwirklichung oder Konkretisierung solcher sittlichen Ziele. *Im* sektoriellen Tun verfolgt und verwirklicht man letztlich Ziele, die selbst wiederum nicht durch das sektorielle Tun definiert werden, sondern auf jener Ebene, die wir die sittliche nennen, – so daß sektorielle Praxis letztlich als sinn- und zwecklos zu betrachten wäre, würde man das Gegenteil behaupten.

Wir stehen also erneut vor demselben Bestand: Jedes sektorielle Tun (oder „Leistung") transzendiert sich notwendigerweise auf Güter, die selbst nicht mit diesem sektoriellen Tun identisch sind. Und das heißt umgekehrt: *Jedes sektorielle Tun, jede spezialisierte „Leistung" ist „operative Konkretisierung" sittlicher, d. h. für die Verwirklichung und Erfüllung des eigenen Menschseins bedeutsamer Ziele.* In jeder auch noch so spezialisierten Praxis ist der Mensch als sittliches Subjekt und damit in seiner integralen Menschlichkeit engagiert, d. h. entscheidet sich Verwirklichung oder Verfehlung seines Menschseins. D. h. in der Sprache der klassischen Ethik: Jede auch noch so spezialisierte Leistung kann immer als Akt einer bestimmten Tugend qualifiziert werden. Sie ist vor allem in irgend einer Form jeweils „gerecht" oder „ungerecht". Denn Tugenden – und damit auch „Gerechtigkeit" – verwirklicht man nicht „im allgemeinen", sondern jeweils „im besonderen"; das heißt: „sektoriell", indem man Arzt, Unternehmer, Erzieher usw. ist.

Daß wir in all unserem Tun von unserem Menschsein nicht abstrahieren können, ist – trotz der Möglichkeit dies theoretisch zu negieren und sich für die Praxis die Scheuklappen des ethisch blinden Spezialisten anzulegen – zunächst einmal eine schlichte Erfahrungstatsache, deren jeder unmittelbar einsichtig wird, wenn er sich nur einmal fragt, *wozu* er eigentlich tut, was er tut.

6. Sittliche Güter sind immer Inhalte freier Willensentscheidungen, d. h. Gegenstände von Intentionen oder Wahlakten

Was ist die Eigenart dieser Güter, auf die hin sich jedes sektorielle Tun transzendiert, bzw. als deren operative Konkretisierung sektorielle Praxis zu begreifen ist? Zunächst können wir sagen: Es sind nicht Güter, die wir herstellen, die also gleichsam nach vollendeter Tat unabhängig von uns als Handelnde „da sind“: Z. B. „Kapital“, „Maschinen“, „Häuser“. Solche Güter haben erstens die Eigenschaft, daß sie bleiben, auch wenn derjenige, der sie erzeugt hat, nicht mehr ist. Nicht ihr Werden, aber ihr Sein besteht unabhängig von ihrem Erzeuger; folglich können sie nicht den Inhalt des Programms „Verwirklichung des Menschseins“ *definieren*. Zweitens handelt es sich bei dieser Art von Gütern um solche, deren Erzeugung immer noch die Frage aufwirft, *wozu* wir sie denn erzeugt haben, bzw. wozu wir sie gebrauchen können oder wollen. Das heißt: Sie verbleiben immer noch auf der Ebene des Sektoriellen.

Betrachten wir nun den Fall der „Gesundheit“. Die Gesundheit wird – *natura adiuvante* – durch das Tun des Arztes (und nur in Einzelfällen auch *trotz* dieses Tuns) „hergestellt“. Für den Arzt sind durch ihn gesundgepflegte Patienten – d. h. die in seinen Patienten „hergestellte Gesundheit“ – ein Gut, das notwendigerweise wiederum auf Ziele hin transzendiert werden muß, die mit dem Gut „Gesundheit von Patient X“ nicht identisch ist. Folgende Frage ist deshalb sinnvoll: Warum will der Arzt seine Patienten gesundpflegen? Antwort: Weil er nur dadurch Geld verdienen kann, leben kann, anderen Menschen helfen kann, berühmt werden kann usw.

Etwas anders verhält sich die Sache aus der Sicht des Patienten: Der Kranke geht nämlich zum Arzt, weil er gesund werden will, ohne aber mit der erstrebten Gesundheit etwas anderes als eben Gesundsein erreichen zu wollen. Warum will einer gesund werden? Selbstverständlich gibt es auch hier partielle und nächstliegende Motivationen: Ich kann unbedingt gesund werden wollen, weil ich weiß, daß ich am 1. Dezember in Wien einen Vortrag halten muß und weil ich den Veranstalter nicht in Schwierigkeiten bringen möchte. Aber die Gesundheit ist ein Gut, das wir ganz unabhängig und in fundamentalerer Weise als Gut erstreben. Wozu? Das könnte wohl niemand mehr so ganz genau sagen. Einfach weil wir „Gesundsein“ als fundamentales Gut des Mensch-Seins erfassen. Es gehört als integraler Bestandteil zu dem, was wir Menschen unter dem Begriffe „Verwirklichung des Menschseins" erstreben. Es scheint irgendwie unmittelbar einleuchtend, daß „Gesundsein" in einer gewissen Weise zur Integrität des „Mensch-Seins" gehört, gleich wie auch „Leben" dazu gehört. Und leben wollen wir, weil „Leben" einfach das Fundament unseres Menschseins und damit auch Bestandteil seiner Verwirklichung ausmacht. Krank-Sein gehört irgendwie bereits zur Negation von Leben und Menschsein, sodaß wir eben naturhaft-spontan alle gesund sein wollen.

Mit der Gesundheit ist natürlich nur ein sehr elementares menschliches Gut angesprochen. Wir könnten andere nennen, die ebenfalls fundamental, d. h. bezüglich weiterer Intentionen nichthinterfragbar und naturhaft-spontan erstrebt sind: Die Erhaltung der Spezies Mensch durch die Weitergabe des menschlichen Lebens; die Verbindung von Mann und Frau; die eigenen Nachkommen zu Menschen erziehen; mit Seinesgleichen in Kommunikation stehen und in Gesellschaft leben; Wahrheit erkennen (und das heißt letztlich immer auch: Gott erkennen); den als Ursprung und Erhalter der eigenen Existenz erkannten Gott verehren und lieben; die Natur oder die Schöpfung zum Wohle des menschlichen Lebens beherrschen, vervollkommnen und erhalten, und das heißt: arbeiten; usw. Streben nach solchen Gütern, die unsere *humane Identität* in fundamentaler Weise konstituieren, nennt der Ethiker auch „natürliche Neigungen"[11].

Bleiben wir jedoch beim Beispiel „Gesundheit": Es ist jetzt eine entscheidende Differenzierung und Ausweitung der Perspektive nötig: Ich möchte nämlich nicht behaupten, daß die Gesundheit *als solche betrachtet* ein sittliches Gut sei. Erstens, weil ja auch ein kranker Mensch ein guter Mensch sein kann. Zweitens, weil man durchaus auch sogar dazu verpflichtet sein kann, die eigene Gesundheit, ja sogar das Leben anderen Gütern hintanzustellen. Wir dürfen also keinesfalls „Gesundsein" mit „Gutsein" (im sittlichen Sinne) identifizieren; der Ethiker

---

[11] Zu ihrem Verhältnis zur sog. „lex naturalis" (Naturgesetz) vgl. Thomas *von Aquin*, Summa Theologiae, I–II, q. 94, a.2. Vgl. dazu meine systematischen Ausführungen in: M. *Rhonheimer*, Natur als Grundlage der Moral. Die personale Struktur des Naturgesetzes bei Thomas von Aquin: Eine Auseinandersetzung mit autonomer und teleologischer Ethik, Innsbruck–Wien 1987.

würde das einen „naturalistischen Fehlschluß" nennen[12]. „Gesundsein"
ist physiologisches „Gutsein" des Menschen, also wiederum nur ein
sektorielles „Gutsein". Dennoch, davon sind wir ausgegangen, ist Gesundheit ein menschliches Gut und wir erstreben es um seiner selbst
willen. Wir scheinen uns also im Kreis zu bewegen und irgendwie nicht
aus der sektoriellen Ebene in die das bloß Sektorielle überschreitende
Ebene vorstoßen zu können.

Dies ist so, weil wir einen entscheidenden Gesichtspunkt bisher
ausgeklammert haben: Der Mensch ist nicht ein Ensemble von „Zuständen", sondern ein aufgrund von Vernunft und Willen handelndes und
damit freies Subjekt[13]: Er ist Person. Der Mensch, insofern wir ihn als
sittliches Subjekt und damit als personales Wesen betrachten, das heißt
als Subjekt, das sein Menschsein aufgrund von Vernunfteinsicht und
nicht-determiniertem Streben zu verwirklichen sucht, wird nicht einfach
von Gütern „affiziert", sondern er verfolgt *intellektiv erfaßte* Güter
aufgrund von *freien Willensakten*. Das „Gute", das wir „sittlich" nennen,
und was unser Menschsein eigentlich verwirklicht, ist nicht einfach jenes
menschlich Gute, das wir *irgendwie* „erlangen", „besitzen" oder „bewirken", sondern jenes, das wir in freier Willensentscheidung verfolgen,
– d. h. „intendieren" oder „wählen" –, und für dessen Erlangung oder
Verfehlung, Besitz oder Nichtbesitz wir damit auch *verantwortlich* sind.
Genau deshalb kann der Kranke auch ein guter Mensch sein: Insofern er
nämlich für seinen Zustand nicht selbst verantwortlich ist. Ist er für seinen
Zustand selbst verantwortlich, etwa aufgrund von Nachlässigkeit, Faul-
heit, Selbstverachtung oder gar Selbstzerstörung, so würden wir entsprechende Handlungen oder Unterlassungen sittlich als „schlecht"

---

[12] Der Terminus („naturalistic fallacy") stammt von G. E. *Moore*, Principia
Ethica (1903), Reprint: Cambridge 1984. *Moore* wollte richtig zeigen, daß „gut"
(im moralischen Sinne) mit keiner empirischen Eigenschaft *identifiziert* werden
kann (wie etwa „gesund") und damit auch ein „Sollen" nicht aus einem bloßen
„Sein" abgeleitet werden kann. *Moore* besitzt allerdings einen „empiristischen"
(und – historisch verständlichen – „antiidealistischen") Begriff von „Sein".
Zum adäquaten Verständnis dessen, was ich im folgenden unter einem praktisch
relevanten „Menschsein" (bzw. „menschlicher Natur") verstehe, muß ich auf
mein erwähntes Buch „Natur als Grundlage der Moral ..." verweisen.
[13] Vgl. auch W. *Kluxen*, Thomas von Aquin: Zum Gutsein des Handelns,
in: Philosophisches Jahrbuch 87 (1980), S. 327–339.

qualifizieren können: Als willentliche Negierung des Gutes der eigenen Selbsterhaltung. Denn eine solche Negierung hieße ja nun schlicht und einfach, sich „unmenschlich" sich selbst gegenüber zu verhalten.

Aus demselben Grund ist beispielweise der bloße Tod eines unschuldigen Menschen kein sittliches Übel, sondern ein bloßes Ereignis. Wohl aber ist das *Töten* eines Unschuldigen ein sittliches Übel, d. h. das *Wollen* des genannten Ereignisses, dessen willentliche Herbeiführung ja ein Unrecht ist. Ebenfalls ist das *Erleiden* von Unrecht kein sittliches Übel, wohl aber das Unrecht*tun*. Wir müssen auch deutlich eine gegen fundamentale menschliche Güter gerichtete Intention oder Wahl von einem bloßen Absehen von solchen Gütern durch das „in Kauf Nehmen" oder „Zulassen" ihres Gegenteils unterscheiden. Der Märtyrer „wählt" nicht den Tod, sondern die Glaubenstreue, und muß dafür in Kauf nehmen, daß man ihn tötet. Für seinen Tod trägt nicht *er* die Verantwortung; er trägt sie nur für seine Glaubenstreue. Würde er sich *ad maiorem gloriam Dei* selbst entleiben, dann wäre er ein Selbstmörder und Gotteslästerer.

Damit kommen wir zunächst zu folgendem Ergebnis: (Sittlich) gut oder böse ist eine Eigenschaft von menschlichen *Willensakten*, d. h. von Akten, mit denen ein Mensch etwas intendiert oder wählt. *Das Phänomen des Sittlichen entsteht dort, wo sich der Mensch mit seinem Willen zu jenen Gütern verhält, die sein Menschsein abstecken, es konstituieren und definieren.* In ihrer konkrete Handlungsweisen überschreitenden Universalität sind diese Güter allerdings keine Handlungsgegenstände, sondern lediglich *Intentionen*; sie konkretisieren sich jeweils „sektoriell" und tauchen dann eben im Tun des Arztes, des Unternehmers, Forschers usw. handlungsspezifisch, d. h. „operativ konkretisiert" auf. Sie sind also, wie bereits gezeigt, in jedem sektoriellen Tun stets präsent. Niemand kann sich um moralische Fragen drücken. Was auch immer wir tun und wo wir es tun: wir beziehen uns mit unserem Willen, das heißt mit Akten des Intendierens und Wählens auf fundamentale menschliche Güter, unterstehen damit dem Anspruch des Sittlichen und sind dabei, das Programm „Verwirklichung des eigenen Menschseins" durchzuspielen.

Kommen wir, im Lichte dieser Aussagen, auf unseren Arzt zurück, der die Abtreibung als Mittel zur Lebensrettung der Mutter wählt. Wir nehmen an, er komme zu seiner Entscheidung, indem er eine Abwägung zwischen dem Gut des Lebens der Mutter (auch hinsichtlich ihrer fünf lebenden Kinder) und dem Gut des Lebens des Kindes vollzieht; er kommt zum Ergebnis, das Gut der Lebensrettung der Mutter überwiege den Tod des Kindes und rechtfertige deshalb dessen Tötung. Ganz unpolemisch kann man also sagen: Er ist der Meinung, der Zweck „heilige" in diesem Falle das an sich bedauerliche Mittel (denn auch unser Arzt ist der Meinung, daß eine Abtreibung in sich betrachtet keineswegs etwas Gutes, sondern wenn immer möglich zu vermeiden ist). Das Gutsein der Handlung „Abtreibung" *in diesem Fall*, und damit auch ihre Eigenschaft, eine „gerechte Handlung" zu sein, wird also durch das Mittel-Ziel-Kalkül bzw. durch die Güterabwägung begründet.

Dabei wird jedoch gerade übersehen oder ausgeklammert, daß der Arzt ein handelndes Subjekt ist, das mit der Abtreibung den Tod des Kindes *wählt*. D. h. er verhält sich in der Handlung *intentional* zum Leben des Kindes in der Weise: „Ich betrachte deine Existenz als Übel für das Leben der Mutter". Dieser intentionale Akt, der notwendigerweise in der frei gewählten Handlung „Abtreibung" impliziert ist, wird durch die Güterabwägung keineswegs aufgehoben und er prägt den Willen des Arztes. Er ist *in sich betrachtet* ein Akt der *Ungerechtigkeit*, weil es ungerecht ist, das Leben eines anderen Menschen als ein Übel zu betrachten, bzw. sich dazu intentional als zu einem Übel zu verhalten. „Gerechtigkeit" ist fundamental ein Akt der *Anerkennung* des anderen als „mir Gleicher". Ungerecht ist der Entzug solcher Anerkennung, weil er gegen die „Goldene Regel" verstößt, das Fundamentalprinzip der Gerechtigkeit: „Was du nicht willst, das man dir tu', das füg' auch keinem andern zu". Kein Mensch kann nämlich wollen, daß man seine eigene Existenz als ein Übel betrachtet, auch nicht zugunsten der Existenz eines anderen Menschen. Ein Wille, der sich in dieser Weise zum Leben eines Mitmenschen verhält, ist deshalb ein schlechter oder böser Wille.

Es nützt also dem Arzt gar nichts, daß er durch die Güterabwägung das Leben der Mutter als vorzuziehen betrachtet. Das wäre nur relevant für ein Urteil der Art: „Es wäre besser, die Frau wäre nicht schwanger geworden". Diese Meinung ist unproblematisch und wohl in diesem Fall auch richtig. Sie ist aber kein Handlungsurteil (der Unterschied ist der gleiche, wie derjenige zwischen dem Urteil ,,Für X wäre es besser, er würde sterben" und dem Handlungsurteil, X gerade aus diesem Grund durch aktive Euthanasie zu töten).

Spätestens jetzt zeigt sich, daß die Güterabwägung eine verkürzte Strategie moralischer Entscheidungsfindung ist. Sie bleibt ein rein abstraktes Kalkül, das nun ja gerade den entscheidenden Aspekt, den Arzt als *Handelnden* und damit *wählendes Subjekt* ausklammert, als ein Subjekt, das sich zum Leben eines anderen Menschen als zu einem Übel verhält und damit gegen Gerechtigkeit verstößt (man könnte dem nur aus dem Wege gehen, indem man behauptet, Ungeborene seien gar keine Menschen; damit verschiebt sich jedoch das Problem; es wird zu einer Frage der ,,Diskriminierung". In gleicher Weise wurde auch in den USA im 19. Jahrhundert in einem berühmten Urteil des Obersten Gerichtshofes die Sklaverei verteidigt).

Die Tatsache, daß der Arzt einen *ungerechten Willen* besitzt, kann durch keine Güterabwägung aufgehoben werden. Würde er die Abtreibung unterlassen und den Tod der Frau in Kauf nehmen, so könnte man allerdings nicht sagen, er verhalte sich nun umgekehrt zum Leben der Frau als zu einem Übel, weil er ja ihren Tod gleichsam wähle, um das Kind nicht zu töten. Das ist nicht der Fall, weil der Arzt ja bezüglich des Lebens der Fau gar keine *Handlung* wählt. Er ist für den Tod der Frau nicht verantwortlich, so wenig wie er für die gesamte Situation (bzw. die Schwangerschaft der Frau und ihre Herzkrankheit) verantwortlich ist. Eine *konsequentialistische* Ethik würde dieser Sicht allerdings widersprechen. Damit beschäftigen wir uns im nächsten Abschnitt. Hier ging es vorerst nur darum zu zeigen, wie grundlegend wichtig die Einbeziehung der Tatsache ist, daß wir als Handelnde nicht einfach ,,Ausführungsorgane" von durch Güterabwägungen aufgestellten Folgebilanzen sind, sondern Subjekte, die sich in jeder konkreten Handlung, ganz unabhängig von den Folgen, intentional zu Gut und Übel, und damit immer auch zu konkreten *Personen* (Mit-Menschen) verhalten, ein Verhältnis, das gerade in der Güterabwägung selbst aus dem Raster fällt[14].

---

[14] Dieser Gedanke ist übrigens wichtig für die Begründung verfassungsmäßig verankerter Menschenrechte als Rechte von *Personen*. Diese werden geltend gemacht gerade *unabhängig* von der gesellschaftlichen Gesamtbilanz der Folgen ihrer Respektierung.

Eine ergänzende Schlußfolgerung ist die folgende: „Menschsein" definiert einen Kontext, der *enger* ist als der Kontext dessen, in dem der Mensch tatsächlich – z. B. „technisch" – etwas tun oder bewirken *kann*. Genau deshalb ist es trivial zu sagen: Nicht alles, was man tun kann, *darf* man auch tun. Und das heißt wiederum soviel wie: nicht alles, was man faktisch tun kann, ist auch schlechthin *gut*. *Können* tun wir ja ständig mehr: vieles davon ist auch tatsächlich gut, aber eben nicht alles. Die Moral hat weder die Aufgabe, das fortschreitende technische „Können" zu verteufeln, noch sich ihm einfach anzupassen. Moral setzt Grenzen, jene Grenzen, die verhindern, daß der Mensch durch sein Können – seine „Leistung" – sich selbst vergißt, d. h. seine Herrschaft über die Natur – und damit auch über den Menschen – potenziert, aber nicht mehr menschlich handelt[15]. Auch das ist trivial. Aber es kann wiederum nur durch nicht-triviale Sätze begründet werden. Begründen müssen wir nicht, daß man nicht alles darf, was man kann. Das ist ein schlicht selbstverständlicher Satz. Wir müssen aber unterscheiden, *welches* Können gut und welches schlecht ist. Genau dazu brauchen wir ein Kriterium für jene Eigenschaft von Leistungen, die deren sektorielle Zweckrationalität überschreitet und in der Dimension der „Sittlichkeit" verortet ist.

7. Ein falsches Modell der Bestimmung des sittlich Guten: Der konsequentialistische Utilitarismus

Eine heute weitverbreitete Auffassung, die, wie bereits erwähnt, der hier dargelegten Sicht widerspricht, durch deren kritische Beleuchtung wir aber einige wertvolle Präzisierungen zu erlangen vermögen, besagt: Das sittlich Richtige ist nichts anderes als die optimale Bilanz der <u>voraussehbaren</u> Folgen unseres Tuns; und „gut" ist eine Handlung, wenn

[15] Darin liegt die Quintessenz der Kritik der katholischen Kirche an neueren Möglichkeiten der Biotechnologie; vgl. „Instruktion der Kongregation für die Glaubenslehre über die Achtung vor dem beginnenden menschlichen Leben und die Würde der Fortpflanzung", Verlautbarungen des apostolischen Stuhls 74 (hsg. vom Sekretariat der Deutschen Bischofskonferenz), Bonn 1987. Vgl. auch P. *Koslowski* u. a. (Hsg.), Die Verführung durch das Machbare, Stuttgart 1983 und J. *Vilar*, Forschen und Machen in der Genetik: In-Vitro-Fertilisation unter medizinisch-ethischem Aspekt, in: Forum Katholische Theologie, 2 (1985), S. 117–139; R. *Löw*, Leben aus dem Labor. Gentechnologie und Verantwortung – Biologie und Moral, München 1985.

sie sich die Erreichung dieses Optimums zum Ziel setzt. Diese Meinung unterstellt, daß wir für alle voraussehbaren Folgen unseres Tuns verantwortlich sind[16]. Diese Folgen betreffen bestimmte Güter oder deren Negierung. Wir müssen also zusehen, daß die „Güterbilanz" optimal oder positiv ist[17], bzw. daß wir üble Folgen unseres Tuns minimalisieren[18]. Mann nennt das – je nach Spielart – „Proportionalismus", „Konsequentialismus" oder „teleologische Ethik"[19]. Es handelt sich dabei um Varianten utilitaristischer Ethik.

Einige Beispiele: Ein Kompaniekommandant verlangt von einem Kriegsgefangenen, einen Mitgefangenen zu erschießen; wenn er sich weigert – so wird ihm erklärt –, wird man hundert Gefangene erschießen. Das heißt: Weigert sich der Gefangene, den Befehl auszuführen, so hat

---

[16] Vgl. z. B. B. *Schüller*, Die Begründung sittlicher Urteile, a.a.O., S. 290.

[17] Ebd., S. 284: „ … von zwei zur Wahl stehenden Handlungsweisen" ist „diejenige die sittlich richtige, die vergleichsweise mehr Gutes bewirkt als ihre Alternative."

[18] So müssen wir nach R. A. *McCormick* generell das „kleinere Übel" wählen; das wird mit dem Argument begründet, daß wir sonst ja das größere Übel wählen müßten, was offensichtlich absurd sei; vgl. R. A. *McCormick*, Ambiguity in Moral Choice, in: R. A. *McCormick* and P. *Ramsey* (Hsg.), Doing Evil to Achieve Good, Chicago (Loyola University Press) 1978, S. 38. Diese Argumentation setzt natürlich bereits voraus, daß wir auch für die Folgen der Unterlassung einer in sich als Untat zu qualifizierenden Handlung verantwortlich sind, daß wir diese Folgen also „wählen". Zur Absurdität dieser Vorannahme siehe das Folgende.

[19] Zur Differenzierung der drei Termini vgl. J. M. *Finnis*, Fundamentals of Ethics, Oxford (University Press), 1973, S. 80–86. Der Terminus „teleologische Ethik" im Unterschied zu einer sog. „deontologischen Ethik" stammt von C.D. *Broad* (Some of the Main Problems of Ethics, in: Readings in Philosophical Analysis, New York 1949); siehe auch W. K. *Frankena*, Analytische Ethik (1963), München 4.Aufl. 1986, S. 32ff. Der Terminus „Consequentialism" wurde durch G.E.M. *Anscombe* eingeführt (Modern Moral Philosophy [1958], in: The Collected Philosophical Papers of G.E.M. Anscombe, vol. III, Oxford [Basil Blackwell] 1981, S. 26–42); von Proportionalismus spricht man in der Tradition der klassischen Lehre von Handlungen mit Doppeleffekt. Wie Finnis, a.a.O., S. 82ff. zu recht betont, besitzt der Begriff „Konsequentialismus" den Nachteil, daß er den Anschein erweckt, der Nicht-Konsequentialist erachte die Folgen von Handlungen für deren Beurteilung als unerheblich, was jedoch nicht der Fall ist; und „teleologische Ethik" suggeriert fälschlicherweise, daß klassische normative Ethiken, wie etwa die aristotelische, nicht-teleologisch seien.

das zur Folge, daß hundert Unschuldige sterben. Führt er den Befehl aus, so stirbt nur einer. Der Konsequentialist behauptet, durch seine Weigerung sei der Gefangene für den Tod von hundert ebenso verantwortlich wie für die eigenhändige Erschießung des Einen; denn man ist ja für alle voraussehbaren Folgen des eigenen Tuns verantwortlich. Gut ist jene Handlungsweise, durch welche das Übel minimalisiert wird. Also muß man den Einen erschießen.

Zweites Beispiel: Präsident Truman rechtfertigte den Einsatz von Atombomben über Hiroshima und Nagasaki gegenüber nichtkombattanter Zivilbevölkerung folgendermaßen: Durch die Atombombe wird Japan mit Sicherheit zur Kapitulation gezwungen und der Krieg beendet werden; voraussichtlich werden bei Fortgang des Krieges mehr Menschen sterben, als durch Abwurf der Atombombe. Folglich ist es sittlich einwandfrei, die Atombombe auch gegen unschuldige Menschen einzusetzen[20].

Drittes Beispiel: Der Hohepriester Kaiaphas argumentierte: es sei besser, daß ein Unschuldiger stirbt, als daß das ganze Volk zugrunde geht. Folglich ist es erlaubt, Jesus von Nazareth zu töten, um das Volk vor der Vernichtung zu retten[21].

Viertes Beispiel: Einem Unternehmer wird die Möglichkeit angeboten, ein bestimmtes Produkt (z. B. die Abtreibungspille RU 486), von dessen Amoralität er überzeugt ist, mit Alleinvertriebsrecht zu verkaufen. Wenn er es nicht verkauft, wird der Produzent voraussichtlich einem anderen das Produkt anbieten, dessen Skrupellosigkeit bekannt ist. Der Unternehmer überlegt sich: Wenn ich das Produkt verkaufe, kann ich den Schaden in Grenzen halten. Wenn ich es nicht tue, verkauft die Konkurrenz, und der Schaden wird viel größer sein. Ich wäre also mitverantwortlich für diese Folge. Zudem kann ich ja mit dem Erlös wiederum anderes, Gutes tun. Es ist also besser, ich übernehme den Verkauf, um damit das Übel zu minimalisieren.

Fünftes Beispiel[22]: „Am 28. November 1952 verurteilte der Bundesgerichtshof zwei Ärzte wegen Beihilfe zum Mord, die im Jahre 1941

---

[20] „Unschuldige" heißt hier soviel wie: „nichtkombattante Zivilbevölkerung".

[21] Vgl. Joh 11, 49–50.

[22] Zitiert nach R. *Spaemann*, Nochmals: deontologische oder teleologische Moralbegründung? in: Herder Korrespondenz 37 (1983), S. 80.

bei der Durchführung der staatlich angeordneten Massentötung von Geisteskranken mitgewirkt hatten. Die Ärzte hatten Kranke in sogenannte Verlegungslisten eingetragen und damit für die Tötung freigegeben. Sie machten vor Gericht unwidersprochen geltend, daß sie nur deshalb bei der Tötungsaktion mitgewirkt hatten, weil sie einen Teil der von der Ermordung bedrohten Kranken retten wollten. Tatsächlich setzten sie unter Überschreitung der dafür gegebenen Richtlinien etwa 25% der Kranken von den Verlegungslisten ab. Andere Kranke bewahrten sie vor dem Vergasungstod, indem sie sie entließen oder in konfessionellen Anstalten unterbrachten"[23].

Das sind konsequentialistische Kalküle, sogenannte „Güterabwägungen". Es sei betont: Hier soll in keiner Weise behauptet werden, Güterabwägung sei unstatthaft. Sie ist im Gegenteil die normale Weise, in der wir uns als handelnde Subjekte rational verhalten. „Konsequentialismus" ist jedoch eine Ethik, die zur Entscheidungsfindung *nur* die Güterabwägung zuläßt, also ein ethisches Modell, das die Richtigkeit des Handelns ausschließlich aufgrund der Abwägung voraussichtlicher Folgen bestimmen möchte.

Das konsequentialistische Kalkül, das ich an anderer Stelle ausführlicher kritisiert habe[24], besitzt jedoch einige grundlegende Schwächen,

---

[23] Die Ärzte waren zunächst aufgrund dieser Tatmotive von den unteren Instanzen freigesprochen worden; der Bundesgerichtshof hob den Freispruch auf. Die wesentlichen Passagen aus der Urteilsbegründung sind bei *Spaemann* a.a.O. nachzulesen. Deren Kern besteht in der Aussage, die Ärzte hätten auf keinem Fall an einem Unrecht mitwirken dürfen, zumal der Verlust der eigenen Anstellung (als Folge der Beachtung des im Strafrecht verankerten unbedingten Tötungsverbotes) in diesem Falle durchaus im Bereich des Zumutbaren lag.

[24] Vgl. M. *Rhonheimer*, Natur als Grundlage der Moral, a.a.O., S. 273 ff.; 350 ff.; 410 ff.; sowie *ders*: Menschliches Handeln und seine Moralität. Zur Begründung sittlicher Normen, in: M. *Rhonheimer, A. Laun, T. Goritschewa, W. Mixa*: Ethos und Menschenbild. Zur Überwindung der Krise der Moral, St. Ottilien 1989, 45–114. S. auch G.E.M. *Anscombe*, Modern Moral Philosophy, a.a.O; J.M. *Finnis,* a.a.O.; G. *Grisez*, Against Consequentialism, in: The American Journal of Jurisprudence and Legal Philosophy, 23 (1978), S. 21–72; R. *Spaemann*, Über die Unmöglichkeit einer universalteleologischen Ethik, in: Philosophisches Jahrbuch 88, 1 (1981), S. 70–89; J. *Seifert*, Absolute Moral Obligations Towards Finite Goods as Foundation of Intrinsically Right and Wrong Actions. A Critique of Consequentialist „Teleological Ethics": Destruction of Ethics through Moral Theology?, in: Anthropos 1 (1985), S. 57–94. Aus

die zu Selbstwidersprüchen führen: Erstens einmal anerkennt es nur die sektorielle Bedeutung des Wortes „gut", und zwar als das „sittlich Richtige" bezüglich eines konkreten Handlungszusammenhanges: Dieses sittlich „Richtige" erscheint lediglich als Bilanzgröße[25]. Damit verschwindet die Transzendenz des sittlich Guten als *Bestandteil* der „Richtigkeit" von Handlungen, weil der Mensch als handelndes und vor allem *wählendes* Subjekt, das sich willentlich-intentional zum Guten

---

moraltheologischer Sicht: S. *Pinckaers*, Ce qu'on ne peut jamais faire. La question des actes intrinsèquement mauvais. Histoire et discussion, Fribourg 1986.

[25] Dabei wird mit dem Begriff des „vorsittlich" („praemoralisch", „ontisch") Guten operiert: Alle Güter, bzw. Übel besitzen einen nur „vorsittlichen" Wert. Das *sittlich* Richtige erscheint erst in der Güterabwägung als Bilanzgröße, und sittlich *gut* ist der Wille, der diese Bilanzgröße intendiert. – Zur Unterscheidung der Termini gut/böse und richtig/falsch, auf die konsequentialistische Ethiker großen Wert legen, sei hier noch folgendes angemerkt: Wie mir scheint ist im Begriff des „sittlich Guten" jener des „sittlich Richtigen" *impliziert*; d. h. der Begriff des (sittlich) Richtigen entspringt einer *Abstraktion* vom Kontext des frei, aufgrund von Vernunft und Willen strebenden, wählenden Handlungssubjektes. Nur „per accidens" kann eine „sittlich falsche" auch eine „sittlich gute" Handlung sein, nämlich dann, wenn unüberwindbare, d. h. schuldlose Unwissenheit vorliegt. Ebenfalls ist es möglich, daß eine sittlich richtige Handlung zugleich sittlich böse ist: Nämlich dann, wenn ein gutes/richtiges Mittel mit schlechter Absicht gesetzt wird. Zu meiner Kritik an der Behauptung der Priorität des Begriffs der „richtigen Handlungsweise" hinsichtlich desjenigen der „sittlich guten Handlung" vgl. Verf., Natur als Grundlage der Moral, a.a.O., S. 263. Die dort kritisierte Position von B. *Schüller* (Die Begründung sittlicher Urteile, Düsseldorf, 2. Aufl. 1980) geht im Wesentlichen auf W. D. *Ross* zurück (The Right and the Good, Oxford 1930); vgl. dazu auch M. *Riedinger*, Das Wort 'gut' in der angelsächsischen Metaethik, Freiburg/München 1984, S. 46ff.. Während man in der Tradition von Ross das Wort „gut" allein auf Einstellungen (Urteile, Gesinnungen, Wertschätzungen) des handelnden Subjekts anwendet und Handlungen oder Akte selbst nur als „richtig" oder „falsch" bezeichnet, möchte ich hier vor allem festhalten, daß die Qualität „gut" – und damit die eigentliche sittliche Wertqualität – gerade auch Handlungen (bzw. „Handlunsgweisen") zuzusprechen ist. Das Gegenteil einer (sittlich) guten Handlung wäre dann allerdings nicht eine (sittlich) „böse", sondern eine (sittlich) „schlechte" Handlung. „Böse" bezieht sich auf die Intention (Absicht). Damit ist die notwendige Differenzierung gewahrt, ohne der Gefahr zu verfallen, den Ursprung des Phänomens des sittlich Guten allein in den Einstellungen usw. des Subjektes zu suchen, sondern *auch* in den Handlungsweisen selbst: Wertanalyse ist immer auch Handlungsanalyse.

verhält (s. oben, Abschnitt 6), aus dem Gesichtsfeld gerückt wird. Bei Güterabwägungen wird ja noch nicht gewählt, sondern eher „gerechnet". Reduziert man Handlungsrationalität und Entscheidungsfindung auf Güterabwägung, so wird es nun einerlei, ob ich eine Folge *intendiere* bzw. sie *wähle*, oder ob ich sie einfach *bewirke* und dieses Bewirken *voraussehe*. Dagegen ist aber zu sagen: Für was ich *intendiere* oder *wähle*, trage ich die Verantwortung; aber nicht unbedingt für alles, was ich voraussichtlich *bewirke*. Denn es besteht ein tiefgreifender Unterschied zwischen „Bewirken" als bloß „technischer" Verursachung einer Folge und deren *moralischer* Verursachung.

Schauen wir uns das am ersten Beispiel näher an: Der Gefangene, der seinen Mitgefangenen erschießt, um 99 anderen das Leben zu retten, wählt den Tod eines unschuldigen Menschen. Seine Weigerung hätte den Tod von hundert Gefangenen zwar *bewirkt*, aber er hätte ihn nicht *gewählt*. Was in seinem Willen vorgeht, ist also jeweils etwas völlig anderes. Trotzdem würde der Konsequentialist sagen: Weil er die Folge *voraussah*, hat er durch sein Tun, bzw. seine Unterlassung eben dennoch diese Folge gewählt; denn er mußte ja *wählen*, den Mitgefangenen zu erschießen oder aber sich zu weigern. Tod oder Leben der anderen 99 hingen also von dieser Wahl ab. Folglich trägt er dafür die Verantwortung.

Dagegen gäbe es vieles zu sagen. Ich beschränke mich darauf, auf folgenden für den „common sense" und auch strafrechtlich relevanten Bestand hinzuweisen: Die üblen Folgen der Unterlassung einer Untat (bzw. von guten Handlungen) werden uns nicht angelastet, auch wenn wir solche Folgen voraussehen können; für die üblen Folgen einer schlechten Handlung hingegen werden wir zur Verantwortung gezogen[26]. Der Konsequentialist widerspricht diesem Argument mit der Behauptung: Welche Handlung erlaubt oder unerlaubt, eine gute Handlung oder eine Untat ist, das entscheidet sich *überhaupt* erst auf-

---

[26] Vgl. auch G.E.M. *Anscombe*, a.a.O., S. 35f. Die Juristen kennen freilich auch die Figur des *dolus eventualis*, des leichtfertig kalkulierten, eigentlich böswilligen Inkaufnehmens einer üblen und an sich unerwünschten Folge. Dafür kann man freilich zur Verantwortung gezogen werden: Das leichtfertige „es-darauf-ankommen-Lassen" signalisiert gerade den *Willen*, diese üble Folge zu bewirken.

grund der (voraussehbaren) Folgen. Der angeführte „common sense"-Bestand hingegen beinhaltet, es sei grundsätzlich möglich, Handlungen auch *unabhängig* von mindestens *einigen* voraussehbaren Folgen zu qualifizieren. „Konsequentialismus" liegt also dann und nur dann vor, wenn man behauptet, Handlungen seien *ausschließlich* auf Grund der (voraussehbaren) Folgen sittlich zu qualifizieren.

Die konsequentialistische Argumentation besitzt aber nur dehalb einen Anschein von Plausibilität, weil in ihr der Mensch als wählendes und für seine Handlungen verantwortliches Subjekt letztlich *ausgeklammert* wird. Zunächst: Wir könnten an den Konsequentialisten die Gegenfrage stellen, welches denn für ihn das Kriterium dafür sei, daß eine Folge als „gut" oder als „übel" betrachtet wird? Ich könnte nämlich zu recht ins Feld führen: Die Tatsache, daß im Falle meiner Weigerung der Kommandant 100 Gefangene erschießen läßt, *ist für mich gar kein Übel*, wohl aber die Tatsache, daß *ich* einen Unschuldigen erschieße. Denn ein Übel *für mich* ist nur, wofür *ich* die Verantwortung trage; die Entscheidung, daß hundert Menschen erschossen werden, wenn ich mich der Untat enthalte, diese Entscheidung ist ja nicht *meine* Entscheidung. Sie ist ebenso unabhängig von meinem Willen, wie die verheerende Macht eines Erdbebens, durch das hundert Menschenleben vernichtet werden.

Es gibt hier folglich also gar nicht die Möglichkeit, die hundert Menschenleben in einer für mich praktisch bedeutsamen Güterbilanz aufzurechnen. Ich kann natürlich fragen: Was ist schlimmer: Daß der Kommandant *einen*, oder daß er *Hundert* erschießt? Was ist schlimmer: Ein Erdbeben, das nur *eines*, oder eines, das *hundert* Menschenleben vernichtet? Das zweite ist natürlich weit schlimmer. Aber für mich ist das *praktisch* nicht bedeutsam. Es betrifft nicht *mein* Handeln (was mein Handeln betreffen könnte, ist die Möglichkeit, das Tun des Kommandanten oder das Erdbeben zu verhindern; diese Möglichkeit verläuft jedoch *unabhängig* von der Alternative „einer oder hundert?".

Wenn der Konsequentialist mir dennoch entgegenhält, ob ich denn nicht sehe, daß 100 Tote eben mehr seien als nur einer, und daß es doch in meiner Hand stehe, das zu verhindern, so kann ich ihm antworten: Nein, es steht nicht in meiner Hand, denn ich *kann* ja den einen Unschuldigen nicht erschießen, weil dies moralisch unerlaubt ist[27]. Antwort: Aber natürlich „kannst" Du es: Du brauchst ja nur abzudrücken. Spätestens jetzt wird klar, daß der Konsequentialist, um seine Auffassung von Verantwortung halten zu können, das *moralische* Können (=Dürfen) vom rein *technischen* Können oder „Machbaren" – d. h. die technische Verursachung einer Folge von deren moralischen Verursachung – nicht unterscheiden darf; daß er also das Verhältnis des *wählenden Willens* zu den voraussehbaren Folgen letztlich unberücksichtigt läßt oder genauer: daß er „Wählen" durch bloßes „Voraussehen von Folgen" ersetzt.

Dies kann jedoch durch Hinterfragung *ad absurdum* geführt werden: Bin ich jeweils für die Folgen verantwortlich, die ich *faktisch* voraussehe? Wenn ja, dann heißt das, daß der Ehebrecher für den Selbstmord seiner verzweifelten Ehefrau und die Zerstörung seiner Familie keine Verantwortung trägt, sofern diese Folgen für ihn „überraschend", unvorhergesehen eintreten. Man kann dann auch sagen: Je unverantwortlicher jemand handelt (d. h.: je weniger sich jemand der üblen Folgen seines Tuns bewußt ist), desto weniger trägt er für sie die Verantwortung. Da dies absurd ist, kann also die Qualität einer Handlung nicht allein von den *faktisch* vorausgesehenen Folgen abhängen.

Eine weitere Möglichkeit besteht darin, daß man nur für jene Folgen Verantwortung trägt, die man hätte voraussehen *können*. Nur kann man für ein solches „Können" wohl kaum universalisierbare Kriterien angeben; und wenn diese Kriterien als individuelle behauptet werden, dann sind wir wieder zur erstgenannten Variante zurückgekehrt: Ein bestimmtes Individuum *kann* nämlich (zu einem bestimmten Zeitpunkt, d. h. im Moment des Handelns) jeweils genau das und nur das voraussehen, was es *faktisch* voraussieht. Eine dritte Variante bestünde darin zu behaupten, man sei für alle Folgen verantwortlich, die faktisch *tatsächlich* eintreten werden; dann verläßt man jedoch das Prinzip der „Vorausicht", oder man behauptet, der Mensch sei einer Vorsehung fähig, die sich auf *alle* eintretenden Folgen bezieht (was wiederum absurd und zudem empirisch

---

[27] Was schon im römischen Recht festgehalten war (Digest, XXVIII, 7, 15), daß man nämlich, was gegen die guten Sitten verstößt, schlicht als *unmöglich* ansehen müsse („quae … contra bonos mores fiunt, nec facere nos posse credendum est"); den Hinweis verdanke ich R. *Spaemann*, Über die Unmöglichkeit einer universalteleologischen Ethik, a.a.O., S. 81.

gar nicht verifizierbar, hingegn sehr leicht falsifizierbar ist). So bleibt schließlich nur noch die Möglichkeit, daß die Verantwortung von jenen Folgen abhängt, die man hätte voraussehen *sollen*. Um aber ein solches „Sollen" begründen zu können, müßte der Konsequentialist sein eigenes Prinzip der Begründung der sittlichen Richtigkeit von Handlungen durchbrechen; denn dieses Prinzip heißt ja, das sittlich Richtige („was man tun soll") hänge von den vorausgesehenen Folgen ab. Der konsequente Konsequentialist kann also in keiner Weise den Zusammenhang zwischen „Voraussehen von Folgen" und „Verantwortung" begründen, obwohl gerade dieser Zusammenhang der Angelpunkt seiner Argumentationsweise ist.

Ebenso wird in der konsequentialistischen Ethik die Aussage unbegründbar und letztlich sinnlos, es sei besser Unrecht zu *erleiden* als Unrecht zu *tun*. Nach konsequentialistischer Logik wäre das eine Leerformel. Sinnvoll wäre hier nur noch die Frage: Was ist besser, daß ich durch die Handlung x eine *üble Folge für einen anderen* bewirke, oder durch die Unterlassung von x-Tun eine *üble Folge für mich selbst*[28]?

Das wählende Subjekt – das in diesem Falle ich selbst bin – ist jetzt ausgeklammert und es kann eine Güterbilanzierung stattfinden. Es könnte dabei z. B. herauskommen, daß es besser ist, daß ich einen anderen dem Tod ausliefere, um nicht selbst getötet zu werden, weil ich z. B. eine große Familie zu ernähren habe, der andere hingegen nicht, und weil auch aus andern Gründen alles in allem der Tod des anderen weniger üble Folgen nach sich ziehen würde als der meine. Was dabei aber völlig aus dem Raster fällt, ist die Tatsache, daß ich für den Tod des anderen die Verantwortung trage, wenn ich ihn ausliefere, nicht aber für den meinen, wenn ich das Unrecht unterlasse. Was also aus dem Raster fällt ist *mein eigenes Unrechttun*, das Gegenstand meines wählenden Willens ist, – während ja das Unrechttun dessen, der mich tötet, nicht meiner Wahl entspringt; ich trage dafür nicht die Verantwortung, sondern *erleide* es lediglich. Das ist aber besser, denn der Satz „Unrecht erleiden ist besser als Unrecht tun" meint ja letztlich: „*Kein Unrecht tun* ist besser

---

[28] Vgl. die ausgezeichnete, analytisch eingehendere Behandlung der konsequentialistischen Auflösung des sokratischen Prinzips bei A. W. *Müller*, Unrecht-Tun, Unrecht-Leiden und Utilitarismus, in: Ratio 19 (1977), S. 105–120.

als Unrecht tun". Dieser Satz ist nun aber schlicht evident. Die Tatsache, daß er im konsequentialistischen Kalkül, – ohne direkt negiert zu werden –, einfach aus dem Raster fällt, zeigt, daß dieses Kalkül menschlichem Handeln als sittlichem nicht adäquat ist.

Ebenfalls wird für den Konsequentialisten letztlich die Frage gegenstandslos, ob der Zweck die Mittel heilige, oder anders formuliert: ob man um eines guten Zweckes willen Übles tun dürfe. Denn eine gute Handlung ist für ihn ja jeweils genau jene, deren voraussichtlichen Folgen optimal sind. Und das heißt: Deren Zweck gut ist. Wer konsequentialistisch denkt, nimmt ja an, daß sittlich schlechte Handlungen allein jene sind, die *nicht* um eines guten Zieles (Güteroptimum) willen verfolgt werden. Kein Mensch wäre demnach überhaupt fähig, konsequentialistisch-güterabwägend ein sittliches Urteil zu fällen, welches ihm zu tun erlaubte, was dieser Satz verbietet. Und das heißt: Er ist gegenstandslos geworden.

Der konsequentialistische Utilitarismus – die sogenannte „teleologische Ethik" – behauptet demnach – und darin liegt sein Grundirrtum –, daß, je nach voraussehbaren Folgen, prinzipiell *jede* Handlungsweise sittlich möglich ist, bzw. daß es keine konkrete, beschreibbare Handlungsweise gibt, die *immer* und *grundsätzlich*, d. h. *unabhängig* von eventuellen *weiteren* Intentionen oder möglichen Folgen, sittlich verwerflich ist. Genau darin liegt die hintergründige Quintessenz aller utilitaristischen Ethik: Daß sich prinzipiell jede Handlung erst innerhalb eines Nutzenkalküls (welcher Art auch immer) in ihrer sittlichen Richtigkeit formuliert und entsprechend auch jeweils neu bewertet werden kann; daß ihre sittliche Bewertung also grundsätzlich *zur Disposition des Handelnden steht*.

In seiner konsequentialistischen Version behauptet utilitaristische Ethik weiterhin, daß sich das „Menschliche" der menschlichen Praxis jeweils ausschließlich in Funktion der voraussehbaren Folgen definiert, daß also, was jeweils „menschlich" und damit auch „sittlich gut" ist, sich *nur* daran bemißt, was wir mit unserem Tun auf der Ebene des (uns bekannten) Gesamtkontextes des Universums bewirken. Mit R. *Spaemann*[29] ist dem entgegenzuhalten, daß es einen „Kontext

---

[29] A.a.O., S. 72.

Mensch" gibt, der bereits bestimmte Handlungseigenschaften als unverzichtbar für menschliche Praxis definiert, *unabhängig* von einer „universalteleologischen Orientierung" des Handelns (was im übrigen eine göttliche Prärogative ist). Der Mensch – so läßt sich der Gedanke ergänzen – konstruiert seine menschliche Identität nicht erst durch das, was er tut, sondern er besitzt eine solche Identität bereits vor allem Tun. Diese Identität, die wir auch „menschliche Natur" nennen, ist *nicht* die Beziehung eines völlig „autonomen" und gleichsam wesensmäßig unbestimmten, noch-nicht-definierten, bzw. nur durch Handeln in seiner Bestimmtheit sich konstituierenden Subjekts zu den jeweils möglichen besten Zuständen des Universums, durch deren Bewirkung er erst eine menschliche Identität erhielte. Der „Kontext Mensch" bildet – als in den *Prinzipien der praktischen Vernunft* gegenwärtige „menschliche Natur" – ein hinsichtlich aller anderen möglichen Folgen unseres Tuns unaufhebbares und unverfügbares Kriterium für Menschlichkeit, das zu begründen vermag, weshalb man gewisse Dinge *unter keinen Umständen* tun darf, will man in seinem Handeln den Kriterien des Menschseins genügen, d. h.: will man *menschlich handeln*[30].

---

[30] In einem berühmten Diktum sagt J.St. *Mill* (Utilitarianism, II), es sei besser, ein unbefriedigtes menschliches Wesen als ein befriedigtes Schwein, besser ein unbefriedigter Sokrates als ein befriedigter Dummkopf zu sein. Dem ist natürlich beizupflichten: Denn Mill scheint hier ja tatsächlich zu sagen, *zunächst* komme es einmal darauf an, sich wie ein Mensch zu benehmen (weshalb wir auch befriedigte Schweine und Dummköpfe nicht *beneiden*). Interessant ist nur, daß der Utilitarist Mill *in keiner Weise* zu begründen vermag, weshalb es denn besser sei, ein Mensch als ein Schwein, bzw. Sokrates, als ein Dummkopf zu sein. Im Gegenteil, seine Bestimmung des Moralprinzips weist in eine ganz andere Richtung: „Gut" heißt für Mill „dem Glück förderlich"; und „Glück" besteht für ihn in der Befriedigung von Luststreben. Gemäß dem genannten Diktum ist es aber offenbar „gut" (weil „besser als …"), ein menschliches Wesen oder Sokrates zu sein; und zwar handelt es sich um ein (sittlich qualifizierendes) „Gutsein" *unabhängig* von Befriedigung. Dies ist dieselbe Inkongruenz, die eben in der konsequentialistischen Version des Utilitarismus analysiert wurde. „Glücklichsein" und „gut handeln" hat also offensichtlich doch etwas mit „Menschsein" zu tun, und zwar mit „Menschsein" als einem Kriterium *vor* aller Befriedigung, bzw. *vor* allen voraussichtlich bewirkten Folgen.

8. Die Pointe des Sittlichen ist das "Gutsein" des Menschen

Wir können nun eine genauere Antwort auf die Frage gewinnen:
Worin denn überhaupt besteht die Pointe des Sittlichen? Warum überhaupt „sittlich gut" handeln? Warum „darf" man gewisse Dinge nicht
tun, obwohl ihre Unterlassung u.U. nur Nachteile beschert? Warum ist
man zu anderen unbedingt verpflichtet oder zumindest befugt, obwohl
es ebenfalls im besten Falle „nichts bringt"? Wenn man sich durch solche
Fragen beeindrucken läßt, ist man wahrscheinlich bereits wieder der
Sektorialisierung des Sittlichen verfallen. Denn: Wenn wir eben alles
tun, um irgendwie unser Menschsein zu verwirklichen, dann ist die
Frage: Wozu wollen wir unser Menschsein verwirklichen? einfach sinnlos, und zwar ebenso sinnlos, wie es sinnlos ist, beweisen zu wollen,
warum der Mensch nicht über seinen eigenen Schatten springen kann.
Das beweisen zu wollen ist nämlich genau deshalb sinnlos, weil der
Schatten ja jeweils der *eigene* ist.

Aber die Frage zeigt uns ein anderes: Die Formel „Verwirklichung
des Menschseins" impliziert, daß menschliche Praxis schließlich darauf
hinausläuft, nicht etwas zu *tun* oder etwas zu *können*, oder zu *haben* oder
herzustellen; sondern etwas, oder besser: „jemand" zu *sein*. „Sittliche
Handlungen" sind – im Unterschied zu Akten des Herstellens, Fabrizie-
rens u. ä. – Akte, die sich dadurch definieren, daß ihre Wirkung *im
Handelnden selbst* verbleibt; daß sie nicht etwas außer ihm, sondern *in*
ihm bewirken. Wenn wir das sektorielle Tun in seiner Selbstüberschrei-
tung – „Transzendierung" – auf die Verwirklichung des Menschseins
hin betrachten, so entdecken wir, daß es bei jeglicher menschlichen
Praxis nicht darum geht, bestimmte Dinge zu bewirken oder zu haben,
sondern „jemand" zu *sein*: Es geht letztlich – wie es schon Platon lehrte
– um „Güter der Seele", die darin bestehen, daß wir gerecht, maßvoll,
starkmütig, großzügig, loyal usw. *sind*, was man übrigens auch kann,
wenn man Unrecht erleidet oder Mißerfolg hat, – wenn man also trotz
aller redlichen Anstrengung keine „Leistungen" erbringt, d. h. nichts,
was als „Leistung" anerkannt wird.

Wer durch einen Betrug eben 150 Arbeitsplätze sichert, hat wohl
sektoriell betrachtet eine „Leistung" vollbracht, man muß ihn aber
dennoch als „ungerechten Menschen" qualifizieren und ihm entgegenhalten: „Was nützt es dem Menschen, wenn er die ganze Welt gewinnt,

dabei aber an seiner Seele Schaden leidet"? Dieser Mann, so müssen wir sagen, ist *als Mensch* gescheitert. Im übrigen nützt er durch seine vielleicht öffentlich honorierte Leistung dennoch nicht der Gesellschaft, denn die Gesellschaft ist eben *dann* eine menschliche, wenn sie nicht nur aus satten Bäuchen, sondern aus guten Menschen besteht.

Menschliches Handeln, sofern wir es als sittliches Handeln betrachten, bewirkt nicht primär eine Wertsteigerung der den Handelnden umgebenden Welt, es produziert nicht Güter oder Folgen, sondern es bewirkt, daß der Handelnde selbst sich vervollkommnet, d. h. ein „guter Mensch" wird. In Abwandlung des Wortes der Heiligen Schrift können wir fragen: „Was nützt es dem Menschen, wenn er durch das Bewirken von guten Folgen die Welt verbessert, dabei aber, weil er Schlechtes tut, an seiner Seele Schaden leidet?". Ja, mehr noch: Kann man überhaupt die Welt verbessern, wenn man nicht zunächst sich selbst verbessert? Ist nicht jeder von uns ein Teil dieser Welt, sodaß „uns selbst verbessern" bereits heißt, „die Welt verbessern"? Die Ethik kann auf diese Frage nicht verzichten; und wenn sie darauf nicht verzichtet, so wird plötzlich klar, weshalb die sokratische Maxime stimmt, daß es nämlich besser ist, Unrecht zu erleiden als Unrecht zu tun. Denn was auch immer man an Gutem mit dem Tun von Unrecht erwirken könnte, so verpaßt man dennoch das Wesentliche, das uns wirklich aufgetragen ist: Selbst gute, gerechte Menschen zu sein und allem zuvor auf *diese* Weise und auf *dieser* Grundlage die Welt zu verbessern. In diesem Sinne ist auch Kant recht zu geben, daß nämlich in und außer dieser Welt nichts denkbar sei, „was ohne Einschränkung für gut könnte gehalten werden, als allein ein *guter Wille*"[31]. Nichts anderes behauptet auch die gesamte christliche Philosophie seit Augustinus.

Wenn es auch, um ein guter, sprich: gerechter Mensch sein zu können, für konkrete Personen unabdingbar ist, für die Schaffung oder Erhaltung von Arbeitsplätzen, oder die Bekämpfung von Hunger und Krankheit zu sorgen, so besteht dennoch die Menschlichkeit einer Gesellschaft nicht in der bloßen Existenz einer genügenden Zahl von Arbeitsplätzen oder einer bloßen Minimalisierung physischer Not. Eine

---

[31] I. *Kant*, Grundlegung zur Metaphysik der Sitten, Erster Abschnitt, Kant-Werke, hrsg. v. W. *Weischedel*, Bd. 6, Darmstadt 1968, S. 18.

in diesem Sinne perfekte Gesellschaft kann durchaus sehr unmenschlich sein, – wenn sie nämlich aus Subjekten besteht, die vor aller „Leistung" jene Leistung, die „Menschlichkeit" heißt, vergessen. In einer solchen Gesellschaft kann ja auch „Eugenik" zu einer honorierten Leistung werden.

So hinterläßt auch der bekannte Werbeslogan eines angesehenen kirchlichen Hilfswerkes ein durchaus zwiespältiges Gefühl: „Eine Welt, in der ein einziger Mensch weniger leidet, ist eine bessere Welt", so lautet der äußerst ambivalente Slogan. Fragwürdig ist der Satz, weil eine Welt, in der man alle Leidenden, Kranken, Behinderten gewaltsam aus dem Wege geräumt hat, mit Sicherheit keine bessere Welt ist. Wir erstreben keine Welt, die durch Unrechttun „geheilt" wurde. So wies etwa die britische Philosophin Philippa Foot zu recht darauf hin, daß wir eine Welt nicht als gut betrachten würden, in der die Krebskrankheit vollständig ausgerottet wäre, allerdings indem man zuvor Menschen gegen ihren Willen als Experimentierobjekte opferte[32].

Es ist klar, daß der genannte Werbeslogan nicht solches suggerieren will. Der Spruch ist ja gar nicht als moralische Aussage *gemeint*, sondern eine einfache Tatsachenbeschreibung: Er appelliert an die unmittelbare Einsicht, daß eine Welt ohne Leiden eine bessere Welt ist, als eine Welt mit Leiden. Das aber ist trivial. Problematisch wird es jedoch, wenn dieser Satz zu einem *letzten* und *ausschlaggebenden* Kriterium für die praktische Entscheidungsfindung wird. In diesem Falle repräsentiert er die Logik einer verkürzten und gefährlichen Moral, einer Moral, die letztlich auf die Aussage hinausläuft: Jener Zustand der Welt ist jeweils der beste, in der möglichst wenige Menschen leiden, *ganz unabhängig von der Art der Handlungen, die einen solchen wünschenswerten Zustand herbeiführen*. Gerade dieser Zusatz, als einschränkende Nebenbedingung, ist die Crux der konsequentialistischen Ethik; sie kann diese Einschränkung nämlich nicht begründen und muß sie deshalb notwendigerweise fallenlassen.

Man kann dies auch anders ausdrücken: Eine Welt, in der *möglichst* wenige Menschen leiden, ist zwar tatsächlich die beste. Die Frage ist

---

[32] Ph. *Foot*, Morality, Action and Outcome. In: T. *Honderich* (Hsg.): Morality and Objectivity. A Tribute to J.L. Mackie, London 1985, S. 23–38 (das Beispiel findet sich auf S. 32).

jedoch, welche Faktoren dieses „Mögliche" abstecken. Sind es nur die technischen Realisationsbedingungen, oder gibt es hier vielmehr auch *moralische Schranken*, die das zwar technisch Mögliche zu einem moralisch Unmöglichen machen? Die Frage in diesem Zusammenhang stellen heißt, sie bereits zu beantworten.

Vergessen wir nicht: Arbeitslosigkeit, Hunger oder Leiden sind an sich noch keine sittlichen Übel; an sich entscheidet ihre Existenz noch nicht über die Menschlichkeit oder Unmenschlichkeit einer Gesellschaft. Sittliche Übel sind Arbeitslosigkeit, Hunger und Leiden im Willen desjenigen, der für ihre Existenz *Verantwortung* trägt. Der Bereich des sittlich Qualifizierbaren ist, wie Aristoteles bemerkte, deckungsgleich mit dem Bereich, wo wir loben und tadeln können. Niemand wird getadelt, weil er leidet. Und niemand gelobt, weil die Natur ihm gute Gesundheit geschenkt hat (darum wird er höchstens beneidet oder man freut sich mit ihm). So gesehen, d.h. in moralischer Perspektive, scheint also der Leidende nicht schlechter dran zu sein als der Gesunde. Wer aber Leiden zu *verantworten* hat, der wird getadelt. Nicht der Hunger, die Krankheit, die Arbeitslosigkeit, die ungerechte Entlöhnung *als solche* „schreien zum Himmel" (das Evangelium preist denjenigen, der solches mit der rechten Einstellung erleidet, sogar selig), sondern das Tun oder die willentliche Unterlassung desjenigen, der dafür die Verantwortung trägt, d. h. alle diese Übel *insofern* sie der Freiheit eines menschlichen Willens entspringen.

Soweit unsere Verantwortung reicht – und sie reicht nicht so weit wie unsere Vorsehung –, so weit reicht auch unsere Zuständigkeit für die Menschlichkeit der Gesellschaft, die eben in unserem eigenen Herzen beginnt. Und solche Verantwortung trägt jeder in diesem oder jenem Maße, der in irgend einem Bereich der Gesellschaft tätig ist, und zwar schlicht und einfach deshalb, weil er in seinem Tun sich nie davon dispensieren kann, *Mensch zu sein.*

Die *inhaltlichen* Fundamentalbedingungen der Menschlichkeit menschlichen Handelns (praktische Prinzipien) zu reflektieren, liegt außerhalb des vorliegenden Themas; dies ist Aufgabe der normativen Ethik. Die dabei leitende Grundaussage ist jedoch bereits erarbeitet: Subjekt des Handelns ist der Mensch, so sagten wir, das heißt die menschliche *Person*, die sich zu ihren Strebungen, Affekten und Handlungsweisen auf *intellektive* Weise verhält. Darin liegt die Grundlage der Genese inhaltlich relevanter praktischer Prinzipien, zu deren Rechtfertigung und Analyse es deshalb einer Theorie der *praktischen Vernunft* bedarf.

Und schließlich noch einmal zum früheren Beispiel der Abtreibung: Ich habe auf diesen Seiten keine Begründung dafür zu liefern beabsichtigt, ob und weshalb Abtreibung ungerecht, sittlich falsch, unerlaubt oder gar böse ist (obwohl dazu in Abschnitt 6 einige Ansätze genannt wurden). Was ich mit diesem Beispiel exemplarisch begründet habe ist allein, daß sich der Arzt *als Arzt* diese Frage unbedingt stellen muß. Falls er zum Ergebnis kommt, es sei in sich, ganz unabhängig von anderen wohltätigen Wirkungen einer Abtreibung, schon sittlich unerlaubt, menschliches Leben im Mutterleib zu töten, so muß er sich *als Arzt* dieser Handlung enthalten und andere mögliche Erfolge dafür opfern, ja sogar ausgesprochen unerwünschte Folgen in Kauf nehmen. Ansonsten würde er nicht *als Mensch* handeln. Ein Arzt aber, der nicht als Mensch handelt, der ist auch *als Arzt* gescheitert und trägt mit Sicherheit nicht dazu bei, daß die menschliche Gesellschaft menschlicher wird.

Über die Sittlichkeit ärztlichen Tuns am Beispiel der sogenannten direkten und indirekten Tötung

Von **Alfred Sonnenfeld**

Technischer und sittlicher Aspekt einer Handlung

Eine Tendenz der Humanwissenschaften besteht heute darin, zu technisieren und die Frage nach dem Humanen faktisch auszuklammern[1]. Demnach gibt es auf der einen Seite das technische Handeln, auf der anderen Seite, davon getrennt, das sittliche Tun.

In Wirklichkeit ist jede Handlung sittlich, denn sie gründet im Willen des Menschen: Er will, also handelt er. Er will nicht, also handelt er nicht. Daraus folgt: wenn er handelt, handelt er verantwortlich. Hier ist die zentrale Einsicht *Kants* zu nennen, daß der Wille der sittlichen Bewertung unterliegt: ,,Es ist überall nichts in der Welt, ja überhaupt auch außerhalb derselben zu denken möglich, was ohne Einschränkung für gut könnte gehalten werden, als allein ein guter Wille‘‘[2].

Der Arztberuf bildet hier keine Ausnahme. Der Arzt steht selbst in der sittlichen Entscheidung, er ist weder Ausführungsorgan einer medizinischen Technik noch auch des Willens anderer. Der ausführende Arzt ist sittlich verantwortlich für einen Abort, er kann nicht behaupten, er führe den Abort nur technisch durch, während die sittliche Verantwortung allein etwa bei der Frau, die sich diesen Abort wünscht, liege. Um

---

[1] Dies kann in den USA, aber auch in Europa immer deutlicher konstatiert werden. Vgl. E. D. *Pellegrino*, Einleitung: Die medizinische Ethik in den USA ‘ Die Situation heute und die Aussichten für morgen in: Bioethik in den USA, hrsg. von H.-M. *Sass* (Berlin Heidelberg 1988) 1–18.

[2] I. *Kant*, Grundlegung zur Metaphysik der Sitten (Stuttgart 1980) 28.

diese Einheit zwischen dem technischen und dem sittlichen Aspekt ärztlichen Tuns zu verstehen, empfiehlt es sich, beide Aspekte zu unterscheiden.

Der moralische Aspekt beurteilt die Handlung als gut oder schlecht im Hinblick auf das Ganze der handelnden Person, der technische im Hinblick auf die Verfolgung ausschnitthafter Zwecke (etwa die Entfernung eines Blinddarmes).

Der Chirurg verfolgt mit seinem Tun zunächst einmal die kunstgerechte Entfernung beispielsweise des Blinddarms, d. h. ein partielles Gut. Im sittlichen Sinn verrichtet der Arzt eine Handlung, die über die faktische Operation hinausweist. Er verfolgt ein praktisches Gut, ein Ziel, ein vom Willen intendiertes Gut für seine Patienten (deren Gesundheit). Demgemäß ist sein Tun sittlich zu verstehen. Wenn Kant den Willen als den Träger des Sittlichen bezeichnet, denkt er an den Personkern, an die Persontiefe. Deshalb sind die sittlichen Werte primär Personwerte. Dies bedeutet, daß Werte (wie z. B. chirurgische Handfertigkeit, gutes Gedächtnis, Gesundheit) ihre sittliche Qualität erst durch den Willensvorgang einer Person erhalten[3]. Indem der Arzt sittlich handelt, wirkt er nicht nur an einem ihm äußerlich bleibenden Sachverhalt; er verbessert nicht nur seine Welt, sondern primär sich selbst und die Qualität seines eigenen Person-Seins. Kurzum: sittliche Werte sind immer Personwerte[4].

---

[3] Der sittlich Handelnde wird, indem er wiederholt Gutes tut, selbst zu einem guten Menschen. Das Tun des Guten berührt ihn nicht nur an den Randzonen, sondern im Kern seines Menschseins; er wird durch seine sittliche Praxis in einer umfassenden, alle Dimensionen seines Menschseins einschließenden Weise gut. Vgl. A. R. *Sonnenfeld*, Selbstverwirklichung oder Selbstvernichtung. Gewissen und ethisches Handeln im ärztlichen Beruf, in: Deutsches Ärzteblatt 87 (1990) Heft 19 A, 1507–1515.

[4] Nicht alle Personwerte sind aber sittliche Werte. So sind chirurgische Handfertigkeit oder gutes Gedächtnis keine sittlichen Werte. Ähnlich können wir sagen, daß sittliche Handlungen immer personale Handlungen sind, d. h. sie werden nicht von einer „freischwebenden Hand" ausgeführt. Die Hand eines Mörders sündigt nur, insofern ihre todbringende Bewegung vom Willen desselben Menschen herrührt. Würde ich das Geschoß in der Hand eines anderen abfeuern, so würde dessen Hand nicht „sündigen"; sie wäre ein bloßes Werkzeug. Vgl.: M. *Rhonheimer*, Natur als Grundlage der Moral (Innsbruck, Wien 1987) 326–332. Vom gleichen Autor siehe auch: Gut und böse oder richtig und falsch – was unterscheidet das Sittliche?, in: Ethik der Leistung, hrsg. von H. *Thomas* (Köln 1987) 47–75.

Anders gewendet: Die sittliche Güte einer Handlung ist letztlich eine Eigenschaft der hier und jetzt handelnden Person, und diese ist stets durch eine gute oder schlechte Vorentscheidung gekennzeizchnet. Die konkrete menschliche Handlung partizipiert an der sittlichen Qualität dieser Person und ihrer Praxis. Daraus folgt: jeder, der etwas tut, mag es auch noch so „spezialisiert" sein, ist dabei nicht nur Spezialist, sondern auch und vor allem Person. Und gerade das bedeutet, daß sein Tun in der Dimension des Sittlichen steht. Deshalb können wir der Analyse *Pellegrinos* beistimmen: „Die ärztliche Berufsethik befaßt sich mit der Art, wie die Entscheidungen über die Anwendung von Technologien getroffen werden, also eher mit der Art von Persönlichkeit, die der Arzt sein sollte, als mit der Lösung eines spezifischen bioethischen Dilemmas oder Puzzles"[5].

Kriterien einer sittlichen Handlung

Die Kriterien einer sittlichen Handlung lassen uns aber feststellen, daß die Absicht allein nicht genügt. Erst wenn ich weiß, wer handelt, was er an welchem Ort und mit welchen Folgen tut, und warum er so handelt, wie er es zu einem bestimmten Zeitpunkt tut, erst dann kann ich die sittliche Qualität seiner Handlung beurteilen[6]. Die entscheidenden Momente sind das „Warum", nämlich die Absicht des Handelnden und ihr Zusammenhang mit dem „Was", nämlich dem Ziel der Handlung[7]. Darüber hinaus können die Umstände je nach Lage der Dinge so bestimmend sein, daß sie gleichsam zu Momenten des Gegenstands selbst werden und die sittliche Qualität der Handlung auch in ihrem Wesen verändern[8].

Die Handlungsanalyse zeigt, daß eine Handlung nur dann sittlich gut ist, wenn nicht bloß die Absicht des Handelnden gut ist, sondern zugleich Gegenstand und Umstände sittlich gut sind.

Was aber bedeutet, daß der Gegenstand oder das Objekt einer Handlung gut ist? Der fachliche Begriff „objektiv gut" besagt, daß die Zielbezogenheit der Handlung so ist, daß sie von einem Willen,

---

[5] E. D. *Pellegrino*, a. a. O. 2.
[6] Vgl. Thomas *von Aquin*, Summa theologiae I–II, q. 7.
[7] Ebd., I–II, q. 7, a. 4.
[8] Ebd., I–II, q. 18, a. 10.

der sich gemäß der Vernunft entscheidet, vollzogen wird. Im Bereich der Medizin bedeutet „objektiv gut" in erster Linie, daß das technisch Machbare im Hinblick auf die Heilung einer Krankheit eingesetzt wird. Solche Handlungen sind aber – und dies muß betont werden – bereits in sich gut, zunächst einmal unabhängig von der Absicht des handelnden Arztes. Die Tradition hat diese Tatsache stets mit dem klassischen Beispiel des Almosengebens exemplifiziert. Eine solche Handlung ist in sich gut (objektiv), kann aber durch den Willensvorgang distorquiert werden, z. B. wenn etwa Almosengeben aus eitler Ruhmsucht erfolgt. Aber die Handlung des Almosengebens ist in sich immer gut.

Ebenfalls sind ärztliche Handlungen im Normalfall gut, denn sie bewirken in irgendeiner Weise das Wohl des Patienten. Dennoch können wir uns einige Ausnahmen ärztlicher Handlungen vorstellen, die objektiv schlecht sind: Etwa wenn ein Arzt aus Nachlässigkeit verantwortungslos einen Tumorpatienten bestrahlt und dadurch den Patienten unnötig lebensgefährdenden Nebenwirkungen aussetzt, oder wenn er ohne therapeutische Indikation eine Hysterektomie vornimmt. Dies gilt auch dort, wo es ohne Aufklärung überhaupt nicht mehr um ärztliche Heilbehandlung des konkret betroffenen Menschen, sondern primär um wissenschaftliche Zwecke geht (non-therapeutic research). Derartige Handlungen sind objektiv schlecht, d. h. sie haben in sich eine von der Absicht des Subjekts unabhängige Eigenbedeutung.

Dies zeigt, daß eine doppelte Quelle des sittlichen Gut-Seins einer Handlung zu unterscheiden ist: einmal die Richtigkeit dessen, was man tut (das Objekt, der Gegenstand) und zweitens die Richtigkeit dessen, was man darüber hinaus mit diesem Tun anstrebt (die Absicht). Die erste Richtigkeit wird anschaulich darin, daß der Erfolg offenbar nicht der sittlichen Bewertung unterliegt: Ob der Mensch Erfolge hat oder nicht, hängt ja nicht allein von ihm ab. Die eigentliche sittliche Güte einer Handlung ergibt sich in erster Linie aus dem Zusammenfließen beider „Richtigkeiten", der des Objektes und der der Absicht. Deshalb gilt das Wort des Dionysius *Areopagita*, daß „keine Handlung schlechterdings gut ist, wenn nicht alle Momente des Gut-Seins zusammenkommen, denn irgendein einzelner Mangel verursacht schon ein Übel, das Gute aber wird von der vollständigen Ursache hervorgebracht"[9]. Dies bedeutet, daß eine Handlung dann sittlich gut ist, wenn alle Momente dieser Handlung in ihrer Totalität recht beschaffen sind. Wenn ein wesentlicher Bestandteil fehlt, ist die Handlung mangelhaft, d. h. schlecht oder böse, denn das Böse besteht im Fehlen jener Gutheit (Vollkommenheit, Seinsfülle), die einem Seienden, seiner Wesensganzheit entsprechend, zukommt[10]. Daher sagt *Aristoteles*, das Gute komme nur auf eine Weise, das Schlechte aber auf vielfältige Weise vor[11].

Zur Vollständigkeit einer sittlichen Handlung gehören auch die Folgen. Sie bilden zwar nicht den sittlichen Maßstab, dürfen aber keineswegs unberücksichtigt bleiben.

Unterscheidung von Handlungsfolgen

Aus dem bisher Eerörterten kristallisiert sich eine entscheidende Aussage heraus: Für die Beurteilung der sittlichen Qualität einer Handlung kommt es auf die Totalität der Handlung an, nicht nur auf ihre Folgen. Folgenabschätzung und Güterabwägung erscheinen somit nur als Teil der praktischen Überlegung, sie sind jedoch nicht der Maßstab des sittlich Guten, setzen diesen vielmehr bereits voraus.

In einer utilitaristischen oder konsequentialistischen Ethik dagegen kommt dem Begriff der Folgen die Rolle des Leitbegriffs zu: demnach hängt es allein von den Folgen ab, ob eine Handlung gut sei[12]. Gefragt ist nur die Nützlichkeit einer Handlung für die Optimierung der Welt[13].

---

[9] Dionysius *Areopagita*, De divinis nominibus IV, 30.

[10] Vgl. W. *Brugger*, Philosophisches Wörterbuch (Freiburg, Basel, Wien 1976) 417.

[11] *Aristoteles*, Die Nichomachische Ethik II, 1105 b 35: „Man kann sich auf vielfache Weise verfehlen; denn das Schlechte ist dem Unbegrenzten zugeordnet, wie die Pythagoreer vermuteten, und das Gute dem Begrenzten; richtig handeln kann man nur auf eine Art. Darum ist jenes leicht und dieses schwer. Leicht ist es, das Ziel zu verfehlen, schwierig aber, es zu treffen.".

[12] Vgl. R. *Spaemann*, Über die Unmöglichkeit einer universalteleologischen Ethik, in: Philosophisches Jahrbuch 88 (1981) 70–89.

[13] Nützlich heißt „nützlich wozu". Damit ist das Nützliche als Mittel zum Zweck gestempelt, das freilich im Dienst der Verwirklichung echter Personwerte große Bedeutung hat. Wo steht geschrieben, daß der Glückliche der Gute, der Unglückliche der Böse ist? Daß eine höchst sittliche Handlung (z. B. ein Kind vom Tod des Ertrinkens retten) mit Schädigungen des Retters und seiner Familie

Doch das Nützliche ist nicht mit dem Guten im ethischen Sinn gleichzustellen. Nützlichkeit kann als Klugheitsregel gelten, aber nicht als verpflichtendes Moralprinzip. Das Nützliche kann auch schlecht sein. Der Utilitarist verkennt den Eigenwert des sittlich Guten. Unter Umständen kann er für den Tod eines unschuldigen Menschen mit der Begründung plädieren: Der Tod eines unschuldigen Menschen sei gerechtfertigt, wenn dadurch zehn andere Menschen gerettet werden könnten. Dies ist aber unmoralisch, weil damit die Würde einer Person negiert wird. Dazu ist aber auch zu sagen, daß wir keine Verantwortung für die Folgen der Unterlassung einer in sich schlechten Handlung tragen: Der Mann, der sich weigerte, ein jüdisches Mädchen zu erschießen, das ihn um sein Leben anflehte, hat nicht die Verantwortung dafür, daß sein Vorgesetzter daraufhin zehn andere Menschen erschießt, mit deren Erschießung er ihm zuvor gedroht hat[14].

Während die utilitaristische oder konsequentialistische Ethik jede Folge sittlich indifferent betrachtet und eine Handlung ausschließlich durch Abwägung „aller" möglichen Folgen zu beurteilen vermag[15], gibt es in der aristotelischen Ethik Folgen, die eine Handlung unabhängig von anderen Folgen sittlich qualifizieren[16]. So ist beispielsweise die direkt intendierte Tötung eines unschuldigen Menschen unerlaubt. Die Folge: Die direkte Tötung eines unschuldigen Menschen ist also immer ethisch unzulässig.

Wenn nun aber eine Handlungsfolge nicht gewollt wurde, was für eine sittliche Qualität hat sie dann? Diese Frage leitet über zum Unterschied zwischen „direkt Gewolltem" und „indirekt Gewolltem". Die Ausdrücke „direkt" und „indirekt" beziehen sich auf die Einstellung des Willens zu den Folgen, die mit der betreffenden Handlung untrennbar

verbunden sein kann, ist ebenso bekannt wie das andere, daß eine höchst unsittliche Handlung (z. B. Raubmord) sozialen Nutzen stiften kann. Vgl. H. *Meyer*, Systematische Philosophie, III, (Paderborn 1960) 55.

[14] Vgl. R. *Spaemann*, Moralische Grundbegriffe (München 1981) 72.

[15] Hier gilt das Wort *Hegels*: „Der Grundsatz: bei den Handlungen die Konsequenzen verachten, und der andere: die Handlungen aus den Folgen beurteilen und sie zum Maßstab dessen, was recht und gut sei, machen, – ist beides gleich abstrakter Verstand." Vgl. *Hegel*, Philosophie des Rechts 118, zit. nach R. *Spaemann* a. a. O. (1981) 73.

[16] Vgl. *Aristoteles*, Die Nichomachische Ethik II, 1107 a 10–25.

verbunden sind. Beide Folgen, die „direkten" und die „indirekten", sind von unterschiedlicher sittlicher Qualität. Im ersten Fall sind die Handlungsfolgen gewollt, im zweiten Fall sind sie nicht gewollt. Direkte und indirekte Folgen können nicht gleichwertig gegeneinander abgewogen werden – wie dies die Utilitaristen tun –, denn man trägt nicht für beide die gleiche Verantwortung.

Zur näheren Abschätzung von Folgen und Nebenfolgen hat die philosophische Tradition die Lehre von der Handlung mit Doppelwirkung entwickelt.

Das Prinzip der Doppelwirkung einer Handlung

Hier geht es um ein Codewort zur Bezeichnung des Unterschieds zwischen dem, was durch eine Handlung direkt gewollt und dem, was als Nebenfolge einer intendierten Handlung hervorgebracht wird. Dieser Unterschied ist für die Sittlichkeit einer Handlung relevant, denn damit werden Nebenwirkungen einer willentlichen Handlung legitimiert. Solche Nebenwirkungen können nur dann gerechtfertigt werden, wenn bestimmte Bedingungen gegeben sind. Die Tradition entwickelte vier Bedingungen, unter denen eine voraussehbare schlechte Folge in Kauf genommen werden kann, nämlich:

1) wenn die Handlung selbst sittlich gut oder zumindest indifferent ist,

2) wenn die böse Folge gleich unmittelbar der Handlung entspringt, also nicht als Mittel zur Erreichung der guten Folge dient,

3) wenn der Handelnde nur die gute Folge intendiert, die schlechte dagegen vorhersieht, aber nicht intendiert, sondern lediglich zuläßt,

4) wenn mit der guten bzw. indifferenten Handlung ein wichtiges Gut angestrebt wird, das nicht ohne gleichzeitige Zulassung der schlechten Folge erreicht werden kann und das in einem vertretbaren Verhältnis zur schlechten Folge steht[17].

Auch wenn dieses Prinzip vor allem in den siebziger Jahren durch den starken Einfluß des Relativismus der Konsequentialisten nicht unumstritten war, sind sich heute viele namhafte Philosophen darüber im klaren, daß das Prinzip der Doppelwirkung ein unerläßliches Instrumen-

---

[17] Vgl. J. T. *Mangan*, An Historical Analysis of the Principle of Double Effect, in: Theological Studies 10 (1949) 43.

tarium darstellt, auf das nicht mehr verzichtet werden kann[18]. Das Prinzip setzt einerseits allgemeingültige Prohibitive voraus, daß also bestimmte Handlungen, wie etwa das Töten eines unschuldigen Menschen, in sich schlecht sind, und zwar nicht nur aufgrund göttlichen Rechts, sondern auch aufgrund anderer gewichtiger Gründe, wie *Finnis* u. a. beweisen konnten[19]. Andererseits könnten aber ausnahmsweise solche Handlungen hervorgebracht werden, wenn zwei Bedingungen erfüllt sind:

1) daß der Schaden nicht gewollt, sondern lediglich als Nebenwirkung hervorgebracht wird,

2) daß ausreichend gewichtige Gründe vorliegen, um solchen Schaden hervorzubringen[20].

Somit bildet dieses Prinzip ein wichtiges Werkzeug, um schwierige Konfliktfälle zu lösen. Hier sei lediglich auf die Rechtfertigung der indirekten Abtreibung gedacht[21], oder an die Verabreichung von Analgetika an einen todkranken Patienten, um seine Schmerzen zu vermindern. Die Handlung des Arztes ist hier auf die Schmerzlinderung ausgerichtet und nicht auf die Lebensverkürzung, obwohl diese Nebenwirkung durchaus eintreten kann.

Das soeben Gesagte bedeutet nicht, wie etwa *Donagan* seinerzeit gemeint hat[22], daß dieses Prinzip zu der falschen Vermutung verführen könnte, daß wir lediglich für das gewollt Hervorgebrachte, nicht aber für die Nebenwirkungen Verantwortung tragen würden. Diese Vermutung würde so etwas wie ein „Freibrief" für schwierige Fälle darstellen. Demgegenüber hat *Anscombe* präzisiert, daß der Beitrag des Prinzips

---

[18] Diese Meinung vertreten u. a. *Boyle, Grisez, Anscombe, Finnis.* Im folgenden werde ich mich auf die aufschlußreichen Ausführungen von Joseph *Boyle* über das Prinzip der Doppelwirkung stützen. Siehe dazu: J. *Boyle*, Who is entitled to double Effect?, in: The Journal of Medicine and Philosophy 16 (1991) 475–494.

[19] J. *Finnis*, J. *Boyle*, G. *Grisez*, Nuclear Deterrence, Morality and Realism (Oxford, New York 1987) 281–294.

[20] Joseph *Boyle* hat somit die klassischen vier Bedingungen auf zwei reduziert, wobei er die erste der klassischen als selbstverständlich voraussetzt, die zweite und die dritte zu einer einzigen Bedingung zusammenfaßt und die vierte als zweite nimmt. Siehe dazu: J. *Boyle*, Toward understanding the principle of double effect, in: Ethics 90 (1980) 527–538.

[21] Vgl. M. A. *Monge*, Ética, Salud, Enfermedad (Madrid 1991) 88–90.

[22] A. *Donagan*, The Theory of Morality (Chicago 1977) 122 und 164.

eher bescheiden ist, denn es schließt nicht aus, daß die schlechte Nebenwirkung Schuld zur Folge hat, sondern lediglich, daß unter bestimmten Bedingungen nicht notwendigerweise Schuld verursacht wird[23]. Somit wäre es falsch zu behaupten, daß das Prinzip eine „generelle Erlaubnis" für bestimmte medizinische Fälle darstellen würde.

Jedenfalls können wir zunächst festhalten, daß der Brennpunkt des Prinzips, wie *Boyle* zurecht sagt[24], in dem liegt, was er als erste Bedingung bezeichnet, d. h. daß der Schaden nicht gewollt wird, jedoch als Nebenwirkung hervorgebracht wird. Dies bedeutet, daß ich ein Ziel anpeile, das in sich gut ist, und ebenfalls die Mittel, die mich zu diesem guten Ziel hinführen, d. h. die jeweiligen Schritte, die mir ermöglichen, das Ziel zu erreichen. Nebenwirkungen sind nun jene Folgen oder andere Aspekte einer Handlung, die ich weder als Ziel noch als konkrete Schritte gewollt habe, um das Ziel zu erreichen. Richtig gesehen liegen sie außerhalb der Intention der Handlung, denn ihr Auftreten trägt gar nichts zu der Absicht bei. Dennoch müssen wir konstatieren, daß insofern die Nebenwirkung voraussehbar ist, sie nicht einfach als nichtgewollt verstanden werden kann. Treffend sagt *Boyle* in diesem Zusammenhang, daß die Nebenwirkungen in diesem Sinne gewollt werden, dies sei aber so zu verstehen, daß sie zugelassen oder noch besser, akzeptiert oder toleriert werden[25]. Das soeben Gesagte kann mit dem Beispiel der Kraneotomie verdeutlicht werden. Der Tod des Kindes trägt nicht zu der Gesundheit der Mutter bei, vielmehr ist es die Entfernung des Kindes vom Geburtskanal, die das Leben der Mutter rettet[26]. Gäbe es irgendeine Möglichkeit, die Mutter zu retten, ohne das Kind zu töten, so müßte sie der Operateur auch durchführen.

Anders ausgedrückt: Durch meine Handlung intendiere ich die gute Wirkung (Hauptwirkung) und, wenn möglich, würde ich die Nebenwir-

---

[23] E. *Anscombe*, Action, intention and „double effect", in: Proceedings of the American Catholic philosophical Association 54 (1982) 21. Ähnlich drückt sich *Boyle* aus, a. a. O. (1991) 489: „For my justification applies only when there is a situation of what might be called ‚moral impossibility', that is, a situation in which one lacks the capacity to prevent the harmful side effect from occurring."

[24] J. *Boyle*, a. a. O. (1991) 478.

[25] J. *Boyle*, a. a. O. (1980) 533–536.

[26] J. *Boyle*, a. a. O. (1991) 480.

kung (schlechte Wirkung) vermeiden. Da aber die Vermeidung der Nebenwirkung nicht möglich ist, denn sie ist untrennbar mit der Hauptwirkung verbunden, wird sie höchstenfalls zugelassen.

Anwendung des Prinzips der Doppelwirkung

Akute Leukämie und Schwangerschaft

Dieses Krankheitsbild kommt selten in solcher Kombination vor; somit ist die gewonnene medizinische Erfahrung eher begrenzt. Dennoch ist mit einer Häufigkeit von 0,9 bis 1,2 Fälle auf 100.000 Frauen pro Jahr zu rechnen[27].

Der objektive Sinngehalt, d. h. das Ziel, das durch ein solches Krankheitsbild aus medizinischer Sicht gegeben wird, lautet: Austragung eines lebensfähigen Kindes, wenn möglich bald und gesund, und dies unter möglichst geringfügigen Beeinträchtigungen für die Mutter. Daraus ergibt sich, daß der objektive Sinngehalt in sich gut ist. Nun müssen aber, möglichst umfassend, die Umstände berücksichtigt werden, die der behandelnde Arzt in Rechnung stellt, denn sonst wäre die Moralphilosophie ein reines Hirngespinst.

Der klinische Befund könnte folgendermaßen erörtert werden:

1. Vor der Therapie: frühzeitige Berücksichtigung folgender Punkte

1.1 Beeinträchtigung der Mutter durch den Verlauf der Erkrankung: Anämie, Blutungen, septikämisches Syndrom u.s.w.

1.2 Einfluß der Grunderkrankung auf die Schwangerschaft:

1.2.1 Normale Entwicklung des Kindes und normale Geburt;

1.2.2 Entwicklung des Kindes mit Komplikationen (Frühgeburt, Mißbildungen, Perinatal);

1.2.3 intrauteriner Fruchttod;

1.2.4 Tod der Mutter vor Beendigung der Schwangerschaft.

1.3 Einfluß der Schwangerschaft auf das Grundleiden (mögliche Verschlechterung).

1.4 Bestehen unterschiedlicher Belastungsphasen während der Gestation, Geburt oder/und im Wochenbett.

---

[27] Vgl. J. *Feliu* u. a., Acute Leukemia and Pregnancy, in: Cancer 61 (1988) 580.

2. Möglichkeiten für das Kind

2.1 Keine Therapie:

2.1.1 Normale Entwicklung des Kindes und normale Geburt;

2.1.2 Entwicklung des Kindes mit Komplikationen (Frühgeburt, Mißbildungen, Perinatal);

2.1.3 intrauteriner Fruchttod

2.1.4 Tod der Mutter vor Beendigung der Schwangerschaft;

2.1.5 Die Frage der diaplazentaren Übertragung maligner Zellen und Auslösung der gleichartigen Erkrankung beim Kind ist bisher nicht eindeutig zu beantworten[28].

2.2 Therapie

2.2.1 Früheffekte: Entwicklung eines gesunden Kindes, intrauterine Wachstumsretardierung, Totgeburt, Abort, Mißbildung, vor allem im 1. Trimester;

2.2.2 Späteffekte: keine sicheren Daten verfügbar. Möglicherweise: Entwicklungsstörungen (mental, Wachstum ...); endokrine Störungen, Störungen der Gonadenfunktion; Beeinträchtigung des Zentralnervensystems; Übertragung genetischer Erkrankungen auf zukünftige Generationen[29].

3. Möglichkeiten für die Mutter

3.1 Im 1. Trimester:

3.1.1 Chemotherapie bei erhöhtem Mißbildungsrisiko;

3.1.2 keine Chemotherapie bei gesteigerter Komplikationsrate von Mutter und Kind (Verschlechterung der Anämie der Mutter führt zur Mangelversorgung des Kindes);

3.2 Im 2.+3. Trimester:

3.2.1 Chemotherapie bei geringem Mißbildungsrisiko;

3.2.2 Abwarten unter genauer Kontrolle und Therapie post partum.

Damit wurde der Möglichkeitshorizont des behandelnden Arztes zum Teil aufgerissen. Unter der Voraussetzung, daß die Zielrichtung der

---

[28] Vgl. H. *Knörr*, H. *Knörr-Gärtner*, F. K. *Beller*, C. *Lauritzen*, Geburtshilfe und Gynäkologie (Berlin u. a. 1989) 314.

[29] Vgl. A. *du Bois*, M. *Runge*, J. *Schmid*, H. G. *Hillemanns*, Disseminiertes, hochmalignes non-Hodgkin-Lymphom (NHL) und Schwangerschaft, in: Geburtshilfe und Frauenheilkunde 50 (1990) 408.

Handlung (Gegenstand, Objekt) – und dies gilt als unabdingbare Prämisse – auf die Austragung eines lebensfähigen Kindes, wenn möglich bald und gesund, und dies unter möglichst geringfügigen Beeinträchtigunen für die Mutter, ausgerichtet ist, könnten dann die Zytostatika (Mittel), die der Arzt zu diesem Zweck verwendet, auch dann legitimiert werden, wenn sie die Tötung des Kindes bewirken? Solche Mittel sind dann technisch gesehen die physiche Ursache für die Tötung des Kindes, dennoch ist hier diese Handlung als moralisch „indirekt" zu verstehen und unterliegt somit den Bedingungen, die vom Prinzip der Doppelwirkung gegeben werden.

Eine Analyse zeigt uns, daß in diesem Fall solche Bedingungen erfüllt sind.

1. Die Therapie ist auf ein Ziel ausgerichtet, das in sich gut ist.

2. und 3. Die mögliche schlechte Folge, die Tötung des Kindes, ist nicht gewollt, sie wird lediglich als Nebenwirkung hervorgebracht. Diese Nebenwirkung ergibt sich unmittelbar aus der Hauptwirkung, d. h. sie ist untrennbar mit ihr verbunden. Die Auswahl der Zytostatika wird bestimmt durch die Zielrichtung der möglichst besten Heilbehandlung; sie unterliegt somit den Kriterien der „Sachgerechtigkeit". Unter diesem Kriterium ist die Auswahl nicht mehr frei, sondern determiniert, d. h. festgelegt durch den objektiven Sinngehalt der Handlung und die Zielfunktion des Medikamentes.

So berichten beispielsweise einerseits viele Autoren über die Tatsache, daß Mütter sogar im 1. Trimester mit Daunomycin (Zytostatikum) behandelt werden könnten, ohne daß dabei Probleme für das Kind entstünden[30]. Andererseits beschreiben *Schaisson* u. a.[31] einen Fall von Fötaltod, bei dem die Mutter nach dem siebten Schwangerschaftsmonat mit Daunomycin behandelt wurde. Hat sich deshalb der behandelnde Arzt schuldig gemacht am Tod des Kindes?

Der Fall würde sich allerdings anders darstellen, wenn die Mutter ohne eindeutige Indikation im 1. Trimester mit bekanntermaßen teratogen wirkenden Medikamenten behandelt würde, etwa mit Aminopterin,

---

[30] Vgl. J. *Feliu* u. a. a. a. O. 583; M. *Kurshid*, M. *Saleem*, Acute leukemia in pregnancy, in: Lancet 2 (1978) 534–535.

[31] G. *Schaisson* u. a., Les risques foetoembryonnaires des chimiotherapies, in: Bulletin sur le Cancer 66 (1979) 165–169.

Busulfan, Chlorambucil, Methotrexate u.s.w.[32]. Damit können wir zu der vierten Bedingung überleiten, die besagt:

4. daß ausreichend gewichtige Gründe vorliegen müssen, um die Tötung des Kindes zu rechtfertigen. Dies scheint auch der Fall zu sein, denn wenn der behandelnde Arzt die Mutter nicht mit Zytostatika behandelt, würde einerseits das Kind aufgrund der hochgradigen Anämie der Mutter (oder andere Folgen der Grundkrankheit. Siehe klinischer Befund), die bekanntlich bei fast allen Patienten mit akuter Leukämie auftritt[33], zugrundegehen. Andererseits würde die Mutter ohne Chemotherapie bald sterben[34].

Tubargravidität

Auch hier wollen wir uns primär vom objektiven Sinngehalt der ärztlichen Heilbehandlung leiten lassen. Dies stellt eine unerläßliche Prämisse für die korrekte Beurteilung der sittlichen Qualität einer ärztlichen Handlung dar. Deshalb sei zunächst auf einige medizinische Fakten über die Epidemiologie, Ätiologie und die verschiedenen Behandlungsmöglichkeiten (Umstände) der Tubargravidität hingewiesen.

Die Inzidenz ektopischer Schwangerschaften ist in den USA auf weit über ein Prozent aller registrierten Schwangerschaften angestiegen[35]. Die Häufigkeit der Tubargravidität[36] hat sich zwischen 1970 und 1985 auf 20/1000 Lebendgeburten vervierfacht[37].

Die häufigsten Ursachen lassen sich auf Entzündungen im Eileiterbereich zurückführen. Der postinfektiös oft nicht ganz vollständige Tubenverschluß erlaubt zwar noch das Vordringen der Spermien, aber die

---

[32] Vgl. J. *Feliu* u. a. a. a. O. S. 583.

[33] Vgl. H. *Noltenius*, Tumor-Handbuch. Pathologie und Klinik der menschlichen Tumoren (München, Wien, Baltimore 1987) 1399.

[34] Ebda. 1419.

[35] Vgl. M. *Vermesh*, Conservative management of ectopic gestation, in: Fertility and Sterility 51 (1989) 559.

[36] Der häufigste Ansiedlungsort jeder Einnistung des befruchteten Eies außerhalb der Gebärmutter ist der Eileiter: 95–98%; deshalb wollen wir uns im folgendem vornehmlich auf das Krankheitsbild der Tubargravidität beschränken.

[37] Vgl. J. *Owen Drife*, Tubal pregnancy, in: British Medical Journal 301 (1990) 1057.

um ein Vielfaches größere und unbewegliche befruchtete Eizelle verfängt sich. Die damit verbundenen Motilitätsstörungen der Eileiter führen zu einer erheblichen Erschwerung des Transports der befruchteten Eizelle. Bei operativen Eingriffen an den Tuben (z. B. nach Refertilisierungsoperationen) liegt das Risiko tubarer Schäden bei 30 Prozent[38]. Das bedeutet, daß alle wegen Kinderwunsches an den Tuben vorgenommenen Wiederherstellungsoperationen mit einer erhöhten Rate an Tubargraviditäten belastet sind. An einem Kausalzusammenhang zwischen der Anwendung von Intrauterinpessaren und dem Auftreten einer ektopischen Gravidität besteht kein Zweifel[39]. Je länger die Verweildauer des Intrauterinpessares, um so höher ist das Risiko. Als Ursache kommen außerdem eine eingeschränkte Motilität der Tuben und eine aszendierende Infektion in Frage. Ebenfalls ist ein enger Zusammenhang zwischen vorangegangenen Abtreibungen und ektopischen Schwangerschaften zu konstatieren[40]. Schließlich sei noch auf das erhöhte Risiko (40 Prozent) einer Tubargravidität nach dem Rauchen während der Schwangerschaft hingewiesen[41].

Der Fortschritt im Bereich der diagnostischen Analysen[42] hat dem Arzt die Möglichkeit gegeben, mit mehr Zeit seine Handlungsweise zu überdenken.

---

[38] Vgl. H. *Knörr*, H. *Knörr-Gärtner*, F. K. *Beller*, C. *Lauritzen*, Geburtshilfe und Gynäkologie (Berlin u. a. 1989) 356.

[39] Vgl. J. I. *Makinen*, R. U. *Erkkola*, P. J. *Laippala*, Causes of the increase in the incidence of ectopic pregnancy, in: American Journal of Obstetrics and Gynecology 160 (1980) 642–646; P. A. *Marchbanks*, J. F. *Anegers*, C. B. *Coulam*, J. H. *Strathy*, L. T. *Kurland*, Risk factors for ectopic pregnancy: a population based study, in: J.A.M.A. 259 (1988) 1823–1827.

[40] V. L. *Holt*, J. R. *Daling*, L. F. *Voigt*, Induced abortion and the risk of subsequent ectopic pregnancy, in: American Journal for Public Health 79 (1989) 1234–1238; A. A. *Orhue*, J. A. *Unuigbe*, W. E. *Ogbeide*, The Contribution of previous induced abortion to tubal ectopic pregnancy, in: West African Journal of Medicine 8 (1989) 257–263.

[41] Vgl. A. *Stergachis*, D. *Scholes*, J. R. *Daling*, N. S. *Weiss*, J. *Chu*, Maternal cigarette smoking and the risk of tubal pregnancy, in: American Journal of Epidemiology 133 (1991) 332–337.

[42] Die „klassischen" Möglichkeiten der Diagnosestellung umfassen die Anamnese, körperliche Untersuchung, ß-hCG-Assay (beta human chorionic gonadotropin) und weitere Laborparameter, Ultraschall und Laparoskopie (Spiegelung der Bauchhöhle). Insbesondere im Bereich der frühdiagnostischen Mittel haben sich durch die Entwicklungen der letzten Jahre neue Möglichkeiten

Generell stehen chirurgische und medikamentöse Möglichkeiten zur Verfügung.

Die Wahl der chirurgischen Technik hängt von verschiedenen Parametern ab: 1. der Zustand der Tube (rupturiert oder nicht rupturiert), 2. die Einnistungsstelle innerhalb der Tube: Ampulle, Isthmus, Interstitium. Erfolgt die Implantation im ampullären Teil des Eileiters, so kommt es zum Tubarabort, wärend sie in den uterusnahen engen Abschnitten unweigerlich zur Tubarruptur führt[43], 3. die Größe des Embryos, 4. die Erreichbarkeit (Adhäsionen usw.) und 5. Komplikationen (unkontrollierbare Blutungen).

Zur Verfügung stehen folgende chirurgische Möglichkeiten: longitudinale Salpingotomie (längliche Eröffnung eines Eileiters), segmentale Resektion (auch partielle Salpingektomie genannt; dies ist die Methode der Wahl bei rupturierter Tubargravidität oder Lokalisation in der Ampulle), Salpingektomie (Tubektomie = Eileiterentfernung).

Unter den nichtchirurgischen Möglichkeiten ist an erster Stelle das „expectant Management" (abwartende Behandlung)[44] zu erwähnen. Hier wird auf einen spontanen Abgang der befruchteten Eizelle gewartet, obwohl nicht selten ein nachträglicher operativer Eingriff aufgrund des verbliebenen Nahrungsgewebes (Throphoblast) und damit verbundener Nachblutungen erforderlich sein kann. Dieses exspektative Vorgehen setzt jedoch nicht nur eine sorgfältige stationäre Überwachung, sondern auch eine kooperative Patientin voraus[45]. Wei-

---

aufgetan. Vor allem durch vaginale Ultraschalluntersuchungen und mittels sensitiver Teste für ß-h CG konnte der Anteil noch nicht rupturierter Tubargraviditäten wesentlich gesteigert werden. Vgl. L. Ch. *De Crespigny*, Demonstration of ectopic pregnancy by transvaginal ultrasound, in: British Journal of Obstetrics and Gynaecology 95 (1988) 1253–1256; B. *Cacciatore*, P. *Ylöstalo*, U.-H. *Stenman*, O. *Widholm*, Suspected ectopic pregnancy: ultrasound findings and hCG levels assessed by an immunofluorometric assay, in: Bristish Journal of Obsterics and Gynaecology 95 (1988) 497–502; Bo *Lindblom*, M. *Hahlin*, P. *Sjöblom*, Serial human chorionic gonadotropin determinations by fluorimmunoassay for differentiation between intrauterine and ectopic gestation, in: American Journal of Obstetrics and Gynecology 161 (1989) 397–400.

[43] Vgl. H. *Knörr* u. a., a. a. O. 357.

[44] Vgl. M. *Vermesh*, a. a. O. 562.

[45] Vgl. H. *Mecke*, Ch. *Argiriou*, K. *Semm*, Die Behandlung der Tubargravidität per pelviskopiam – Komplikationen, Schwangerschafts- und Rezidivraten, in: Geburtshilfe und Frauenheilkunde 51 (1991) 549.

tere nichtchirurgische Behandlungen werden derzeit mit Medikamenten (z. B. Methotrexat oder Prostaglandine) durchgeführt.

Was geht in einem Gynäkologen vor, der einer Frau helfen will, bei der eine Tubargravidität festgestellt wurde?

Erneut müssen wir uns den objektiven Sinngehalt der ärztlichen Handlung vor Augen führen, der, durch den Willen des Arztes zur Heilung und die vorgegebenen medizinischen Fakten delimitiert ist. Die Tubargravidität grenzt sich schon deshalb wesentlich von der intrauterinen Gravidität ab, weil die Tubenschleimhaut lediglich zu einer begrenzten dezidualen Reaktion fähig ist, d. h., die Bereitstellung von Nährstoffen für den Conceptus äußerst begrenzt ist. Dies führt dazu, daß der Tubarabort oder die Tubarruptur dann vorprogrammiert sind, wenn ein chirurgischer Eingriff nicht rechtzeitig erfolgt. Der Eileiter ist nun einmal nicht der naturgegebene Ort für die Austragung einer Schwangerschaft!

Dennoch wurde in der ärztlichen Literatur über einige ganz seltene Fälle von ausgetragener Extrauteringravidität berichtet. So bezieht sich etwa *Wahl* auf eine ausgetragene Ovarialgravidität mit lebendem Kind. „Die Mutter, die den Eingriff zunächst gut überstanden zu haben schien, ging am 2. Tag unter den Zeichen ernster, schnell fortschreitender und unbeeinflußbarer Herz- und Kreislaufinsuffizienz zugrunde"[46]. *Antoine* berichtet über eine fast ausgetragene Extrauteringravidität, bei der er annahm, daß es sich um eine fortgeschrittene Tubargravidität handle. Der Ausgangspunkt konnte jedoch nicht mit Sicherheit festgestellt werden. Das Kind, 2030 g, 42 cm, atmete gleich, was bei der starken Anämie der Mutter auffallend war. Es zeigte eine starke Deformation des Kopfes und wie sich später herausstellte, zahlreiche andere Mißbildungen. Bei Beginn der Bauchdeckennaht verstarb die Mutter[47].

---

[46] F. A. *Wahl*, Ausgetragene Ovarialgravidität mit lebendem Kind, in: Zentralblatt für Gynäkologie 17 (1936) 983.

[47] Vgl. T. *Antoine*, Fast ausgetragene Extrauteringravidität, in: Zentralblatt für Gynäkologie 39 (1936) 2325–2326. Siehe auch: A. *Hosking*, Caesarean Section. Delivery of 254-Day Extrauterine Foetus, in: The British Medical Journal (1934) 111–112.

Wenn nun der Arzt eine Tubargravidität diagnostiziert, mit welchen Behandlungsmöglichkeiten wird er konfrontiert und welche Folgen können aus solchen Behandlungsmöglichkeiten resultieren?

1.**Embryotransfer** (nur möglich vor dem 40. Tag[48]).

Mögliche Folgen für das Kind:
– Normale Entbindung
–Absterben des Fötus
Mögliche Folgen für die Mutter:
– Normale Austragung der Schwangerschaft
–Auftreten von Komplikationen. Vergleichbar mit I.v.F. (manuelle Manipulation)

2.**Ausräumung**

Folge für das Kind: Tod des Embryos oder Fötus
Mögliche Folgen für die Mutter:
– Genesung

---

[48] Im Dezember 1990 berichtete L. B. *Schettles*, Tubal embryo successfully transferred in utero, in: American Journal of Obstetrics and Gynecology (1990) 2026–2027, über einen bemerkenswerten Fall, der sich jedoch bereits 1980 zugetragen hatte. Bei einer 27jährigen Patientin wurde wegen schwerer Beschwerden im Bereich des linken Eileiters bei positivem Schwangerschaftstest eine Laparotomie durchgeführt; dabei wurde ein einzelnes Corpus luteum des linken Ovars und bei direkter Palpation der linken Tube eine 4–5 mm große Masse festgestellt. Nach Inzision des Tubenlumens konnte ein intakter Gestationssack, noch komplett mit Chorionzotten bedeckt, enukleiert werden, der anschließend mittels einer Art Saug-Druck-Pumpe in vorhandenes intrauterines Dezidua-Gewebe implantiert wurde. Postoperativ blieb der Schwangerschaftstest positiv, und nach unauffälligem Verlauf wurde termingerecht ein gesundes Kind entbunden.
Schettles berichtet über einen weiteren Fall mit Transplantation einer ektopischen Schwangerschaft in den Uterus. Tatsächlich scheinen diese beiden jedoch die einzigen in der Literatur veröffentlichten Ereignisse dieser Art zu sein. Inwieweit daraus ein therapeutisches Prinzip bei ektopischen Schwangerschaften entwickelt werden kann, ist unklar. Immerhin scheint der Transfer eines intakten, noch komplett mit Chorionvilli bedeckten Embryosackes in den Uterus bei fehlenden Komplikationen (wie Blutungen) möglich zu sein.

– Auftreten von Komplikationen (Als Notfallindikation, Sterilisierung, u.s.w.)

– Exitus (unwahrscheinlich)

3. Abwarten

Mögliche Folgen für das Kind:

– Absterben

– Als Rarität und deshalb in der ärztlichen Literatur äußerst selten beschrieben, infolge einer „günstigen" Implantationsstelle (im Eileiter käme das nur im ampullären Teil in Frage, niemals aber in der pars isthmica oder interstitialis), Entwicklung eines lebensfähigen Kindes, das in der Regel Verunstaltungen aufweist.

Mögliche Folgen für die Mutter:

– Erfolgt die Implantation in der pars isthmica oder in der pars interstitialis, kommt es unweigerlich zur Tubenruptur und damit ist das Leben der Mutter ernsthaft bedroht.

– Erfolgt die Implantation in der pars ampullaris, so kommt es zum Tubarabort[49].

Der objektive Sinngehalt wird zunächst einmal durch den Embryotransfer in den Uterus gegeben. Bereits 1917 plädierte *Wallace* für diese Behandlungsmöglichkeit. Er selbst führte eine solche Operation am 15. September 1915 bei einer 27jährigen Patientin durch, die dann am 2. Mai 1916 ein gesundes Kind gebar[50]. Es wäre zu wünschen, daß in absehbarer Zeit solche Operationen routinemäßig erfolgen könnten, doch dieser Wunsch scheint immer noch utopisch zu sein. Obwohl die frühzeitige Diagnose von Tubargraviditäten große Fortschritte erzielt hat, erfolgt sie im Normalfall nicht früh genug (vor dem 40. Tag). Die Chorionvilli wären somit nicht ausreichend intakt erhalten, um die Uterusimplantation zu ermöglichen. Sollte dies eine reale Möglichkeit mit Aussicht auf Erfolg darstellen (normale Geburt eines Kindes), so

---

[49] Unter Tubarabort versteht man die Ausstoßung der Frucht aus dem ampullären Tubenende in die Bauchhöhle mit Entwicklung eines peritubaren Hämatoms.

[50] Vgl. C. J. *Wallace*, Transplantations of Ectopic Pregnancy from Fallopian Tube to Cavitiy of Uterus, in: Surgery, Gynecology and Obstetrics 24 (1917) 578–579.

wäre der Operateur moralisch verpflichtet, dies auch zu tun. Das Kind wäre gerettet.

Wie ist nun der objektive Sinngehalt einer Handlung zu bewerten, die durch den Sachverhalt einer zweimonatigen Tubargravidität gegeben ist?

Der Kern des ethischen Problems liegt in der Frage, ob die Ausräumung des Embryos erlaubt sei. Die ethische Lösung gelingt erneut mit Hilfe der Lehre von der Handlung mit Doppelwirkung. Anders ausgedrückt: die Ausräumung des Embryos ist in diesem Falle zu rechtfertigen, denn

1. sollte sich der Embryo in der pars isthmica oder pars interstitialis eingenistet haben, so würde dies unweigerlich zur Tubenruptur führen. Erfolgt die Einnistung des Embryos in der pars ampullaris, könnte die Mutter durch das bereits erwähnte „expectant Management" behandelt werden. Da der Arzt die moralische Gewißheit hat, daß das Kind in beiden Fällen sterben wird, muß er die jeweils möglichst beste medizinische Behandlung für die Mutter in Betracht ziehen;

2. und 3. die Tötung des Kindes ist nicht gewollt, sie wird als Nebeneffekt hervorgebracht. Die Tötung des Kindes wird nicht als Mittel gebraucht, denn sie trägt nicht zur Heilbehandlung der Mutter bei. Vielmehr trägt die Ausräumung (oder ggf. die abwartende Behandlung) der Ursache für die lebensbedrohende Erkrankung der Mutter zu ihrer Heilbehandlung bei;

4. es liegt ein schwerwiegender Grund für die Behandlung der Tubargravidität vor. Eine Nichtbehandlung wäre nicht zu rechtfertigen, denn insofern die Unterlassung willentlich ist, ist sie auch als Handlung einzuordnen. Diese Unterlassung wäre nicht zu rechtfertigen, denn sie würde das Leben der Mutter bedrohen. Das Kind würde ohnehin sterben. Nur wenn ein Embryotransfer durchführbar wäre, könnte die Handlung gleichzeitig auf die Lebensrettung des Kindes und die Heilung der Mutter ausgerichtet sein. In allen anderen Fällen besagt eindeutig der klinische Befund, daß auch wenn die Literatur von einzelnen Fällen „ampullärer" (pars ampullaris der Tube), ausgetragener Graviditäten spricht, so ist dies dennoch, kein ausreichender Grund, um das Leben der Mutter ernsthaft zu gefährden.

Daraus wird erneut deutlich, daß menschliche Handlungen nicht bloß als mechanische Vorgänge betrachtet werden dürfen, die allein durch nachträgliche Abwägung als gut oder böse deklariert werden[51]. Um sittliche Handlungen richtig zu beurteilen, muß vielmehr die Totalität der Handlung betrachtet werden. Dies ermöglicht bei Entscheidungskonflikten ein gutes menschliches Urteil.

Letzten Endes sind nicht Handlungen gut, sondern Menschen. Bei ärztlichen Entscheidungen geht es nicht um das Befolgen stereotyper Normen, die von einer fremden „Macht" diktiert wären, indem die Lösungen in ein vorgegebenes Handlungsschema hineingepreßt werden müßten. Vielmehr soll der einzelne im Licht seiner natürlichen Vernunft und seines informierten Gewissens die bessere Entscheidung finden, die sich hier und jetzt konkretisieren läßt[52].

Um den persönlichen Anforderungen einer gediegenen Krankenbehandlung oder einem ärztlichen Entscheidungskonflikt gerecht zu wer-

---

[51] Bereits 1959 wußte ein Gynäkologe über ein Beispiel zu berichten, bei dem eine rein mechanistische Unterscheidung zwischen „direkt" und „indirekt" vorgenommen wurde. Vgl. H. *Kramann*, Umstrittene Heilmethoden in der Gynäkologie, in: Arzt und Christ 5 (1959) 202 u. 203: „Bei einer Frau im vierten Schwangerschaftsmonat mußte ich einmal einen stielgedrehten Adnextumor operieren. An der Gebärmutter bestanden zahlreiche variköse Gefäße, die dünnwandig und zerreißlich waren und stark bluteten. Umstechungsversuche machten die Blutung nur schlimmer. Um die Frau nicht verbluten zu lassen, habe ich die Gebärmutter eröffnet und die Frucht entfernt. Danach kontrahierte sich der Uterus, die Blutung kam zum Stehen, die Frau war gerettet. Ich war sehr stolz darauf, richtig gehandelt zu haben, da ja die Frau, die noch keine Kinder hatte, die Gebärmutter behalten und dadurch empfängnis- und gebärfähig geblieben war. Ich mußte mir aber später von einem bekannten Moraltheologen sagen lassen, daß ich zwar im guten Glauben, objektiv aber falsch gehandelt hätte. Ich hätte die blutende Gebärmutter mit der Schwangerschaft entfernen dürfen, nicht aber nur die Schwangerschaft unterbrechen und die Gebärmutter erhalten. Das eine sei eben eine verbotene Schwangerschaftsunterbrechung zur Rettung der Mutter, das andere dagegen eine erlaubte prima intentio wie etwa beim Carcinom des schwangeren Uterus. Die Rücksicht auf die Erhaltung der Gebärfähigkeit der Mutter und damit u. U. auch auf die Rettung der Ehe spiele dabei keine entscheidende Rolle.".

[52] Vgl. A. *Sonnenfeld* a. a. O. (1990) 1515.

den, brauchen wir bestimmte Dispositionen zum Gut-Handeln, die wir auch Tugenden nennen. Im klassischen Verständnis der Tugend geht es nicht vorwiegend um Tun oder Lassen, um Dürfen oder Nichtdürfen, sondern um die Vervollkommnung des eigenen Menschseins. Anders ausgedrückt: Tugend ist die Erfüllung menschlichen Seinkönnens. Der Mensch, der sich um Tugend bemüht, erreicht, „daß er, aus innerster Wesensneigung, durch sein Tun das Gute verwirklicht"[53]. Der tugendhafte Arzt ist jemand, wie *Pellegrino* treffend sagt, der „gewohnheitsmäßig zum Wohl des Patienten zu handeln disponiert ist und dies Wohl im Normalfall über sein eigenes stellt, so daß man von ihm zuverlässig erwarten kann, daß er danach handelt"[54].

---

[53] J. *Pieper*, Über das christliche Menschenbild (München 1950) 20.
[54] Vgl. E. D. *Pellegrino*, Der tugendhafte Arzt und die Ethik der Medizin, in: Medizin und Ethik, hrsg. von H.- M. *Sass* (Stuttgart 1989) 52.

Das Gesetz des Gewissens

Von **Andreas Laun**

Eine Kernfrage der heutigen Auseinandersetzungen lautet: Was ist das Wesen des Gewissens? Nach welchen Gesetzmäßigkeiten „arbeitet" es und was ist eine Gewissensentscheidung? Welche Rolle spielt das Lehramt in Hinblick auf das Gewissen? Sollte der gläubige Arzt dem Lehramt gehorchen und dies sogar dann, wenn er die Gründe für eine Lehre noch nicht ganz einzusehen in der Lage ist? Wäre dies aber nicht doch ein „unkritischer Gehorsam", ein Gehorsam, dem die „Tugend der Kritik" fehlt[1]? Oder trägt der Christ auch gegenüber den kirchlich gelehrten Normen eine „Verantwortung" in dem Sinne, daß er immer nochmals anders entscheiden kann – in seinem Gewissen eben! Das würde bedeuten: Jeder Christ kann und soll grundsätzlich bei jeder ethischen Lehre der Kirche nochmals unterscheiden zwischen der vorgetragenen Norm, die irrig sein kann und der er nicht zu gehorchen braucht, und dem eigentlichen Gebot Gottes, dem es natürlich zu gehorchen gilt. Dabei könnte er von der Vermutung ausgehen, daß die kirchliche Lehre und das Gebot Gottes meistens, aber eben nicht immer übereinstimmen. Diese Annahme würde allerdings nur solange gelten, als sich der Amtsträger nicht selbst disqualifiziert[2]. Jedenfalls ist es Aufgabe des Gewissens, entsprechend zu unterscheiden, und zwar auch auf die Gefahr hin, sich im Einzelfall zu irren.

---

[1] Vgl. z. B. B. *Häring* in seinem Vortrag vom 12. 10. 1989 in Wien.

[2] Sollte allerdings ein Amtsträger – und darin ist natürlich auch der Papst mitgemeint – „unwillig" sein, „die Grenzen der eigenen Lehr- und Sachkompetenz einzusehen und anzuerkennen", dann, so meint *Häring* in dem zitierten Vortrag, können wir uns auf sein Gewissen „nicht verlassen" – ein mehr als merkwürdiges Amtsverständnis!

Die damit gegebene Einschränkung der kirchlichen Lehrautorität, die in einem offenen Widerspruch zu ihrem Selbstverständnis steht, legitimiert man nicht selten durch den Verweis auf die konziliare Lehre von der Gewissensfreiheit. Es gehe nicht an, so sagt man, diese nur für andere zu verkünden, dabei aber nicht vor der eigenen Tür zu kehren. Diese Auffassung besagt also: Weil jeder Mensch das Menschenrecht auf „Gewissensfreiheit" besitzt, hat er das Recht und die Pflicht, jeder Lehre der Kirche gegenüber zu prüfen, ob er diese annehmen und nach ihr leben dürfe. Dies sei zumindest *auch* gemeint, wenn das Konzil Gewissensfreiheit proklamiert.

Übrigens wird gerade diese Lehre gerne als Beweis dafür angeführt, daß sich das Lehramt manchmal irre und zu einem anderen Zeitpunkt selbst lehre, was es früher verurteilte: Gregor XVI. habe doch die Gewissensfreiheit als „Wahnsinn" verurteilt, das 2. Vatikanische Konzil und Johannes Paul II. hingegen halten sie für katholische Lehre und proklamieren sie als einen Angelpunkt aller Menschenrechte! Daraus folgert man: Könnte sich nicht jetzt dasselbe ereignen und zwar insbesondere auf dem Gebiet der Sexualmoral, sodaß die moraltheologischen Dissidenten von heute in Wirklichkeit die prophetischen Träger der authentischen Lehre der Kirche von morgen sind?

Die Frage nach dem Gewissen, seinem inneren Gesetz und seiner Freiheit ist so zum Angelpunkt der Diskussion geworden.

Was ist also das Gewissen? Nach welchen Gesetzen arbeitet es? Wodurch wird es bedroht, entfremdet und seiner Würde beraubt? Eine heute weitverbreitete Auffassung des Gewissens läßt sich durch folgende Umschreibung des Sündenfalls von Adam und Eva veranschaulichen:

„… Da sah die Frau, daß es köstlich wäre, von dem Baum zu essen, daß der Baum eine Augenweide war und dazu verlockte, klug zu werden. Sie fällte eine Gewissensentscheidung, nahm von den Früchten und aß sie; sie gab auch ihrem Mann, der bei ihr war. Auch er entschied in seinem Gewissen und aß … Als sie Gott, den Herrn, einherschreiten hörten, blieben sie ruhig und aßen weiter. Gott, der Herr, rief Adam zu und sprach: Hast du von dem Baum gegessen, von dem zu essen ich dir verboten habe? Adam antwortete: Allerdings, meine Frau und ich haben mit der Schlange darüber gesprochen, wir haben ihre Gründe abgewogen und uns dann in unserem Gewissen entschieden, zu essen. Gott, der Herr, war mit dieser Antwort sehr zufrieden und lobte die Mündigkeit Adams und Evas, die glücklich und frei im Paradies weiterlebten und nach ihrem Gewissen von allen Bäumen aßen."

So oder ähnlich müßte die Paradieses-Geschichte in unserer Zeit eigentlich umgeschrieben werden, um nicht in Widerspruch zur öffentlichen Meinung zu geraten. Natürlich wäre auch der Titel „Sündenfall" durch „Die erste Gewissensentscheidung" zu ersetzen. Eine solche Neuformulierung mag Gelächter auslösen, und kein gläubiger Leser wird meinen, man sollte diese Umschreibung wirklich übernehmen. Nicht nur die philologische Treue zum Text als solchem spricht dagegen, sondern der Hausverstand, der gesunde Instinkt, das Gespür, daß es Unsinn wäre, so zu reden.

Ohne Zweifel, das Ergebnis ist falsch. Die Frage ist nur: Warum eigentlich? Wo versteckt sich der Fehler des Gedankens? Hört man nicht oft und oft, das Gewissen sei die oberste Instanz in Sachen Moral, und jede „Norm", jedes „Gebot" sei ihm untertan? Das Gewissen, so sagen viele, stehe doch „über" allen Sitten, Normen und Geboten.

Aus der Fragestellung, die sich aus dieser „Variante" der biblischen Geschichte von Adam und Eva ergibt, lassen sich einige Einsichten gewinnen. Sie mögen teilweise wenigstens wie eine Selbstverständlichkeit klingen, deren Wiederholung unnötig ist. Aber auch hier gilt das Prinzip: Auch das, „was sich von selbst versteht", versteht man noch besser, wenn es sorgfältig durchdacht und ausgesprochen wird!

I. Suche die Wahrheit und folge ihr!

Der Ur-Imperativ des Gewissens lautet: Suche nach der Wahrheit und tue das Gute! Religiös gesprochen: Bemühe dich um die Erkenntnis der Gebote Gottes und befolge sie! In demselben Augenblick, in dem der Mensch den Willen Gottes klar erkannt hat, verlangt das Gewissen Gehorsam. Verliert der Mensch dadurch seine Mündigkeit? Das 2. Vatikanische Konzil ist vom Gegenteil überzeugt: In diesem Gehorsam besteht die Würde des Menschen[3]!

---

[3] Vgl. dazu 2. Vatikanisches Konzil, Gaudium et spes 16.

So gesehen gibt es kein Gegenüber von Gehorsam oder Verantwortung. Die Verantwortung besteht ja gerade in der Offenheit für den Willen Gottes: zuerst im Erkennen, dann im gehorsam Handeln.

II. Das Gewissen verpflichtet auf das Gebot Gottes

Ein „Gewissensurteil", das sich über Gottes Gebot hinwegsetzen wollte, wäre in sich widersprüchlich. „Gewissen *oder* göttliches Gesetz" ist eine unsinnige Alternative! Denn das göttliche, objektive Gesetz ist Grundlage und Zielpunkt jeder Gewissensentscheidung. Das Gewissen steht nicht *über* dem Gebot (als ob es dieses immer noch übersteigen könnte!), sondern baut *auf* dem Gebot Gottes auf und verlangt darum gebieterisch nach dessen Erkenntnis – wie ein Baumeister nach den Plänen, nach denen er das Haus errichten soll.

III. Gehorsam und Einsicht

Der Schlange gelingt es, Adam und Eva unsicher zu machen: Werden sie wirklich sterben, wenn sie von der verbotenen Frucht essen? Ist nicht vielleicht das Gegenteil wahr? Auf einmal scheinen ihnen die Früchte besonders köstlich zu sein. Die Einsicht in den Sinn des göttlichen Gebotes ist ihnen abhanden gekommen. Warum das Essen von diesem Baum böse sein soll, verstehen sie nicht mehr. Gemessen an ihrer Einsicht – oder soll man sagen: „nach dem Urteil ihres Gewissens"? –, wäre nichts mehr einzuwenden. Übrig bleibt nur noch das merkwürdige Verbot Gottes, das Adam und Eva jetzt als fremd und ihrer Lebenserfahrung nicht angemessen, vielleicht als willkürlich und autoritär erleben.

Aber, und das ist eine überaus wichtige Erkenntnis, sie hätten trotz ihrer fehlenden, im Gespräch mit der Schlange verloren gegangenen Einsicht Gott gehorchen müssen! Das wäre kein „blinder Gehorsam" gewesen. Denn *eine* Einsicht bestand ja weiterhin: Gott hat verboten, von diesem Baum zu essen! Der wahre Spruch des Gewissens konnte daher nur lauten: Glaubt und vertraut dem Worte Gottes und haltet euch an sein Gebot – auch wenn ihr das Warum in der augenblicklichen Situation nicht einseht.

Diese „blinde" und gleichzeitig so hellsichtige Treue zu Gottes Gebot steht in keinem Widerspruch zu einer umfassenden Einsicht, die im Bereich der Moral immer das erwünschte Ziel darstellt! Aber in der

Geschichte jedes Menschen gibt es auch Phasen der Dunkelheit und der begrenzten Einsicht – in vielen Fällen entsteht daraus das, was man eine „Versuchung" nennt! Überwinden wird der Mensch die Argumente der Schlange häufig nicht durch ihre Widerlegung, sondern durch den Gehorsam und im Glauben an Gottes Wort. Auch in dem biblischen Bericht ist es so: Wie hätten die Menschen die Behauptung der Schlange auch widerlegen sollen?

Dieses unumgänglich teil-blinde Gehorchen ist allerdings getragen und begleitet von dem Willen, Gottes Gebot auch zu verstehen, und es ist gerade die gehorchende Praxis, die dieses Verstehen dann auch erleichtert!

Zunächst aber hilft der „blinde Gehorsam" über die dunklen Weg-strecken des Nicht-Sehen-Könnens hinweg, getragen von der äußeren Erkenntnis dessen, was Gott will und daß Gott es ist, der es will! Das heißt aber auch: In jeder Hinsicht „blind" ist christlicher Gehorsam nie! Immer geht ihm ein Akt des Sehens voraus: „Hier und jetzt verstehe ich zwar nicht, warum Gott dies von mir verlangt. Aber ich weiß, daß es richtig ist, Gott zu gehorchen!" Blind ist solcher Gehorsam in Hinblick auf die Gründe, sehend jedoch, weil er um den Willen Gottes weiß[4]!

IV. Inhalt des Gebotes – Spruch des Gewissens

In der Erzählung der Genesis ist ein Zweifel an dem, was Gott will, ausgeschlossen: Die Menschen dürfen die Früchte dieses einen Baumes nicht essen.

Spätestens an dieser Stelle erhebt sich ein gewichtiger Einwand: Gehen nicht alle diese Überlegungen am Problem des modernen Men-schen vorbei? Daß man Gott gehorchen muß, ist klar, die Schwierigkeit aber besteht in der häufig gegebenen Unklarheit, was Gott in der kon-kreten Situation verlangt.

Darauf ist mit einer Unterscheidung zu antworten:

1. Der Bereich des Suchens und des Pluralismus

Es gibt Situationen in der ärztlichen Tätigkeit, in denen es wirklich nicht leicht ist zu erkennen, was in der konkreten Lage getan oder nicht

---

[4] Vgl. A. *Laun*, Freiheit 71 ff.

getan werden sollte – etwa angesichts heroischer therapeutischer Eingriffe, in Fragen des Behandlungsabbruchs, aber auch im individualethischen Bereich, wenn man an die ständige Erreichbarkeit des Arztes denkt, an Bereitschaftsdienst, an den Konflikt zwischen Beruf und Familie und anderes dieser Art.

Ein biblisches Beispiel einer klassischen Gewissensentscheidung findet sich bei Matthäus: Josef war mit Maria verlobt. Aber, so berichtet die heilige Schrift, „noch bevor sie zusammengekommen waren, zeigte sich, daß sie ein Kind erwartete – durch das Wirken des Heiligen Geistes. Josef, ihr Mann, der gerecht war und sie nicht bloßstellen wollte, beschloß, sich in aller Stille von ihr zu trennen. Während er noch darüber nachdachte, erschien ihm ein Engel des Herrn im Traum und sagte: Josef, Sohn Davids, fürchte dich nicht, Maria als deine Frau zu dir zu nehmen, denn das Kind, das sie erwartet, ist vom Heiligen Geist … Als Josef erwachte, tat er, was der Engel des Herrn ihm befohlen hatte, und er nahm seine Frau zu sich."

In dieser Situation ist Josef geradezu der Prototyp des Menschen, der vor einer Gewissensentscheidung steht. Er ist bereit, Gottes Willen zu tun, aber er sieht verschiedene Möglichkeiten vor sich, die alle dem Kriterium der „Gerechtigkeit" zu entsprechen scheinen. Daher muß er überlegen, abwägen und entscheiden.

Aus der Geschichte des Josef läßt sich aber noch eine weitere Einsicht gewinnen: Josef gehorcht der Weisung des Engels, der ja auch nur ein Geschöpf ist. Aber er erkennt in ihm den Träger einer göttlichen Botschaft und darum wäre es widersinnig, sich dem Engel gegenüber auf sein Gewissen berufen zu wollen. Gott und nicht das Geschöpf ist es, dem sein Gehorsam gilt.

Im Leben ist es oft genauso, allerdings ohne daß dann ein Engel die Lösung brächte! Denn es gibt viele moralische Normen, deren Anwendung je nach der Situation des Betroffenen anders aussieht. Dieser muß sich dann „nach bestem Wissen und Gewissen" ein Urteil bilden: über das Risiko einer gefährlichen Operation, über das Verhältnis von Nutzen und Nebenwirkung einer medikamentösen Therapie, über den Aufwand eines therapeutischen Eingriffes im Vergleich zur Prognose, über die eigene fachliche Qualifikation („Soll ich den Patienten zu einem Spezialisten schicken?"), über die Formen des Widerstandes gegen ungerechte Eingriffe (Abtreibung, Sterilisation) und vieles andere dieser Art.

In all diesen Fällen gibt es einen legitimen Pluralismus, wie auch das Konzil klar zum Ausdruck gebracht hat[5]!

2. Der Bereich der Eindeutigkeit

Die Tatsache aber, daß es Fragen gibt, die nicht von vornherein klar sind, steht in keinem Widerspruch zu der Erkenntnis göttlicher Gebote, über deren Inhalt kein Zweifel besteht. Wollte jemand ernsthaft behaupten, er verstehe nicht, was der Satz „Du sollst nicht morden" oder „Du sollst nicht ehebrechen" heißt, müßte man an seinem Verstand oder seinem guten Willen zweifeln! Dies bleibt wahr auch dann, wenn es nicht in *jedem* Fall ganz leicht ist zu bestimmen, wo – um bei dem Beispiel zu bleiben – die Grenze zwischen „Mord" und „Tötung" verläuft oder was eine vor Gott gültige Ehe ist.

Mit anderen Worten: Es gibt im praktischen Leben des Menschen viele sittliche Forderungen, angesichts derer das Problem des Menschen nicht die Erkenntnis, sondern nur der Gehorsam ist. Jede Entscheidung gegen diese Gebote ist objektiv eine Sünde. Niemand kommt auf die Idee, den Griff nach der verbotenen Frucht oder das Verhalten des König David gegenüber der Frau des Uriah und ihrem Mann für eine legitime „Gewissensentscheidung" zu halten! Oder wer würde es hinnehmen, wollte sich ein Anhänger der Apartheid, ein KZ-Aufseher, ein Bordellbesitzer, der Inhaber einer Abtreibungsklinik, der Entführer eines Kindes auf seine „Gewissensentscheidung" berufen? Es wäre widersinnig zu sagen: Die Kirche verurteilt zwar den Rassismus als unmoralisch, aber ob der einzelne am Rassismus festhält, ist seinem Gewissen anheimgestellt – als ob es eine andere legitime Entscheidung geben könnte als die Anerkennung der gleichen Würde aller Menschen[6]!

V. Die Fähigkeit („Tugend"), sich führen zu lassen

Aus der Josefsgeschichte läßt sich noch eine weitere Folgerung ziehen: Josef ist bereit, sich etwas sagen zu lassen. Er fühlt sich durch

---

[5] 2. Vatikanisches Konzil, Gaudium et spes 33 ff.

[6] Gegen alle Spielarten des „christlichen" Antisemitismus beruft sich *Hildebrand* (Juden 334) auf eine römische Entscheidung und folgert: Roma locuta, causa finita – Katholizität ist mit Antisemitismus unvereinbar. Wer wollte dies als „Enge" oder „mangelnde Toleranz" bezeichnen?

den Engel nicht entmündigt und nimmt dessen Weisung keineswegs als
bloßen „Diskussionsbeitrag" oder als eine „Orientierungshilfe" auf. Ja
auch ein Atheist wird dem zustimmen können: Wenn es sich tatsächlich
um einen „Engel" im ursprünglichen Wortsinn, das heißt um einen Boten
Gottes handelt, der auch als solcher erkannt worden ist, dann ist der
Gehorsam gegenüber dem Engel identisch mit dem Gehorsam gegenüber
Gott, durch den Josef seine Verantwortung wahrnimmt.

Ein Dilemma der Kirche von heute besteht darin, daß man sich
manchen Lehren des Konzils und des Papstes gegenüber auf das Gewissen beruft wie auf eine wohlbekannte, allen Ansichten nochmals übergeordnete Instanz – etwa wenn es um die Methoden der
Empfängnisregelung geht, um vor- und außerehelichen Geschlechtsver-
kehr, um künstliche Befruchtung und andere Fragen dieser Art. Während
der Papst in Anspruch nimmt, den Inhalt des göttlichen Gebotes auszu-
legen, sodaß es nur noch um Verstehen und Gehorsam gehen kann, reden
nicht wenige so, als handle es sich um kaum mehr als einen letztlich
unverbindlichen Beitrag zu einer künftigen, subjektiven Urteilsfindung,
die etwas ganz anderes besagen kann als die Kirche lehrt. Pointiert
gesagt: Hat der Papst die Funktion des Engels in der Geschichte des Josef
oder vertritt er nur eine Meinung wie viele andere auch? Prinzipiell ist
die Antwort einfach: Insofern er „Bote Gottes" ist, drängt das Gewissen
auf Gehorsam. Ist er dies aber nicht, dann gilt die übliche Verpflichtung
auf die Wahrheit der Argumente – und sonst nichts.

VI. Von der Art, sachlich („objektiv") zu argumentieren

Wer überzeugt ist, daß sich der Papst irrt, der sollte dies auch
offen sagen und sich nicht in irreführender Weise auf das Gewissen
berufen.

Ein Beispiel mag dies veranschaulichen:

Donum vitae, das vatikanische Dokument zu den Fragen der künstlichen Befruchtung, lehrt: Menschenwürdig und darum moralisch richtig
ist einzig und allein die Zeugung, die die Folge einer ehelichen Liebes-
vereinigung ist. Darum ist jedwede künstliche Befruchtung einer
menschlichen Eizelle abzulehnen, auch wenn sie in der Absicht vorgenommen wird, einem unfruchtbaren Ehepaar zu einem Kind zu verhelfen. Wer diese Lehre bezweifelt, sollte nicht von seinem Gewissen reden,

sondern seinen Widerspruch etwa in dieser Weise formulieren: ,,Die Kirche irrt in ihrer Behauptung, ein Mensch müsse seine Existenz der ehelichen Vereinigung verdanken. Es genügt die positive Einstellung eines Paares, das ein Kind bekommen will.‘‘

Erst wenn (zu Recht oder zu Unrecht) entschieden ist, was das Gebot Gottes besagt, tritt das (recht informierte oder irrige) Gewissen auf den Plan und spricht zum Menschen an Hand des Kriteriums ,,Zeugung nur durch geschlechtliche Vereinigung‘‘ oder ,,Geistige Liebe genügt‘‘! Die Frage ist nicht, ob sich die Menschen nach dem Gewissen richten sollen. Das stellt niemand in Frage. Umstritten ist vielmehr,

– ob das Lehramt der Kirche recht hat, wenn es die künstliche Befruchtung ablehnt und ein Gewissen, das sie bejaht, daher als ,,irrig‘‘ bezeichnet;

– oder ob die Wahrheit bei jenen liegt, die meinen, ,,Liebe allein‘‘ legitimiere objektiv auch die künstliche Befruchtung.

VII. Von der Nutzlosigkeit der Berufung auf das Gewissen im ethischen Diskurs

Folgende Überlegung führt uns weiter: Angenommen, jemand erzählt ,,Herr K. entschied in seinem Gewissen, mit Herrn A. in der Weise X zu verfahren‘‘ und würde daran die Frage knüpfen, was der Zuhörer davon halte, kein Mensch käme auf die Idee zu sagen: ,,Ausgezeichnet‘‘ oder ,,Ein Verbrechen‘‘! Jeder denkende Mensch würde selbstverständlich zurückfragen: Was hat Herr K. denn mit Herrn A. gemacht? Denn der erste Teil des Satzes ,,Herr K. entschied in seinem Gewissen …‘‘ würde niemanden befähigen, ein moralisches Urteil über die Geschehnisse zu fällen. Man könnte höchstens sagen: Wenn Herr K. wirklich im Gewissen von der Richtigkeit seines (uns noch unbekannten) Tuns überzeugt war, dann ist er unschuldig geblieben – was immer er gemacht hat. Nehmen wir an, in diesem Moment würde der Fragesteller sagen: Herr K. heißt mit seinem vollen Namen Kain, und beim anderen handelt es sich natürlich um den armen Abel, dann wüßte jeder sofort: Er hat ihn erschlagen, und das war objektiv eine schwere Sünde. Sollte die erste Behauptung, Kain habe nach seinem Gewissen entschieden und gehandelt, zutreffend sein, dann ergäbe sich die zwingende Folgerung: Kain hatte – fast unvorstellbar – ein schuldlos irriges Gewissen und ist daher subjektiv ohne Sünde, obwohl er objektiv einen Mord begangen hat.

Daraus ergibt sich:

Der Verweis auf das Gewissen sagt zunächst nur etwas über die *subjektive* Verfassung des Handelnden und seinen guten Willen, trägt aber zur Erkenntnis dessen, was sittlich richtig und also „Gebot Gottes" ist, nichts bei. In der ethischen Diskussion geht es immer um die *objektive* Bewertung eines bestimmten Verhaltens, niemals um das (letztlich unmögliche) Urteil über einen bestimmten Menschen.

Jedes ethisches Gespräch steht und fällt mit den Werten, um die es geht. Der Verweis auf das Gewissen hilft dabei nicht weiter, sondern bringt nur den Sachverhalt: „Ich bin anderer Meinung" zum Ausdruck. Wer in einer Diskussion über die Ursachen des Waldsterbens ruft: „Das muß der Verstand erforschen", hat vielleicht die Partner gruppendynamisch sinnvoll ermahnt, sich nicht in Emotionen zu verlieren; sachlich aber hat er nichts, wirklich gar nichts zum Verstehen des bedrohlichen Phänomens beigetragen!

VIII. Vorrang des Gewissens gegenüber dem menschlichen Gesetz

„Muß man Gott nicht mehr gehorchen als den Menschen und ihren Gesetzen?", könnte jemand einwenden und sich dabei auf das Prinzip der ersten Apostel gegenüber ihren Gegnern berufen. Damit haben diese doch auch gezeigt, daß das Gewissen über allen Normen steht.

Das Beispiel beweist erst recht, worum es hier geht: Das Gewissen verpflichtet uns unbedingt auf das Gebot Gottes und setzt dabei – im Fall eines Konfliktes – die Gesetze der Menschen außer Kraft. Darum gehört zum heiligen Gehorsam gegenüber Gott immer auch der heilige Ungehorsam gegenüber Menschen-Gesetzen, sofern diese im Widerspruch zu Gottes Gebot stehen.

Einem Gebot Gottes gegenüber kann man sich natürlich nicht auf das zitierte Wort der Apostel berufen, denn das würde einen Unsinn ergeben: „Man muß Gott mehr gehorchen als Gott." Das heißt: Das Gewissen läßt sich niemals gegen ein Gebot Gottes ausspielen, als ob es eine Über-Instanz wäre, die sogar die zehn Gebote relativieren könnte.

IX. Die konziliaren Aussagen über das Gewissen in „Gaudium et spes"

Das 2. Vatikanische Konzil hat sich in „Gaudium et spes" mit der Frage des Gewissens und seiner Rolle im christlichen Leben beschäftigt, wobei es wohlbekannte Aussagen der traditionellen Lehre in einer bemerkenswert dichten und klaren Weise zusammengefaßt hat:

Es ist die Rede von dem „Gesetz", das der Mensch in seinem Inneren entdeckt und das seinen Ursprung doch nicht dem Menschen selbst, sondern Gott verdankt. Es ist *im* Menschen, aber nicht *vom* Menschen. Das Gewissen, so wird weiter ausgeführt, ist das innerste Heiligtum des Menschen, wo dieser unvertretbar mit Gott allein ist. Dem Imperativ des Gewissens sollte der Mensch Gehorsam leisten, und in solchem Gehorchen besteht die Würde des Menschen. Ja das Gewissen verpflichtet den Menschen auch dann, wenn sich das Gewissen irrt. Nicht in Frage ist damit die alte Lehre gestellt, daß es neben dem schuldlosen Irrtum auch die schuldhafte Verdrängung der Wahrheit gibt. Das heißt aber auch:

Man darf die Stimme des Gewissens nicht in einer primitiv-direkten Weise mit der Stimme Gottes identifizieren. Denn der Mensch „entdeckt" das Gebot Gottes nicht einfach „fix und fertig" in seinem Herzen, sondern ist für seine Erkenntnis verantwortlich und zwar in zweifachem Sinn:

Erstens bedarf es – manchmal mehr, manchmal weniger – der Bemühung, um das sittlich Richtige zu erkennen, und zweitens hängt die Erkenntnis der moralischen Wahrheit ganz wesentlich von jener Askese ab, die verhindert, daß das Licht der Gewissens-Erkenntnis durch die Schmutzschicht der vielfältigen Interessen abgelenkt, verzerrt, gestreut und verändert wird.

Soweit also die Lehre des Konzils. In Hinblick auf unsere Fragestellung ist es wichtig, folgende Aspekte besonders hervorzuheben:

In „Gaudium et spes" hat das Konzil erklärt, wie das objektive Sittengesetz mit dem Spruch des Gewissens verknüpft ist: durch den Gehorsam des freien, mündigen Subjektes gegenüber den Geboten Gottes. „Gehorsam" ist dabei im biblischen, umfassenden Sinn zu verstehen als jene marianische Hingabe, durch die sich der Mensch Gottes Gebot in Ehrfurcht, Demut und Liebe unterordnet. Fundament solchen Gehorchens ist der Glaube, daß die Gebote Gottes nicht Willkür und Schikane sind, sondern ihren Ursprung in der Liebe des Schöpfers zu seinem geliebten Menschen haben und zwar sogar dann, wenn sie in manchen Situationen als Last und Kreuz erlebt werden.

X. Das Lehramt im Dienst des Evangeliums

Bei der Frage nach dem Lehramt geht es nicht um eine Bevormundung der Gläubigen oder um die Verteilung von „Macht" in der Kirche, sondern um die Sicherstellung und Verteidigung des unverfälschten Evangeliums für das Volk Gottes. Jesus selbst hat dieses wichtige Amt ausgeübt. Im Streitgespräch mit denen, die die Auferstehung leugneten, grenzt Jesus eindeutig ab (Mk 12, 27): „Ihr irrt euch sehr". An anderer Stelle (Mk 7, 8) wirft er seinen Gegnern vor, Menschensatzung an die Stelle des Gebotes Gottes gesetzt zu haben – mit entsprechend verheerenden Folgen für die betroffenen Menschen.

Genau darum aber geht es: Daß die Wegweiser, auf die das Volk Gottes auf seiner Wanderung durch die Geschichte angewiesen ist, nicht verdreht werden.

XI. Die Notwendigkeit der Gewißheit

Nicht selten geht es in der Medizin um Entscheidungen, die das Leben eines Menschen einschneidend verändern (z. B. durch eine Amputation), ja sogar über Leben und Tod entscheiden (Abschalten einer Maschine – ja oder nein?) oder grundsätzlich von größter moralischer Bedeutung sind (Sterilisation, Einsatz von empfängnisverhütenden oder gar abtreibenden Mitteln, Abtreibung, Euthanasie). In Hinblick auf solche Fragestellungen bedarf der Arzt für seine Entscheidung entweder untrüglicher Gewißheit (etwa „niemals!" wie im Fall der Abtreibung) oder klarer Kriterien, die eine typische „Gewissensentscheidung" ermöglichen[7]. Die Botschaft Jesu schlägt nicht Freizeitbeschäftigung vor,

---

[7] Um Mißverständnisse zu vermeiden ist allerdings zu beachten: Auch bei dem „Niemals" im Fall der Abtreibung ist das Gewissen tätig, auch da handelt es sich um eine „Gewissensentscheidung". Spricht man von „Gewissensentscheidung", so ist in der Regel eine Entscheidung gemeint, die so und anders ausfallen kann, d. h. die nicht apodiktisch für alle denkbaren Fälle gilt, sondern im Einzelfall je anders aussehen kann. Übrigens ist auch das „Niemals!" im Fall der Abtreibung zu unterscheiden von den – tragischen – Fällen indirekter „Abtreibungen", wenn eine unerläßliche Therapie der Schwangeren den Tod

sondern enthält Wahrheit, auf die hin man leben und sterben kann. Für Mythen stirbt man nicht und über Hypothesen kann man streiten, aber man kann von ihnen nicht leben. Jede Koketterie nach der Art *Lessings*, der den ewigen Zweifel der untrüglichen Gewißheit der Wahrheit vorziehen möchte[8], beweist nur, daß der Betreffende vom Ernst der metaphysisch-religiösen Frage und dem Durst der Seele nach Gott (noch) nichts verstanden hat.

Daraus folgt aber: Wer bestreitet, daß es das Lehramt gibt, müßte gleichzeitig tiefe Trauer zeigen wie einer, der sich in unwegsamem Gelände befindet und erschrocken feststellt, daß der Kompaß nicht funktioniert.

XII. Der Geist Gottes als Garant des Lehramtes

Bei Diskussionen über das Lehramt dürfen der Papst und die Bischöfe nicht zu Professoren der Theologie degradiert werden. Eine besondere Stellung hätten sie dann nur noch unter der Bedingung, einen weit überdurchschnittlichen Intelligenz-Quotienten zu besitzen, durch den sie in Verbindung mit ihren Studien allen anderen Christen überlegen wären.

Aber eine solche Über-Begabung besitzen sie natürlich nicht, und wurde auch von niemandem behauptet. Ihre Autorität gründet nicht auf Wissenschaft und Gelehrsamkeit, sondern auf dem Beistand des heiligen Geistes. Sie sind die verbindlichen Zeugen des Glaubens, weil sie Bischöfe sind und nicht, weil sie vorher ein Doktorat oder wenigstens ein Theologiestudium absolviert haben. Wer das Lehramt der Kirche auf Argumente und Gelehrsamkeit reduziert, hat es genau genommen geleugnet[9].

---

des ungeborenen Kindes zur Folge hat. Auch in solchen Fällen bedarf es einer sicher oft schweren Gewissensentscheidung in dem hier genannten Sinn.

[8] *Lessing*, Werke (Bd. 5) 100: „Wenn Gott in seiner Rechten alle Wahrheit und in seiner Linken den einzigen immer regen Trieb nach Wahrheit, obschon mit dem Zusatze mich immer und ewig zu irren, verschlossen hielte, und spräche zu mir: wähle! Ich fiele ihm mit Demut in seine Linke und sagte: Vater gib! Die reine Wahrheit ist ja doch nur für dich allein!"

[9] Vgl. *Kierkegaard*, Unterschied 373–391. Ebenso: Das Buch Adler 559: „Fragen, ob ein König ein Genie sei – um in diesem Fall gehorchen zu wollen, ist im Grunde ein Majestätsverbrechen."

XIII. Der Grund des Gehorsams gegenüber dem Lehramt

Dies führt zur logischen Konsequenz: Die Frage nach dem Lehramt, seiner Berechtigung, seiner Kompetenz, seiner Zuständigkeit kann letztlich nicht nach den Kategorien einer gerechten Macht-Verteilung diskutiert werden. Die Frage ist theologischer Natur und läßt sich, auf eine einfache Formel gebracht, so ausdrücken:

Ist der Geist Gottes in dieser, von der Kirche selbst beschriebenen Weise am Werk? Wenn die Antwort darauf „Ja" lautet, dann sagt das Gewissen selbstverständlich: „Ja? Dann gehorcht, dann glaubt, dann nehmt die Wahrheit demütig an!" Wenn die Antwort aber „Nein" lautet – dann natürlich nicht! Dann gelten die normalen Regeln der Wahrheitsfindung und das heißt in concreto: es geht um Argumente und sonst nichts. Dann könnte man die Vertreter dieses „Lehramtes" tatsächlich nur noch behandeln wie die Sprecher irgendeiner Gemeinschaft oder Partei, deren Vertreter man achtet, die aber letztlich keine andere Autorität haben als irgendein beliebiger Diskussionsteilnehmer.

Daraus folgt: Ob es das Lehramt gibt, ist eine Frage des Glaubens und nicht des Gewissens, schon gar nicht der Gerechtigkeit. Wer in diesem Zusammenhang in marxistischer Manier von einer „religiösen Symbolproduktion" und ihrer ungerechten Verteilung in der Kirche[10] spricht, hat wirklich nichts, aber schon gar nichts vom Geheimnis des kirchlichen Lehramtes verstanden!

Wenn das Lehramt aber von Gott getragen ist, sagt das Gewissen zum Menschen: „Durch das Lehramt gehorchst Du Gott – gehorche ihm mit all deinen Kräften und zwar auch dann, wenn du nicht gleich alles verstehst, und natürlich auch wenn Dich Sein Wort durch enge Pforten führt!"

Sich ein irrendes Gewissen bezüglich *dieses* Satzes vorzustellen, ist absurd. Auch ein Atheist wird zugeben müssen: Wenn es Gott gibt, sollte man ihm gehorchen. Ein Irrtum kann sich nur auf den Glauben an die Kirche überhaupt beziehen (der Irrtum der Nicht-Christen), auf die Legitimität der kirchlichen Autorität (der Irrtum der nicht-katholischen Christen) und natürlich auf den Verlauf der „Grenzlinie" zwischen Offenbarung und Menschenwort (der Irrtum mancher Katholiken im Dissens zur Kirche).

---

[10] Vgl. *Boff*, Kirche 84.

Nur derjenige, der an den Geist Gottes in der Kirche in dieser lehramtlichen Konkretheit glaubt, wird auch die Stimme seines Gewissens im Sinne des Gehorsams vernehmen. Ohne diesen Glauben wäre dies ganz unmöglich. Gehorsam schuldet man nur der gottgewollten Gemeinschaft der Bischöfe und dem von Christus eingesetzten Papst Johannes Paul II., nicht aber einem Karol Woityla oder sonst irgendeinem Menschen in oder außerhalb der Kirche. Die Frage stellt sich nur dem Glaubenden! Wer die Bischöfe geistig nur als „Kirchenmänner" vor Augen hat, weiß nicht, wovon die Rede ist.

XIV. Gewissen und päpstliche Autorität

Gewissen oder Papst? Eine falsche Alternative. Denn die Autorität der Kirche und damit auch diejenige des Papstes beruht auf dem Gewissen. Ohne Glauben gibt es keinen Papst, und ohne Gewissen hat er keine Autorität. Denn daß ihm zu gehorchen ist, ist eine Forderung des Gewissens auf Grund des Glaubens an das Charisma des kirchlichen Lehramtes. Daher steht und fällt die Autorität des Papstes mit derjenigen des Gewissens. Die eigentliche Frage ist, ob und inwieweit jemand in der theologisch richtigen Weise an die Kirche glaubt. „Richtig" heißt hier: ohne minimalistische Verkürzung, ohne Uminterpretation der kirchlichen Autorität (etwa in eine Autorität akademischer Natur) und ebenso ohne Überspanntheit eines Papalismus, der stillschweigend suggeriert, als wäre alles und jedes, was der Papst sagt oder gar tut, „unfehlbar".

XV. Freiheit des Gewissens – Freiheit vom Gewissen

Gregor XVI. hat, das ist wahr, die Freiheit des Gewissens als „deliramentum" (Wahnsinn) verurteilt. Entscheidend wichtig aber ist es, sich klarzumachen: Der Papst wollte damit ein Verständnis von „Gewissensfreiheit" treffen, das die Kirche damals, heute und bis zum Ende der Geschichte ablehnen wird – nämlich jene Autonomiebestrebungen, die die vertikale Achse, die Bindung des Menschen an Gott, auflösen wollten. Er selbst hat gegenüber Zar Nikolaus I. bemerkt: „Man darf die Freiheit des Gewissens nicht verwechseln mit der Freiheit, kein Gewissen zu haben"[11]. Nochmals anders formuliert: Verurteilt wurde nicht die Freiheit *des* Gewissens, sondern die Freiheit *vom* Gewissen!

---

[11] Vgl. *Aubert*, Religionsfreiheit 586. Vgl. *Aubert*, Problem 422 ff.

Übrigens wurde diese Frage natürlich auch auf dem Konzil selbst diskutiert: Die Verurteilung damals, so wurde ausdrücklich festgehalten, ist „auch heute ohne Veränderung gültig". Im gegenwärtigen Zeitpunkt aber sehe sich die Kirche mit dem anderen, noch schlimmeren Übel der totalitären Ideologien konfrontiert und darum müsse sie in der jetzigen Zeit die Würde und Freiheit der Person betonen[12].

XVI. Gewissen und Gebote Gottes

Wie es kein gesundes Auge gibt, das „autonom", das heißt unabhängig von den Gegenständen ist, die es wahrnimmt, so kann es kein Gewissen geben, das nicht auf die Gebote Gottes hingeordnet ist. Diese Zu- und Unterordnung ist natürlich keineswegs gegen die Würde des Gewissens. Nocheinmal: Ein Auge ist dann gesund, wenn es nicht selbst Bilder und Farben produziert, sondern wenn es nur jene Gegenstände wahrnimmt, die tatsächlich da sind, und zwar so, wie sie wirklich sind. So auch das Gewissen: Seine Aufgabe ist es, die Gebote Gottes auf der geistigen „Netzhaut" des je einzelnen Menschen sichtbar zu machen.

Diese Gebote Gottes sind – entgegen einem verbreiteten Mißverständnis – keineswegs eine Sonderlehre der Christen. Die Kirche ist ganz im Gegenteil davon überzeugt, daß jeder Mensch auf Grund seines natürlichen Verstandes die Gebote Gottes wahrnehmen kann und, wenigstens in seinen grundlegenden Zügen, auch tatsächlich sieht.

Dabei ist freilich zu beachten: Der Gläubige spricht von Geboten „Gottes", der Ungläubige logischerweise nur von einem „sittlichen Gesetz", ohne es auf Gott zurückführen zu können. Aber das ist schon viel an Gemeinsamkeit! Man spricht von einem „natürlichen Sittengesetz" und meint damit: Dieses moralische Gesetz ist dem natürlichen Verstand, das heißt auch ohne Offenbarung, erkennbar und zwar in der menschlichen Wirklichkeit. Darum ist der Bereich dieses Gesetzes auch wie eine Plattform, auf der sich ungläubige und gläubige Menschen treffen und in einen Dialog treten können.

Dieses Gespräch lebt davon, daß die Menschen einander achten und zwar gerade in Hinblick auf ihr Gewissen, das jeden Menschen verpflichtet, ohne äußeren Druck die Wahrheit zu suchen und sich ihr unterzu-

---

[12] Vgl. *Becker,* Einleitung 105.

ordnen. Damit schließt sich der Kreis: Die Achtung vor der transzendenten Würde des Menschen und vor dem Gewissen jeder Person erweist sich als die entscheidene, durch nichts ersetzbare Bedingung des Dialoges und damit auch als die Grundlage des Friedens in der Welt[13].

Literatur

Im Text wird jeweils nur der Nachname des Autors, das erste Hauptwort des Titels und die Seitenzahl angegeben.

Aubert R., Die Religionsfreiheit von „Mirari vos" bis zum Syllabus, in: Concilium 1965, 584–591.

Aubert R., Das Problem der Religionsfreiheit in der Geschichte des Christentums, in: Zur Geschichte der Toleranz und Religionsfreiheit. Darmstadt 1977, 422–454.

Becker W., Einleitung, in: Dokumente des Zweiten Vatikanischen Konzils. Trier 1966, 85–126.

Boff L., Kirche: Charisma und Macht. Düsseldorf 1985.

Häring B., Ist auf das Gewissen Verlaß? Zum Spannungsfeld Lehramt–Gewissen. Unveröffentlichter Vortrag vom 12. 10. 1989 in Wien.

Hildebrand D. v., Die Juden und das christliche Abendland, in: Menschheit am Scheideweg. Regensburg 1955, 312–340.

Johannes Paul II., Centesimus annus. Rom 1991.

Kierkegaard S., Über den Unterschied zwischen einem Genie und einem Apostel, in: Einübung im Christentum und anderes. Köln 1951, 373–391. „Das Buch Adler" ebd. 393–652.

Laun A., Freiheit, in: Lexikon der Spiritualität. Freiburg 1988, 402–405.

Laun A., Aktuelle Probleme der Moraltheologie. Wien 1991.

Lessing G. E., Sämtliche Werke 5 Bde. Göttingen 1825.

---

[13] Vgl. *Johannes Paul* II., Centesimus annus 46.

Selbstverwirklichung oder Selbstvernichtung

Gewissen und ethisches Handeln im ärztlichen Beruf

Von **Alfred Sonnenfeld**

Die freie Entscheidung wählt letztlich zwischen Gut und Böse und hat so eine wesentliche Wirkung auf uns selbst: Während uns die gute Handlung besser werden läßt (d. h. in weiterer Folge zu unserer Selbstverwirklichung beiträgt), führt die schlechte andererseits zum Verfall des Guten in uns (letztlich zur Selbstvernichtung). Sittliches Handeln bedeutet also nicht, etwas zu ,,machen", was von dem Handelnden selbst unabhängig ist. So besteht z. B. beim Töten eines unschuldigen Menschen das sittliche Übel nicht im Tod des Unschuldigen, sondern in der Ungerechtigkeit des Willens des Mörders. Die Tötung, nicht der Tod, ist das eigentliche Böse, eine verformte, von der Regel der Vernunft abweichende, willentliche Handlung[1].

Die Alternative zwischen Selbstverwirklichung und Selbstzerstörung oder Selbstvernichtung kann nicht gleichgültig lassen. Denn jeder Mensch möchte glücklich sein, das heißt, er will das Gute, das, was für ihn gut ist. Die gesamte Ethik des Aristoteles baut auf diesem Grundgedanken auf: Alle Menschen streben danach, glücklich zu werden und es zu bleiben.

Glück ist nicht nur die Abwesenheit von Krankheit und Leid. Diese mag eine wesentliche Voraussetzung des ,,glücklichen" Lebens sein, wesehalb viele in der Medizin diejenige Wissenschaft erblicken, die das Glück herbeiruft, weil sie Gesundheit und ein langes Leben ermöglicht.

---

[1] Vgl. M. *Rhonheimer*, Natur als Grundlage der Moral (Innsbruck, Wien 1987) 264. Die fundierten Ausführungen dieses Autors sind besonders wertvoll, um zu einer weiteren Vertiefung in die Grundlagen der Moral zu gelangen.

Aber Leid gehört geradezu zum Leben. Ohne Leid ist das Reden vom Glück bloße Utopie.

Dieser Entwurf eines wahrhaft glücklichen Lebens ist, nachdem man ihn schon fast zwei Jahrtausende lang allen ethischen Überlegungen zugrundegelegt hatte, in der Neuzeit von *Kant* und von den Vertretern einer etwas jüngeren Konzeption, die man als „Subjektivismus" umschreiben könnte, in Frage gestellt worden. *Kant* lehnte die aristotelische Vorstellung als „Eudämonismus" ab, weil er meinte, eine Ethik könne nur auf Pflichten zurückgreifen, die gelten, ob sie uns zum Glück führen oder ins Unglück stürzen[2]. Der Subjektivismus dagegen legt nahe, daß die menschlichen Glücksvorstellungen von Person zu Person ganz verschieden seien, weshalb man höchstens nach einer Ethik suchen könne, aufgrund welcher die Menschen einander bei ihrem Glücksstreben möglichst wenig behindern. In gewisser Hinsicht wird man diesen beiden Kritiken recht geben müssen: Wenn man das Glück rein subjektiv auffaßt, wird es nahezu unmöglich, objektive oder gar verbindliche sittliche Normen zu entwickeln.

Aristoteles ging von der Vorstellung aus, daß dem Menschen eine objektive, von seinem Meinen unabhängige Vollendung entspreche und daß er sein subjektives Glück nur erreichen könne, indem er diese Vollendung anstrebe und je nach seiner individuellen Kapazität auch erreiche. Wenn Ethik menschliches Handeln lediglich durch den allgemeinen Konsens einer Gesellschaft, eines Standes, einer Gruppe, etwa der Ärzte (zum Beispiel Ethikkommissionen), bestimmt, so wäre Ethik gleichsam liquidiert. Daß Erfahrungen gesellschaftlicher oder geschichtlicher Bedingtheiten menschlichen Handelns in der Ethik mitberücksichtigt werden müssen, steht außer Zweifel. Sie sind jedoch nicht fundamental und für ihren Gegenstand nicht konstitutiv.

Wie kann konkret diese Vollendung (als Selbstverwirklichung und Glücksstreben) erreicht werden? Durch gutes Handeln („eupraxia")! Wahrhaft glückliches Leben ist dort gegeben, wo Menschsein vollkommen verwirklicht wird. Wir haben die „natürliche Anlage"[3] zum voll-

---

[2] Vgl. I. *Kant,* Grundlegung zur Metaphysik der Sitten, erster Abschnitt, in: W. *Weischedel* (Hrsg.), Immanuel Kant, Werke Band VII, stw. 56 (Frankfurt 1968).

[3] Vgl. *Aristoteles,* Die Nikomachische Ethik, 2. Buch, 1103 a 14 ff. (München 1986).

kommenen Menschen in uns, aber wir müssen etwas dafür tun, daß sie nicht verschüttet und verkehrt wird. Kommt die gute Anlage zur Entfaltung, dann erwerben wir das, was Aristoteles mit dem Begriff der Tugend bezeichnet.

Was ist eigentlich Tugend? Wir können sie mit dem Produktionskapital eines Unternehmens vergleichen: Dieses ist das Ergebnis einzelner erfolgreicher Handlungen, die dann die Substanz bilden, aus der Geschäfte leichter und effizienter getätigt werden können. Die Tugend ist eine Prädisposition zum Guthandeln. Sie ist das Vermögen, das ich selber durch einzelne gute Handlungen erwirtschaftet habe und das es mir ermöglicht, besser und schneller gut zu handeln.

Nehmen wir als Beispiel die Tugend der Ehrfurcht oder Achtung (in der alltäglichen Form). Sie verlangt, die Privatsphäre des/der anderen zu achten. Sie wirkt gegen die Sensationsgier, die einen Genuß darin findet, zu enthüllen, bloßzustellen, zu beschämen. In der Ehrfurcht verzichtet der Mensch auf das, was er sonst gern tut, nämlich in Besitz zu nehmen und für egoistische Zwecke zu gebrauchen. Verlangt sind Eigenschaften der Person: Würde, Freiheit … Der gemeine Mensch empfindet die Wehrlosigkeit des Schwachen als Anreiz, sie auszunützen; der anständige (tugendhafte) fühlt sich aufgerufen, gerade den Wehrlosen zu achten. Wenn die Ehrfurcht zur Tugend wird, dann will der, der sie übt, sie nicht in einer einzelnen Handlung verwirklichen, sondern als Haltung des ganzen Lebens.

Wie erkennen wir, ob wir uns an das Gute gewöhnt haben, an das, was uns im objektiven Sinn glücklich, also zu vollkommenen Menschen macht? Durch die „rechte Vernunft" (orthos logos)! Wir müssen ein sorgfältig erarbeitetes Urteil bilden. Damit ist die normative Aufgabe der Vernunft begründet: „Der Unterschied von Gut und Böse im moralischen Sinne kann demnach nur spezifisch sein, wenn er sich im Hinblick auf das Prinzip der menschlichen Akte ergibt. Dieses Prinzip ist die Vernunft"[4]. Freilich ist die Vernunft nicht als „schöpferische", als konstitutiv autonom zu verstehen. Sie kann die Wahrheit einsehen oder auch verfehlen, sie kann aber nicht kreativ über sie verfügen, was heißen

---

[4] W. *Kluxen,* Philosophische Ethik bei Thomas von Aquin (Hamburg 1980) 84.

würde, sie einfach zu setzen. Der Ausdruck: „schöpferisch" ist auf die Findung der Wahrheit zu beschränken.

Der Mensch besitzt eine Vielfalt von naturhaft vorgegebenen Trieben, die jeweils auf die ihnen eigenen Akte und Ziele tendieren, jedoch noch nicht auf das sittlich Gute. Zum Beispiel neigt jeder Mensch mit dem Erwachen der Sexualität normalerweise zum Paarungsverhalten. Darin strebt er noch kein Gut im sittlich-tätigen Sinn an. Dies geschieht erst bei der Konkretisierung im Kontext der praktischen Vernunft, das heißt der praktisch urteilenden Person[5]. Für diese zweite Ausrichtung auf das Gute im praktischen Handeln besitzt der Mensch ein eigenes erkenntnisfähiges Prinzip, das als adäquater Maßstab für eine menschliche Handlung fungiert: *die natürliche Vernunft*. Sie ist somit ein zur Natur des Menschen gehörender Maßstab. Sie ist als ein dem Menschen gegebenes Licht zu verstehen, das in seiner Leuchtkraft nicht die Gegenstände schafft, sondern sie aus ihrer Verborgenheit heraushebt.

Konkret für den Arzt hängt sein Gutsein davon ab, wie er die Frage nach dem Ziel seines Handelns beantwortet: Warum will ich meine Patienten behandeln? Weil ich dadurch helfen, berühmt werden, Geld verdienen, neue Erkenntnisse gewinnen kann? Dies beinhaltet jeweils verschiedene Absichten, die das Gut-sein des Arztes unterschiedlich bewerten.

Wenn der Chef einer Abtreibungsklinik als hervorragender Operateur gilt, so ist er deshalb nicht notwendigerweise ein guter Mensch. Er mag vermeintlich dem Standesethos Genüge getan haben. Sein Handeln entbehrt gleichwohl der ethischen Rechtfertigung. Dieser Mann steht daher in der Gefahr, als Mensch zu scheitern. Eine der Folgen seiner Handlungen: die Abtreibungen, führen zu einer Verformung im Willen des Handelnden selbst. Durch das Töten eines Unschuldigen wird die Tugend der Ehrfurcht empfindlich getroffen. Sollte sich diese Handlung wiederholen, so würde das leicht zur Verformung des Gewissens führen.

I. Die Frage nach dem Gewissen im ärztlichen Beruf

Der Mensch lebt im Spannungsfeld zwischen dem Wissen um Vollkommenheit und der Erkenntnis seines eigenen Versagens. In der

---

[5] Praktische Güter bestehen nur, insofern sie erstrebt, gewollt, geliebt werden. Sie sind dies jeweils aufgrund eines praktischen Urteils der Vernunft.

Hoffnung auf das, was noch nicht ist, erweist sich das Gewissen als das Licht, das Orientierung vermittelt, indem es sagt, welche menschlichen Handlungen die eigene Würde verwirklichen oder verkehren, gegebenenfalls bis hin zur Selbstzerstörung.

Es gibt weder ein spezifisch ärztliches Gewissen noch eine eigene ärztliche Ethik. Es kann nur Gewissensfragen und Gewissenskonflikte des Arztes oder ethische Probleme des ärztlichen Berufs geben, die an der allgemeinen ethischen Problematik teilnehmen.

Die ethische Erfahrung erweist sich als Synthese von Freiheit und Notwendigkeit: Freiheit, insofern unser Wille zu keiner Handlungsrichtung physisch determiniert ist; Notwendigkeit, weil der Wunsch nach Glück und Selbstverwirklichung in jedem Menschen liegt. Diese Notwendigkeit ist ebenfalls nicht physisch zu verstehen, denn der Mensch ist nicht naturhaft gezwungen, entsprechend seinen Wertvorstellungen zu handeln. Er erkennt aber, daß seine Handlungen die eigene Person berühren.

Der Mensch wird durch das Gewissen in Pflicht genommen. Dieses „Muß" hebt die Freiheit des Handelns jedoch nicht auf, sondern setzt sie voraus. Wenn somit der Arzt einen ethischen Wert mißachtet, verurteilt ihn das Gewissen als Person, nicht als Fachmann. Das Gewissen sagt nicht: „Du bist ein guter oder schlechter Arzt", sondern: „Du bist gut oder böse". Hier handelt es sich um eine grundlegende menschliche Erfahrung über die Wahrnehmung der Würde der Person.

Tritt das Gewissen verpflichtend vor uns, erfolgt sein eigentlicher Akt in der vollen Freiheit der personalen Entscheidung. Wir rühren hier an das Geheimnis der menschlichen Freiheit. Diese ist nie eine absolute Freiheit, da sie sich innerhalb einer vielfach determinierten menschlichen Natur immer neu realisieren muß. Es bestehen tragische Konflikte zwischen der menschlichen Freiheit und den Naturgesetzen; Konflikte, denen der Mensch nicht selten zum Opfer fällt. Denn er will die unbedingte Selbstbestimmung. Er kann sich ihrer aber nur ohne Gefahr bedienen, wenn er die durch die Gesetze des Lebens verbotenen Grenzen nicht überschreitet. Die Freiheit ist „wie Dynamit, ein wirksames, aber gefährliches Element"[6]. Der Umgang mit ihr will gelernt sein.

---

[6]   A. *Carell*, Betrachtungen zur Lebensführung (München 1949) 68.

Gewiß, die Sicherheitsgrenzen der physikalischen und chemischen Wirklichkeit sind leicht zu erkennen. Das Gesetz der Schwerkraft beispielsweise begrenzt stark unsere Freiheit, aber seine Anordnungen sind klar. Das Kind begreift schnell, daß es nicht wie ein Wasserkäfer auf dem Wasser gehen oder sich wie ein Schmetterling in die Luft erheben kann. Aber die Grenze zwischen gut und böse, zwischen dem, was uns wahrhaft verwirklicht und dem, was uns zerstört, ist oft verschwommen. Das Einhalten der Naturgesetze verlangt freiwillige Einschränkung der Freiheit; ohne Selbstbeherrschung ist der Lebenserfolg unmöglich.

Um für uns und unsere Nachkommen Katastrophen zu vermeiden, müssen wir vielen unserer Neigungen, Impulse und Wünsche widerstehen. Das Opfer ist ein Gesetz des Lebens. Kinder zu haben, heißt für die Eltern, eine endlose Kette von Opfern zu bringen. Man muß sich einer harten Askese unterstellen, um Athlet, Künstler oder Gelehrter zu werden. Indem man sich weigert, gewissen Begierden nachzugeben, lassen sich Gesundheit, Kraft und Lebensdauer erhalten. Nur im scheinbar widersprüchlichen Verzicht auf Teile seiner Freiheit wird der Mensch seinem Wesen gerecht.

II. Gewissensnot durch Orientierungslosigkeit

Wir leben in einer pluralistischen Welt, im Schnittpunkt der unterschiedlichsten „Moral-Vorstellungen“. Die eigentümliche Streichung allgemeinverbindlicher ethischer Normen hinterläßt Verunsicherung und Orientierungslosigkeit. Vielen erscheint es daher problemloser, das Feld ethischer Betrachtung Fachleuten zu überlassen, zumal die Geschwindigkeit naturwissenschaftlich-technologischer Entwicklungen keinen Raum mehr für ethische Betrachtungen übrig zu lassen scheint. Das Gewissen verstummt, denn Gewissensnot ist verknüpft mit Orientierungslosigkeit, mit Verwirrung und Schwanken der Maßstäbe. Die Untergrabung des Gesetzes führt zu ethischen Folgerungen, in denen – um mit H. *Jonas* zu sprechen – „gnostische und nihilistische Grundzüge offenkundig werden"[7]. Für Nietzsche ist der Sinn des Nihilismus nicht nur die Entwertung oberster Werte, sondern der Verlust der Möglichkeit verpflichtender Werte überhaupt. Der gnostische Gott ist der total andere,

---

[7] H. *Jonas*, Zwischen Nichts und Ewigkeit (Göttingen 1987) 16.

fremde, unbekannte[8]. Eine Transzendenz ohne normative Bedeutung für die Welt gleicht einer Transzendenz, die ihre wirkende Kraft verloren hat. Mit anderen Worten: Hinsichtlich des Verhältnisses des Menschen zur ihn umgebenden Wirklichkeit ist dieser verborgene, ja willfährige Gott eine nihilistische Konzeption. Kein Gesetz geht von ihm aus: keins für die Natur und somit auch keins für menschliches Handeln als Teil der Naturordnung. Daraus resultiert: Keine Handlung ist von Natur aus gut oder böse[9]. Die Hauptursache für die Orientierungslosigkeit des Gewissens liegt darin, daß die Wirklichkeit der menschlichen Natur außer acht gelassen wird. Das Gewissen wird nicht mehr als Mitwissen an einem höheren Wissen verstanden, sondern als die von niemandem zu normierende individuelle Selbstbestimmung, in der der einzelne entscheidet, was für ihn gut oder böse ist. Es kann nicht verwundern, wenn dann der Mensch in einem Akt der Anmaßung sogar versucht, Normen zu schaffen, die von der Natur des Menschen unabhängig sind. Der Versuch, das Gewissen als normsetzende Instanz umzudeuten, pervertiert dieses ebenso, wie wenn jemand das Auge, das durch Lichteinfall das Bild äußerer Dinge auf die Gehirnzellen projiziert, zwingen wollte, selbst Licht hervorzubringen.

Das ist die vielleicht häufigste Sackgasse des menschlichen Geistes: die dissoziative Haltung, die ihn in seinem eigenen Spiel gefangenhält. Man kann der Vernunft nicht genug mißtrauen, wenn sie behauptet, sie könne ganz allein auskommen. Das Ergebnis gleicht allzuoft der logischen Deduktion jenes Mannes, der mit einem Floh Versuche anstellte. Jener war darauf dressiert, bei Ertönen eines Signals zu springen. Der Mann riß dem Floh die beiden Hinterbeine aus und stellte fest, daß der Floh nicht mehr sprang, wenn das Signal ertönte. Er schloß daraus, daß das Tier taub wurde, als man ihm die Beine ausriß. Die entscheidende Zugabe der ontologischen Wahrheit gegenüber der bloß logischen Richtigkeit ist die Einwilligung in die natürliche Ordnung der Dinge.

Erkenntnis ist ein schwindelerregendes Geheimnis. Sie entwickelt sich von Stufe zu Stufe bis zu einer gefahrvollen Höhe. Wenn man nicht

---

[8] Vgl. dazu K. *Prümm*, Gnosis an der Wurzel des Christentums? (Salzburg 1972).

[9] Vgl. H. *Jonas*, o. c. 18.

darauf achtet, ob der Verstand sich an seiner eigenen Macht berauscht, gelangt man zu der tiefen Orientierungslosigkeit, auch die Existenz dessen zu bezweifeln, was erkannt werden soll. Eine solche Haltung erinnert in eigenartiger Weise an die klinische Situation des Schizophrenen. Abgeschnitten von jeder Beziehung zur Welt, die außerhalb seines Ichs liegt, lebt er im Gefängnis seines Wahns, der realen Welt gegenüber blind und taub bis zur „Katatonie". Sollten gewisse rationalistische Strömungen in ihrem Wesen gleichermaßen schizophren sein? Man denkt an den paradoxen Satz von G. K. *Chesterton*: „Verrückt ist der, der alles verloren hat außer seinen Verstand."

In diesem Vorstellungsfeld verändert sich notwendigerweise das Verhältnis des Menschen zu seinem Leib: Der Mensch ist nicht mehr Leib, sondern er hat einen Leib, den er nach Belieben benützt. Er erwartet von seiner Leiblichkeit nicht mehr eine Botschaft darüber, wer er ist und was er mit sich machen soll. Der Leib drückt kein Sein mehr aus, vielmehr ist er eine manipulierbare Habe geworden.

Erst in der Neuzeit kam es zu einer Kluft zwischen Vernunft und Natur: zu einer Verkürzung der Vernunft auf Vernünftigkeit, die den Bezug zur Natur verlor, sowie zu einer Umdeutung der Natur als bloßem Instrumentarium, dem kein Eigenwert und keine natürliche Vernunft innewohnen, dem Sinn und Wert vielmehr von außen durch eine naturlose Vernunft gesetzt werden. Eine solche berechnende Vernunft der Neuzeit ist ein Einfallstor für in rasanter Folge sich ablösende Ideologien. Wert wird hier nicht mehr wahrgenommen in der Schau des objektiven Seins, sondern willkürlich gesetzt. Als Funktion des Willens sind die Zwecke meine alleinige Schöpfung.

Die selbst geschaffenen Mythen sollten wir, ähnlich wie es einst die Griechen taten, ablegen, indem wir mehr auf die Natur des Menschen, auf die Natur der Dinge, auf die Wirklichkeit überhaupt blicken. Dort wird es uns möglich sein, das Maß menschlichen Verhaltens neu zu entdecken.

III. Die Gewissens-Entscheidung

Welche Aufgabe hat das Gewissen im konkreten Entscheidungsprozeß? Voraussetzung für menschliche Handlungen im allgemeinen und Grundlage für die ärztliche Tätigkeit im besonderen sollte die unabhängige und selbstverantwortete Entscheidung sein[10]. Einschränkung sollte sie lediglich durch die Prinzipien des Gewissens des einzelnen erfahren. Hierbei muß das Gewissen sowohl Träger der Erkenntnis der *natürlichen Vernunft* als auch Vermittler fundierten Sachwissens sein. Insofern beinhaltet das Gewissen die Summe sämtlicher ethischer und fachlicher Informationen. Das ist ein Anspruch, dem sicherlich keiner genügt. Aufgabe allerdings ist es, diesem Ideal nach Kräften nahezukommen. Nach einem Wort von R. *Spaemann* „gibt es kein Gewissen ohne die Bereitschaft, dieses Gewissen zu bilden, zu informieren"[11]. Der Arzt muß nicht nur über die medizinische Sachkenntnis verfügen, sondern auch hinreichend über die moralischen Gegebenheiten informiert sein. Er bedarf einer richtigen Auffassung der Wertordnung, die nicht durch Ideologien verzerrt ist. So wird er die gewonnenen Kriterien, wenn er in eine ethische Konfliktsituation gerät, richtig anwenden und die bestmögliche Entscheidung treffen. Situationen, die keine eindeutige Lösung zulassen, sind dem Arzt nicht fremd. Hier wäre es moralisch unerlaubt, wenn die Lösung auf Biegen und Brechen ausschließlich im Korsett eines bestimmten Argumentationsmodells gesucht würde[12]. Da es keine Patent-Entscheidungen gibt, stellt das ethisch gebildete und menschlich sensibilisierte, verantwortungsbewußte Gewissen die letzte handlungsbestimmende Größe für den Arzt dar. Kurzum: „Der Einzelne (= Arzt) benützt die (ethische) Orientierung, um seine ureigene Entscheidung zu fällen"[13].

Weil die Gewissensverantwortung und damit die Gewissensbindung zur unveräußerlichen Würde der Person gehört, ist die entsprechende

---

[10] Vgl. A. *Sonnenfeld*, Gentechnologie und Bio-Ethik. Zur Position der katholischen Kirche, in: Deutsches Ärzteblatt 30 (1987) 2028–2030.

[11] R. *Spaemann*, Moralische Grundbegriffe (München 1983) 76.

[12] Äußere Normen können den einzelnen heteronom bestimmen. Deshalb kann ein Gewissen das von solchen Normen bestimmt wird, als repressiv erlebt werden. Äußerliche Gesetze, die nicht richtig verarbeitet werden, können leicht zu einer krankhaften Angst vor der „Autorität" führen. Sie richten und strafen. Sie entziehen Liebe, sperren in den „Kleiderschrank". Sie lassen den einzelnen einsam. Sie bleiben abstrakt, unbegreifbar und unnahbar. Dies hat beispielsweise Ingmar *Bergmann* in seinen erfolgreichen Filmen meisterhaft dargestellt. Vgl. H. *Lange-Fuchs*, Ingmar Bergmann (München 1988) 230.

[13] A. *Laun,* Das Gewissen. Oberste Norm sittlichen Handelns (Innsbruck, Wien 1984) 119.

Gewissensbildung im Hinblick auf die richtigen Entscheidungen von grundlegender Bedeutung[14]. Daher handelt jemand nicht deshalb schon gut, weil er seinem Gewissen folgt. Auch solange man von der Wahrheit seines irrenden Gewissens überzeugt ist, bleibt die Verfehlung selbstverschuldet, wenn der Irrtum sich auf Dinge bezieht, die man eigentlich wissen müßte, aber aus Nachlässigkeit nicht hinreichend bedacht oder irgendwann einmal sogar absichtlich nicht hat wissen wollen[15]. Eine undifferenzierte Bezugnahme auf die unverletzliche Würde des Gewissens führt leicht zu schweren Irrtümern. Zu unterscheiden ist die Situation einer Person, die zunächst alle ihre verfügbaren Mittel zur Suche nach der Wahrheit eingesetzt hat und dann doch irrt, von einer Person, die sich fast blind mit der Meinung der Mehrheit abfindet oder sich aus Nachlässigkeit weniger um die Wahrheitsfindung bemüht.

Die Größe und zugleich das Drama menschlicher Würde kommen in der Gewissensfrage dort deutlich zutage, wo die Pflicht, selbst dem irrenden Gewissen zu folgen, mit der vernachlässigten Pflicht zur Gewissensbildung in Kollision gerät. Dieses Dilemma spiegelt die wahren Grenzen der Autonomie des Gewissens wider. Denn das Urteil darüber, ob ein schuldhafter Irrtum vorliegt, kann letztlich nur der einzelne selbst vor seinem Gewissen fällen. Durch das Gewissen kommt der Mensch vor das innere Forum, das ihn um sein Handeln befragt. Die Entscheidung, die der Betreffende hier und jetzt zu fällen hat, kann ihm von niemandem abgenommen werden.

---

[14] Vgl. A. *Sonnenfeld,* Gentechnologie: Herausforderung und Verantwortung, in: Arzt und Christ, 1 (1987). In diesem Zusammenhang kann es hilfreich sein, mit *Häring* nach dem Grund des Irrtums zu unterscheiden. Vgl. B. *Häring,* Das Gesetz Christi I (Freiburg 1961) 199. Es gibt einen schuldlosen und einen schuldhaften Irrtum. Schuldhaft irrt das Gewissen, wenn der Mensch sich nicht ernsthaft die Frage stellt, was für ein Verhalten wirklich gut ist, wenn er aufgrund seiner Wünsche die sich anbahnende Einsicht verdrängt oder wenn das Gewissen durch Gewöhnung an das Böse fast blind wird. Der Gewissensirrtum kann viele Gründe haben. Die Kirche, die mit tiefer Sorge die Abwendung der Gewissen vieler Menschen von den Geboten beobachtet, wird zunehmend mit der Frage konfrontiert, ob die gesellschaftliche Gesamtentwicklung die Verbindlichkeit des Gebotenen noch erkennen läßt und welche Wege begangen werden müssen, um aus dieser desolaten, orientierungslosen Gewissensnot herauszukommen. Vgl. auch L. *Kerstiens,* Das Gewissen wecken (Bad Heilbrunn 1987) 73–77.

[15] Vgl. II. Vatikanum, Gaudium et spes 16.

Bei den Gewissensentscheidungen geht es nicht um das Befolgen von abstrakten, unnahbaren Normen, die von einer fremden „Macht" diktiert wären, indem die Lösungen in ein vorgegebenes Handlungsschema hineingepreßt werden müßten, so daß die menschliche Freiheit sich mit Händen und Füßen dagegen wehren müßte. Vielmehr muß der einzelne im Licht seiner *natürlichen Vernunft* und seines *informierten Gewissens* die bessere Entscheidung finden, die sich hier und jetzt konkretisieren läßt. Das Gute kann ohnehin nur im einzelnen verwirklicht werden. Die Komplexität vieler Situationen erschwert häufig die Erkenntnis dessen, was zu tun ist. Die Orientierung an allgemeingültigen Handlungsnormen erweist sich oft als ungenügend. Deshalb muß die Tugend der Klugheit herangezogen werden. Sie ist sozusagen das „Situations-Gewissen". Sie richtet sich nicht unmittelbar auf die letzten Ziele des menschlichen Lebens, sondern auf die Mittel und Wege zu diesen Zielen. Das Wissen um die Wirklichkeit muß umgeformt werden in den klugen Beschluß. Kurzum: Die Tugend der praktischen Vernunftstätigkeit, die zur konkreten Wahl führt, ist die Klugheit.

Es gibt Grenzfälle, deren sittliche Bewertung unter allen Umständen eindeutig ist, die von vornherein nicht zur Disposition einer Güterabwägung stehen. So etwa bleibt die allgemeine Gültigkeit bestimmter Handlungsnormen wie beispielsweise: „niemals die Tötung eines Unschuldigen als Mittel zu einem anderen Zweck zu wählen"[16], unantastbar.

Letzten Endes sind nicht Handlungen gut, sondern Menschen. Deshalb hängt das Gute unter anderem von der Eigenart dessen ab, der sich in der konkreten Situation befindet. „Ist ein Arzt am Unfallsort?" fragt man, wenn ein Unfall geschehen ist. Der Arzt muß helfen. In diesem Fall übernimmt der vorbeifahrende Arzt eine Verantwortung, zu der sonst niemand verpflichtet ist, einfach weil er durch seine Ausbildung besser helfen kann. In dieser Situation muß der Arzt mehr tun, weil er mehr

---

[16] Vgl. Röm. 3,8 in abgewandelter Form: „Man darf nie sittlich Schlechtes tun, um ein Gut zu erwirken." Weswegen die beabsichtigte Tötung eines Kindes während einer normalen Schwangerschaft nicht erlaubt sein kann, auch wenn die Mutter gesundheitlich gefährdet sein sollte. Der handelnde Arzt weiß in einem solchen Fall genau, daß er, wenn er ein wahrhaft sittliches Urteil vollzieht, für mögliche Folgen, die er nur durch ungerechtes Handeln verhindern könnte, keine sittliche Verantwortung trägt.

kann, mehr sieht und einsieht, was nicht bedeutet, daß er deshalb sittlich besser ist. Denn besser Bescheid wissen reicht, wie schon erwähnt, für das gewissenhafte Handeln nicht aus.

Der Mensch braucht Zivilcourage, um bei seinen Gewissensentscheidungen auch dann zu bleiben, wenn er sich im Gegensatz zur öffentlichen Meinung weiß. Er braucht Selbstbegrenzung, wenn das Gewissen von ihm etwas verlangt, was ohne Verzicht und Beschränkung der eigenen Wünsche nicht in die Wirklichkeit umgesetzt werden kann. Solche Haltungen, Gesinnungen, Tugenden braucht der einzelne Mensch, um im Sinne des Gewissens zu handeln.

Wenn die Bedingungen für ein gewissenhaftes Handeln nicht gegeben sind, wird der Ruf des Gewissens verdrängt, bis er schließlich verstummt. Das Gegenteil vom stumpfen oder verstummten Gewissen ist das durch tugendhaftes Bemühen sensibilisierte Gewissen, ständig bestrebt nach Weiterbildung. Die Frage erhebt sich, ob das Defizit selbstbewußter Gewissensentscheidungen nicht im Mangel an den Tugenden liegt, die die Voraussetzung für jenes geschärfte und sensibilisierte Gewissen darstellen.

III. Leid

Saluti et solatio aegrorum. Über die Tröstung der Kranken in der heutigen Medizin

Von **Johannes B. Torelló**

Trost ist ein besonders heutzutage aktuelles Thema, weil der Mensch unseres Zeitalters überwiegend trostlos dahinlebt:

1. wegen eines nicht mehr neuen vagen Vertrauensverlustes in die allordnende Rationalität, was vielfach auf das Ende der Aufklärungs-Kultur hinweist;

2. wegen einer als immer schmerzlicher empfundenen Kluft zwischen überall laut proklamierten Menschenrechten und der eindeutigen Zunahme von Gewalttätigkeit, wobei eine weitverbreitete Permissivität indirekt verstärkend wirkt;

3. wegen der Vergesellschaftung des Individuums, welche die Furcht entstehen läßt, die Person in ein anonymes Werkzeug einer anonymen Macht zu verwandeln, die nur Nutzwerte kennt und anerkennt;

4. wegen deutlich in Erscheinung tretender Ansätze zur total verwalteten Gesellschaft, in der der Einzelne ein Rädchen einer bloßen Maschinerie ist, deren Sinn und Zweck ihm völlig entgehen.

Der zeitgenössische Mensch fühlt sich bedroht und schaut nicht mehr mit dem naiven Fortschrittsglauben unserer Großeltern auf die Zukunft hin, sondern mit Sorge und Angst. Zwischen Umweltverschmutzung und Atomgefahr, zwischen menschenerniedrigenden Terminologien – die die Tiefen unseres freien Daseins der Manipulation anderer ausliefern und alle Verhältnisse gestalten und bestimmen – und Staatsgigantomanie, welche bereit vorschlägt, die Ethik durch Politik zu ersetzen, sucht man vergeblich Sicherheit durch Versicherungen und Rückversicherungen; oder man flüchtet in die Ablenkung, die Betäubung, den Rausch oder die Utopie … aber trotzdem tauchen Angst und Langeweile, Depression und Ekel auf: überall und immer wieder.

Diese Bedrohtheit wuchert nicht ausschließlich in der „seelenlosen" Gesellschaft, in der Welt, die nur „welten" kann; sie ist auch in die Gemeinschaft der Glaubenden eingedrungen, in die Kirche der letzten Jahrzehnte, welche – wie I. F. *Görres* kurz vor ihrem Tod beschrieb – „zur Wirrnis geworden ist, zum schönsten Marktplatz der Forderungen und der Ansprüche, wo die klaren Grenzen schmelzen, die Grundsätze schwanken, die uralten Lichter erlöschen, die Mauern brechen und die Brunnen versiegen …, sodaß der Christ des öfteren nicht mehr weiß, wem er vertrauen kann." „Ungeborgen, hier auf den Bergen des Herzens", fühlt sich nach dem bekannten Wort *Rilkes* ein guter Teil der Menschheit. Man braucht Trost.

In einer solchen Lage ist es verständlich, daß „die Mehrheit, diesmal nicht die schweigende Mehrheit, sondern die redende, lärmende, heute vom *Leiden* nichts wissen (will). Sie vertuscht, versteckt es, sie hält es für nicht gesellschaftsfähig, sie weiß, mit ihm ist kein Staat zu machen. Das Leiden gilt als das Unbrauchbare schlechthin. Wer leidet, funktioniert nicht mehr verläßlich, garantiert nicht mehr an seinem Platz die Reibungslosigkeit, auf die es doch überall ankommt. Leiden stiehlt uns die Zeit, die wir für das Glück brauchen … Schmerz ist platterdings nur da, um abgeschafft zu werden" (Heinz *Piontek*, Rede über Georg Büchner, Dichter der Phänomenologie des Leides).

An sich ist das Ideal eines schmerzfreien Lebens nicht verwerflich, wohl aber ist es *der Preis*, um den es erkauft werden müßte. Der polnische Philosoph Leszek *Kolakowski*, von Helmut *Vetter* in seinem bekannten Werk „Der Schmerz und die Würde der Person" zitiert, charakterisiert unsere Zeit als eine „Kultur der Analgetika": eine Art menschlichen Zusammenlebens, das als Mittel zur Schmerzbetäubung bestimmt ist. Er zeigt dabei, daß Schmerz zum Symbol für alles wird, was wir fliehen: für Einsamkeit, Leiden, Ungerechtigkeit, Hilflosigkeit und auch für den letzten Schmerz, den Tod. Damit reduziert sich der Reichtum jener Erfahrung, zu welchem Tapferkeit und Ausdauer, Hingabe und Duldsamkeit und vieles andere gehört, auf *eine* einzige Haltung: ängstliche Lebensbewahrung. Das bedeutet eine ungeheure *Verarmung menschlichen Zusammenlebens.* „Zu den besonders signifikanten Zügen unserer Zivilisation gehört die mehr praktizierte als ausgesprochene Überzeugung, daß die Absicherung vor dem Leiden jeden Preis wert sei, und daß vor allem diejenigen Güter, deren Wert sich nicht genau bestimmen läßt und die zugleich nicht ohne Schmerz erworben werden können, Erfindungen von Wirrköpfen oder Überbleibsel des Aberglaubens seien. Selbst die imposanten Triumphe der Medizin über die Krankheit und den körperlichen Schmerz, Werte also, die am evidentesten und am wenigsten umstritten sind, werden nicht erst seit heute mit Phänomenen in Zusammenhang gebracht, die keineswegs die Besorgnis von Philosophen oder religiösen Propheten, sondern von Ärzten selbst wecken. Die prophylaktische und therapeutische Besessenheit ist Ursache allgemein bekannter Erscheinungen, über welche die Medizin die Kontrolle verloren hat: der phantastische Medikamentenmißbrauch, verbunden mit dem stets steigenden Verlust des therapeutischen Effekts dieser Mittel, vor allem jedoch mit Nebenwirkungen, die schädlich sind und ihrerseits therapeutische Maßnahmen verlangen. Diese Phänomene sind seit langem beschrieben worden, seltener wurden ihre Quellen in der Grundeinstellung zum Leben selbst gesucht, die von der industriellen Zivilisation verbreitet wird. Es scheint, als ob die Angst vor der Krankheit zuweilen bedrohlicher wäre als die Krankheit selber und die Angst vor dem Schmerz schlimmer als der Schmerz …".

Kolakowskis Ausführungen kulminieren in der Feststellung: „Die Narkotisierung des Lebens ist der Feind der menschlichen Gemeinschaft. Je unfähiger wir werden, das eigene Leiden zu ertragen, desto leichter fällt es uns, fremdes Leiden zu dulden."

Neben dem erschreckenden Ausmaß des Medikamenten-Abusus — (Menschen mit inneren und äußeren Spannungen und Konflikten suchen Beruhigung, jene mit innerer Leere und Sensationssucht suchen die Berauschung. Übermüdete und Erschöpfte streben nach Anregung, Euphorisierung und Leistungssteigerung und sich schließlich die an Leib und Seele leiden, wollen sich betäuben) — stellt sich in unserer leidflüchtigen Gesellschaft dem Schmerz vor allem *die Lust* entgegen, weil die wahre Freude unseres Menschendaseins verkannt wird.

Da der Geist irgendwie unendlich ist — anima quadammodo omnia! — leidet er unter jeder Einschränkung und Verschließung und er erreicht Freude nur durch Öffnung und Selbsthingabe, durch Entfaltung jener Freiheit, die ohne jedes Hindernis ihrem letzten Ziel entgegenstrebt, auch wenn der Weg dorthin ein Kreuzweg ist. Da die menschliche Person so beschaffen ist, ist es ein unmögliches Unterfangen, durch Lust Glück zu finden. Denn Lust verschließt dem Menschen den Zugang zu sich selbst, und er leidet unter jedem Verzicht auf etwas, das er um des eigenen Ichs willen genießen möchte; echte und gute Menschenfreude hingegen leidet gerade unter einengender Selbstsucht. Die Lust wird, wenn man von Perversionen absieht, durch Schmerz geschwächt und zunichte gemacht. Die geistige Freude sieht über das Leid hinweg – sie läßt es zu einem Befreiungsmittel werden von ihrem schwersten Hemmschuh: von jeder Art von Egozentrik. Lust kann sogar die Freude unterdrücken und töten, denn sie lenkt uns vom Streben nach dem Guten schlechthin, das nicht nur für mich, sondern *an sich* gut ist, ab und engt die Freiheit ein. Deshalb hegen Menschen, die die wahre geistige Freude ausgekostet haben, einen gewissen Argwohn gegen irdische Lust; dagegen fürchten sie sich weniger vor Schmerzen, denn sie wissen genau, daß Leid für sie zu einer neuen Gelegenheit werden kann, die Freiheit zu bewahren und zu erweitern. Freilich stellt die Freude nicht in perverser Weise alles auf den Kopf und sucht und findet Lust im Leiden. Sie steigt vielmehr einfach über die Schmerzen hinauf, sie lächelt über sie auch unter Tränen und dennoch weiß sie sich durch das Leiden auf immer höhere Freiheitsebenen berufen, wo die Unbeständigkeit des Willens und die Enge der Selbstliebe immer dünner, flüchtiger und belangloser werden. Ohne Schmerz kommt niemand zur vollen Entfaltung der Freiheit, die jene Vollendeten zeigen, die wir Heilige nennen. Darauf haben neben anderen so verschiedene Persönlichkeiten wie Romano *Guardini*, Ernst *Jünger*, der erwähnte Leseck *Kolakowski*, Reinhold *Schneider*, Viktor *Frankl* und Gertrud *von Le Fort* hingewiesen.

Der heutige Mensch aber, der von sich selbst ein sehr dürftiges, mechanistisches Bild hat, das ihm herkömmliche Erziehung, Schule, Universität aufoktroyiert, kennt diese spirituelle, pneumatische Bedeutung des Leidens nicht im geringsten. Er sucht deshalb hauptsächlich Hilfe bei der Medizin. Diese wiederum hat in unserer Zeit in weiten Bereichen ein schlechtes Gewissen. Weiß sie doch nicht nur von der

Unzulänglichkeit ihrer vielfach erfolgreichen naturwissenschaftlichen Denk- und Handlungsweisen genau Bescheid, sondern auch von der Dringlichkeit einer radikalen „Bekehrung". Denn die naturwissenschaftliche Methode kennt nur das Messen und die Berechnung, nur die Gewißheit mathematischer Entwürfe und Aussagen. Der Erfolg der neuzeitlichen Medizin besteht in einem fast unbegrenzten Manipulieren-Können mit dem Leiden des Menschen, der auf ein Ding, einen Körper, einen körperhaften Organismus reduziert wird. Daß ein solcherart wirksames Umgehen-Können mit dem Leiblichen nicht gleichbedeutend ist mit ausreichendem Verstehen des menschlichen Phänomens von Krankheit und Leiden, sollte heutzutage, wenn sie es nicht schon ist, eine allgemeine, äußerst beunruhigende Erkenntnis der Mediziner sein, denen herkömmliche psychosomatische Modelle (die noch überwiegend auf der überholten Triebesenergetik *Freuds* basieren), und eine dünne Glasur „ärztlicher Psychologie" zu keiner tiefen Beziehung zu diesen Phänomenen, geschweige denn zu einer Veränderung ihrer Grundhaltung verhelfen können. Jene Ärzte, die denken und nicht bloß hantieren, sind sich dessen bewußt, daß sie es nicht mit „Krankheiten" zu tun haben, sondern mit Kranken, und daß das „Kranksein" nicht durch Chemie und Physik zu erklären und darum auch nicht zu beseitigen ist. Viktor von *Weizsäcker*[1] betonte, daß das Objektivierbare das Allgemeine betrifft, niemals das Personale. Und es gibt auf dieser Welt wohl nichts Persönlicheres als das Leid.

Das Leid, jedes Leid, ist ein persönliches Ereignis, das nicht verallgemeinert werden kann. Ja, es ist etwas so Inniges, Einmaliges, Isolie-

---

[1]   Der Arzt hingegen lebt in einer „technischen" Kultur, er muß immer zahlreichere technische Mittel, Apparate und Werkzeuge gebrauchen, die ihm oft die Anstrengung des Denkens ersparen, ihm nolens-volens den Kontakt mit den Patienten „standardisieren" und nicht selten auf ein Minimum reduzieren. Der Kranke betritt das Krankenhaus, das kein Haus mehr ist, sondern ein Räderwerk, in dem er Technikern verschiedener Kategorien begegnet, die ihn mannigfaltigen Apparaten ausliefern, die wortlos nach geheimnisvollen Befunden fragen, die miteinander in einer unverständlichen Sprache reden: der Kranke fühlt sich hilflos, verloren, voller Angst, ohne Trost - inmitten einer Menge anderer Leidender, die sich wie er jeder Würde beraubt wissen. Nicht die Fabrik, sondern das Krankenhaus liefert das Parade-Beispiel dieser fortschreitenden Technik der Erniedrigung des Menschen (Gabriel *Marcel*).

rendes, daß es im Grunde unerreichbar ist. Der Leidende erfährt wie kein anderer seine eigene, bis auf den Grund reichende Einsamkeit. Man leidet immer ganz allein. Es ist nicht ein Organ, eine Funktion oder eine Struktur, die da leidet: Es leidet das Ich, das einmalige, unwiederholbare, unaustauschbare Ich. Ferdinand *Ebner* hat trefflich bemerkt, daß das Wort ICH im Wehschrei wurzelt: au, weh, uff, oi, ach ... ich[2].

Der Schrei, auch wenn in Einsamkeit ausgestoßen, will erhört werden, ruft nach Antwort, nach Hilfe, die allein von einem Du kommen kann. Der Schmerz will nicht bloß „solatium"-Erleichterung, das die Experten liefern können; er will „consolatio" – Mit-Erleichterung, die Geborgenheit, die von einem Anderen kommt und ihn umfaßt. „Der Schmerz bricht mir das Herz, ich bin verzweifelt: ich suche einen Tröster und finde keinen" (Ps 68, 21).

Trost kommt nicht einfachhin durch gütige Worte, die bei jeder wahren Trauer eher stören, sondern durch personale Zuwendung, Freundschaft, Liebkosung, Umarmung, bergende, effektive Wärme, die eine weibliche, ja mütterliche Dimension aufweist, die aus dem Weinen Erlösung macht. Denn Trost heißt immer Friede nach dem Weinen: „Selig, die weinen, denn sie werden getröstet sein." „Plorans, ploravi in nocte, quia longe factum est a me consolitor: Darüber weine ich in der Nacht ... denn fern ist mir der Tröster" (Jer. Thes. 1,16). Man braucht einen Tröster, nicht einfach Trost!

Da aber auch die liebevollsten Menschen immer unvollkommen und selbst bedürftig sind, erweisen sie sich mit der Zeit als „consolatores onerosi" – wie die Freunde Hiobs, der unmutig schreit: ihr alle seid lästige Tröster. *Gott allein* ist der wirksame Tröster: Ego, ego ipse consolitor vos: Ich, ich selbst werde euch trösten. Ich werde eure Trauer in Freude verwandeln! Da enthüllt sich die mütterliche Dimension der Gottesliebe: „So spricht der Herr: ihr sollt auf den Hüften getragen werden, auf meinen Knien spielen. Wie ein Kind, das die Mutter tröstet, so werde ich euch trösten" (Jes. 66, 11-13).

---

[2] Der „Wahnsinn" (oder die Sinnleere), den der Schmerz erweckt, weist auf eine neue, bisher unbekannte Seinsweise hin, die das Selbstsein dann verdichtet. *Sosias*: Wer bin ich, wenn ich nicht ich bin? Ich weiß nur, daß ICH leide!

Mitleid, das die goldene Münze einer hohen Weisheit oder ober-
flächlichen Rührung, oder eine materielle Gabe in den Schoß des Leidenden wirft und den „Fall" erledigt, stiftet keine Gemeinschaft, sondern
eher Distanz. Wenn es aber wirkliches Mit-Leiden ist, so tröstet es
wahrhaftig. Dann ist Mitleid keine berufliche „Pflichterfüllung", die
„Selbstgerechtigkeit" darstellt und niemandem hilft, sondern jene alt-
griechische „Sympathie" – Max *Scheler* wußte sie in unserer Zeit wieder
zu würdigen –, die im Christentum die Gemeinschaft des einen Leibes
bezeichnet und die Mit-Freude einschließt. „Wenn ein Glied leidet,
leiden alle mit, und wenn ein Glied ausgezeichnet wird, freuen sich alle
Glieder mit" (1Kor. 12, 26). In diesem Sinne bürgt die Fähigkeit zur
Mit-Freude für die Echtheit des Mitleids.

Dieser eine Leib ist der Leib Christi. Und Christus tröstet – durch ihn
wird uns überreicher Trost zuteil, weil auch ER gelitten hat und getröstet
wurde, und wir an Seinem Leiden teilhaben und so auch an Seinem Trost
(2 Kor 1,3-7). Christus tröstet also nicht nur, weil ER – als wahrer Gott –
das einzelne Ich, das da leidet, in seiner Einmaligkeit erkennt, nicht nur,
weil er eine Antwort auf die Frage nach dem Sinn des Leidens gegeben
hätte, sondern *weil Er selbst die Antwort ist* auf alle Fragen des Menschen.
Er hat das Geheimnis nicht gelöst, sondern gerade tiefer, größer gemacht
hat: Mysterium Crucis! Und als Mysterium ist es nicht ein scheinbar wi-
dersprüchliches Paradoxon, sondern unableitbar, nicht weiter hinterfrag-
bar, undurchdringlich; echtes Mysterium, Geheimnis Gotes, das nach der
Offenbarung das Menschendenken übersteigt und ihm dennoch ein gewisses Verständnis vermittelt. Weder rational, noch ganz irrational, weder hell, noch ganz dunkel, sondern hell-dunkel. „Fulget crucis
mysterium: es leuchtet das Geheimnis des Kreuzes!"

Das Leiden Christi bringt die Leidensfrage auf den Gipfel der
Dunkelheit, denn ER ist einerseits der einzig Unschuldige und anderseits,
als einzig vollkommener Mensch, das empfindsamste aller Geschöpfe.
Bei ihm erscheint das Leid nicht nur grundlos und ungerecht wie kein
anderes, sondern tatsächlich als das Schrecklichste überhaupt – „Decen-
det de cruce!". Das Helle dabei ist, daß die Übernahme aller Leiden der
Menschheit – „dolores nostros ipse portavit!", die dem Auf-sich-Neh-
men der Sünde der Welt entspricht, Heil bringt, und zwar auch allen
Menschen: Da ER, der Schuldlose, zur Sünde wird und für diese sühnt

durch Leid und Tod, kann, darf und soll sich jeder Mensch dem Leiden
und dem Tod anvertrauen und dabei nicht nur an einen allgemeinen Sinn
glauben, sondern an das Leiden Christi selbst in einem jeden von uns
und durch einen jeden von uns. Das Leben des einzelnen setzt die Passion
des Herrn auf einmalige Weiuse fort, oder nach dem Wort des Kolosser-
briefes: „ich ergänze in meinem irdischen Leben das, was an dem Leiden
Christi noch fehlt" (1,24). *Das ist das absolut Neue des Christentums*:
Leiden ist nicht gegen das Leben – es steht im Dienste des Lebens, des
ewigen Lebens. Der Schmerz dient dem Heil, dem eigenen und dem Heil
aller Menschen. Das Geheimnis Christi und dessen Kreuzes schließt das
Geheimnis unseres Leides ein. Und unsere Hauptfrage besteht nicht
darin, ob wir es verstehen, sondern ob wir an Christus glauben oder nicht.
Vor dem Kreuz gibt es nur eine gebührende Haltung – die Kapitulation,
die zur Anbetung wird: „venite adoremus".

So werden wir auch die Antwort finden nicht auf die Leidensfrage,
sondern auf die Frage, die das Leid an jede betroffene Person richtet:
„*Wer bist du?* Ein vernunftloses Tier? Ein bloß irdischer Mensch, Dasein
zum Tod? Ein Gotteskind? Ein anderer Christus, derselbe Christus?"

So kann ein jeder von uns, so können wir alle, den leidenden
Nächsten trösten und ihm wirklich helfen, nicht in dem Maße, wie wir
schmerzstillende Mittel *haben*, sondern in jenem, wie wir selbst, persönlich *die Hilfe sind*. Auch der Arzt bringt dem Kranken nicht die wahre
Hilfe, weil er ein höheres Wissen besitzt und über naturwissenschaftlich
erprobte Mittel gegen die Schmerzen verfügt, sondern wenn er selbst,
als Person, engagiert auftritt, wenn er Mensch für den Menschen ist und
mit dem Leidenden das Leiden so innig wie möglich gemeinsam zu
tragen vermag. Leider erfahren die ärztlichen Experten diese Gegebenheit und diese Notwendigkeit des öfteren erst, wenn sie ihre technische
Ohnmacht feststellen, ihre Magier-Haltung ablegen müssen, wenn ihr
Fachjargon versagt und sie als Überfragte und Überforderte vor dem
Leidenden stehen: dann endlich weicht ihr höchst spezialisiertes Herum-
hantieren dem Da-Sein, das wirklich ein Mit-Sein ist.

Der Patient erwartet vom Arzt von der ersten Begegnung an, auch
manchmal unbewußt, eine *personale* Beziehung, eine persönliche Antwort, weil die Menschen von heute, die vor allem etwas von Maschinen
verstehen und sich selbst als Maschinen betrachten, sagen: „gehen wir

zu einem Mechaniker, der einen gestörten Apparat wieder zum funktionieren bringen soll". Daher sollte der Arzt seine Rolle von Anfang an als *personalen* Auftrag begreifen. *Von Gebsattel* unterscheidet diesbezüglich 3 Stufen:

1. Die elementar-sympathetische Sinnstufe des Angerufenseins durch die Not dessen, dem begegnet wird. Das ist die Unmittelbarkeitsstufe des Verhältnisses (Arzt als Mitmensch).

2. Die Sinnstufe des eigentlich ärztlichen Überlegens, Planens, Handelns: die diagnostisch-therapeutische Sinnstufe. Das ist die Entfremdungsstufe des Verhältnisses[3]. Und

3. eine die vorhergenden Weisen der Begegnung *umfassende* Sinnstufe, jene der Partnerschaft von Arzt und Kranken: das ist die personale Stufe des Verhältnisses.

Auf die Einheit aller 3 Arten der Beziehung kommt es an, damit „Meisterschaft" entsteht, und diese Meisterschaft allein, obwohl sie nicht leicht ist, erweist sich als „tröstlich". Viele junge Ärzte, die diesen Dienst mit Idealismus beginnen, werden allzubald nüchtern und von der Technik fortgerissen, einfach „betriebsam" und sie lassen dabei die Person des Patienten in ihrer Einmaligkeit unberücksichtigt. Sie legen die Schamanen-Maske an und betreiben bei gleichen „Syndromen" die gröbste Gleichmacherei. Es ist keine Seltenheit, daß nach vielen Untersuchungs-, Therapie- und sogar Anamnese-Stunden keine wahren zwischenmenschlichen Dialoge stattgefunden haben – was sogar für Psychiater von Renomee gilt! Die personale Begegnung ist keine exakte Wissenschaft, sondern eine Kunst des Herzens, die man nicht ein für alle Mal beherrschen kann: eine Kunst, die immer neu gefunden und erfunden werden muß. Etiketten sind immer trügerisch und können der Würde der Person niemals gerecht werden.

Man sollte sich jedem Kranken nähern, als ob er der erste wäre, dem man begegnet. Es ist sehr leicht, Leidende zu verletzen und sogar zu erniedrigen. Es gibt keinen „Fall": denn Namen, die Biographie, die Familie, der berufliche und soziale Stand des einzelnen sollten immer bekannt sein, genannt, erwähnt und anerkannt werden, um den ärztlichen Dienst annehmbar und wirksam zu machen. Taktgefühl, Einfühlungs-

---

[3] Technisches Vollstrecken.

vermögen, Respekt vor Sonderbarkeiten und sogar Launen gehören dazu sowie Natürlichkeit, Schlichtheit und unaufdringliche Fröhlichkeit. Das Zeiterlebnis mancher kranker oder alter Menschen ist langsam und genau: daher wirken bei ihnen Hektik, Eile, Sich-Sputen verletzend und rücksichtslos. Man muß sich beherrschen, das Gefühl echter Zuwendung und wacher Aufmerksamkeit vermitteln. Autorität, Entschlossenheit und Geistesgegenwart sind unentbehrlich, aber im fördernden Sinn dieser Eigenschaften, d. h. als Erwecken der schlummernden Kräfte, der Hoffnung, der Freiheit und der Verantwortlichkeit. Die verbreitete Unsitte, mit Kranken umzugehen wie mit Kindern oder Debilen: oberflächliches Witzeln, Auf-die-Schulter-Klopfen, „sei brav Mutterl", „macht's gut", oder Herumkommandieren, kurzschlüssiges Schmeicheln, Belohnen usw. ist wie Öl ins Feuer der Empfindlichen und wie ein Schlag ins Wasser für die passiv Mutlosen und des öfteren Depressiven. All das stellt eine innere Kränkung dar, eine wahre Technik der Erniederung der personalen Würde, die gänzlich und ausnahmslos verbannt werden müßte. Jeder Arzt sollte jeden Tag die eigenen Augen reinigen, um *auch* hinter der Erscheinung eines völlig verkalkten Greises, hinter paranoiden oder zwangsneurotischen Charakterzügen eines Hypochonders, hinter einem körperlichen und sogar seelischen Wrack die Größe und die Würde erblicken und achten zu können. Echt menschliche Kommunikation, die verbale oder die nicht-verbale, darf beim geringsten ärztlichen Eingriff nicht fehlen und ist immer möglich!

Nimmt man das personale Arzt-Patient-Verhältnis ernst, so muß man vor allem die Schwerstkranken bis zur Tür des Glaubens begleiten, diese Tür deutlich zeigen und offen lassen, denn die Krankheit, das Leiden und die Todesnähe decken die Selbsttranszendenz des Daseins vorzüglich auf und gleichzeitig die eigene Christusgleichförmigkeit, was für den Patienten die höchste und oft einzige Chance der Selbstfindung und Sinnfindung ist und für den Arzt die Chance eines Dienstes, einer Achtung der Menschenwürde, die das Letzte, das Entscheidende und wirklich Tröstliche zu bieten weiß.

Der Arzt, der ideale christliche Arzt, der dem Notleidenden „salutem" – Heilung und Heil – bringen will, dürfte sich nicht überfordert fühlen, wenn man von ihm nicht nur ein fachmännisches und ein personales Tun verlangt, sondern auch eine nicht geringe Dosis beschaulichen Geistes. Denn die Kontemplation allein wird ihm die Erfüllung seiner primären Berufung als Getaufter ermöglichen, d. h. seine Umgestaltung in Christus, nicht bloß als Modell-Heiland betrachtet, sondern als das tiefste und lebendigste Ich jeder menschlichen Existenz als „Christus-Medikus" in mir – denn „ich lebe, nicht aber ich, sondern Christus lebt in mir" (Gal. 2,20) – und bei den Leidenden, als „Christus-Patiens", denn, „alles, was ihr dem Geringsten eurer Brüder tut, habt ihr mir getan" (Mt. 25,40). Nur ein Beschaulicher im Berufsalltag kann die Wahrheit der Worte des Hl. Paulus erleben: „Christus tröstet uns in all unserer Bedrängnis, damit wir andere in jeglicher Bedrängnis trösten können durch den Trost, mit dem wir selbst von Gott getröstet werden" (2 Kor. 1,4).

Der Schrei der Frage
„Wozu leiden?" (Nietzsche)

Von **Elisabeth Lukas**

Die folgenden Gedanken stammen aus der von Viktor E. *Frankl* begründeten „Dritten Wiener Schule der Psychotherapie", der sogenannten Logotherapie.

Der Begriff „Trauerarbeit" ist populär geworden, wenn auch nicht in logotherapeutischem, sondern eher in tiefenpsychologischem Kolorit. Man soll seine Trauer um einen schmerzlichen Verlust nicht wegschieben und mit Alltagspflichten überlagern. Die Trauer muß ausgelebt und ausgedrückt werden, die dabei hochsteigenden Gefühle müssen ungeschminkt zu Tage treten dürfen. Nur dann sei der Verlust seelisch verarbeitbar.

Aus logotherapeutischer Sicht können wir dem unter Vorbehalt zustimmen. Unser Vorbehalt betrifft diese „Verarbeitung durch pures Hervorquellenlassen der Gefühle". Freilich mag ein gewisser Befreiungseffekt dabei sein, wenn man über seinen Kummer und seine Enttäuschung klagt. Tränen lösen Spannungen, Schluchzen führt zu beruhigender Ermüdung, Aussprache hat von jeher etwas ungemein Tröstliches gehabt. Dennoch vermag die emotionale Klage eines nicht: den unendlichen geistigen Protest des Menschen, daß ausgerechnet ihm ein Leid widerfahren ist, eine schwere Krankheit, eine massive Einschränkung seiner Lebensqualität, eine extreme Verkürzung seiner Lebenserwartung, ausgerechnet ihm, unverdient, unverständlich, zufallhaft und grausam – diesen seinen Protest vermag sie nicht zum Verstummen zu bringen. „Wieso ich? Warum das mir?" fragt ein junger Mann mit Lungenkrebs bei seiner 10. vergeblichen Bestrahlung. „Tausende und abertausende junge Männer erfreuen sich ihres Lebens bei Sport, Studium und Reisen. Ich aber liege im Bett und neben mir sind die Schatten der Hoffnungslosigkeit. Wieso ich? Warum das mir?"

Was da nottut, das ist ein Vertrauensvorschuß besonderer Art. Nämlich nicht unbedingt das Vertrauen darauf, daß sich schon alles zum Guten wenden werde, also gleichsam eine gütige Hand von oben herunterlangen und die Schatten entfernen werde. Nein, ein solch infantiles Wunderdenken würde den Schmerz der Enttäuschung nur noch vergrößern. Der Vertrauensvorschuß, der aus logotherapeutischer Sicht in die Trauerarbeit mithineinverwoben werden muß, ist ein anderer. Es ist das Vertrauen darauf, daß die Hand, die den Schatten gesandt hat, wußte, was sie tat. Es ist das Vertrauen darauf, daß auch das Leid einen Sinn erfüllt, und mag dieser noch so unbegreiflich sein. Viktor E. *Frankl* schreibt in seiner „metaklinischen Pathodizee" (=Frage nach dem Sinn des Leidens) dazu folgendes[1]:

„Die einzige dem Menschen angemessene Haltung angesichts der Problematik einer Pathodizee ist die Einstellung des Hiob: der sich vor dem Geheimnis beugte – und, darüber hinaus, die Haltung des Sokrates, der zwar zu wissen vorgab, aber nur: daß er nichts weiß.

Aber wir tun so, als ob es bloß um Philosophen und Propheten ginge und nicht vielmehr um schlichte und einfache Menschen, etwa jene beiden UNO-Soldaten, die in Korea verwundet und sodann im Lazarett von einem, ich möchte sagen, metaphysisch fürwitzigen Reporter interviewt wurden, wobei sie gefragt wurden, was sie vom Sinn ihrer Verletzung und ihres Leidens hielten: worauf der eine antwortete: „Die Leute fragen zuviel" – und der andere: „Gott weiß schon, was er mit uns vor hat." Das nenne ich geantwortet im Hiobisch-Sokratischen Geist. Es gibt nun einmal Fragen, die falsch gestellt sind, – und einen Glauben, der jede mögliche Antwort überragt."

Ähnliches formuliert Bijan *Adl-Amini*, Dozent am Institut für Pädagogik der Universität Kiel[2]:

„Eine Situation, die wir als sinnlos oder ausweglos empfinden, ist nicht *an sich* sinn- und ausweglos, sondern immer vor dem Hintergrund

---

[1]   Viktor E. *Frankl*, Logotherapie und Existenzanalyse. Verlag Piper, München 1987, Seite 138/139.

[2]   Bijan *Adl-Amini*, unveröffentlichtes Buchmanuskript zum Thema „Krise und Krisenbewältigung", Einführung.

oder im Spiegel eines bestimmten Bewußtseinsstandes. Von einem weiter entwickelten Bewußtseinsstand aus gesehen, könnte dieselbe Situation oder dasselbe Ereignis durchaus als sinnvoll erscheinen."

Manchen Menschen ist es möglich, eines Tages rückwirkend den Sinn des ihnen beschiedenen Leides zu begreifen oder zumindest im Horizont ihres Bewußtseinstandes zu vermuten. Doch dieses Glück ist uns nicht oft beschieden. So gilt es in der Trauerarbeit über das Zulassen der gefühlsmäßigen Trauer hinaus eines zu erarbeiten: das „Beugen vor dem Geheimnis", wie Viktor E. *Frankl* es ausdrückt, das Akzeptieren des Faktums, daß, was als sinnlos empfunden wird, nicht sinnlos *sein* muß, wie Bijan *Adl-Amini* es formuliert, oder, wie ich es nannte, den Vertrauensvorschuß darauf, daß die Hand, die den Schatten gesandt hat, wußte, was sie tat . . . Wenn dies gelingt, findet Heilung statt: das Ringen, das Trotzen, der Schmerz klingen ab. Heilung findet ja nicht nur dort statt, wo ein Hindernis aus dem Weg geräumt werden kann, wo z. B. eine Krankheit zum Verschwinden gebracht werden kann, sondern Heilung gibt es auch dort, wo ein Hindernis bestehen bleibt. Denn Heilung heißt: *eine sinnvolle Antwort geben auf ein unheiles Schicksal.*

In diesem Zusammenhang spricht Viktor E. *Frankl* vom „Antwortcharakter des Daseins". Er wagt die verblüffende Behauptung, daß menschliches Dasein im Wesentlichen nicht davon bestimmt wird, welches Schicksal ein Mensch erleidet, sondern welche Antworten er auf sein Schicksal gibt. Die Antworten, die wir geben, sie machen uns aus, sie formen und modellieren unsere Identität. In seinem Bericht über die Jahre im Konzentrationslager, in denen er nicht minder mit dem Schatten der Hoffnungslosigkeit an seiner Seite gelebt hat, schreibt Viktor E. *Frankl* die folgenden Zeilen[3]:

„Der Mensch muß sich auch dem Leid gegenüber zu dem Bewußtsein durchringen, daß er mit diesem leidvollen Schicksal sozusagen im ganzen Kosmos einmalig und einzigartig dasteht. Niemand kann es ihm abnehmen, niemand kann an seiner Stelle dieses Leid durchleiden. Darin aber, wie er selbst, der von diesem Schicksal Betroffene, dieses

---

[3]   Viktor E. *Frankl*, . . . trotzdem Ja zum Leben sagen, dtv-Verlag München 1982, Seite 126.

Leid trägt, darin liegt auch die einmalige Möglichkeit zu einer einzigartigen Leistung.“

Wie er es trägt, *wie* der Mensch auf sein Leidensschicksal antwortet, in Hader und Groll oder in Frieden und Versöhnung, darauf kommt es letztlich an. Die Versöhnung mit dem Schicksal macht stark, – so stark, daß der Schatten einem nichts mehr anhaben kann. Der versöhnte Mensch hat nichts zu fürchten. Dies steht in vollem Einklang mit der oft beobachteten Tatsache, daß behinderte oder durch schwere Einbrüche hindurchgegangene Personen mitunter innerlich außerordentlich stark sind, stark genug sogar noch, um andere zu trösten, die vielleicht in einer viel beneidenswerteren Lage als sie selber sind. Eine Psychologie, die in dieser inneren Stärke die bloße Kompensation von Minderwertigkeitsgefühlen sieht, die sie befallen haben, wird dem wahren Sachverhalt nie ganz gerecht werden.

Daß jemand, der ein Handikap, eine chronische Krankheit etc. mit sich herumschleppt, den Gesunden gegenüber Minderwertigkeitsgefühle bekommt, ist nicht auszuschließen. Doch die einzigartige Leistung, die nach Viktor E. *Frankl* ein solcher Mensch in seiner Lage erbringen kann, besteht nicht in der mehr oder weniger angemessenen Hantierung etwaiger seelischer Komplexe, sondern im geistigen Hinauswachsen über körperliches Handikap *und* seelische Komplexe hinaus, eben in der letztendlichen Versöhnung mit dem Schicksal, was nicht nur eine einzigartige, sondern auch eine großartige, eine heroische Leistung ist. Man hüte sich daher, leidende Menschen lediglich mit den Augen des Mitleids zu betrachten. Sie verdienen nicht nur unser Mitleid, sondern allem voran unsere Hochachtung, die Ehrfurcht vor der Leistung, die sie im Antworten auf die Gegebenheiten ihres Lebens erbringen.

Schmerz und Leid im medizinischen Alltag

Von **Johannes Bonelli**

Einleitung

Vom rein biologischen Standpunkt aus ist der Schmerz ein höchst sinnvolles und nützliches Warnsignal. Ohne die Fähigkeit zur Schmerzempfindung könnten Mensch und Tier wohl kaum längere Zeit überleben.

Nun ist aber der Schmerz kein rein biologisches Phänomen, sondern er berührt auch das geistig-seelische Leben. Und gerade diese Verknüpfung mit der Psyche des Menschen, d. h. mit seiner Erkenntnis und Erlebnisfähigkeit bewirkt, daß physische Schmerzen individuell sehr unterschiedlich empfunden werden und manchmal eine Potenzierung bis zur Unerträglichkeit erfahren, die den Patienten in schwere Depressionen, ja in Verzweiflung stürzen kann. Aus der ärztlichen Erfahrung weiß man, daß Schmerz und Leid mit rein technokratischen Mitteln alleine häufig nicht adäquat beizukommen ist. Es ist bekannt, daß Schmerzen oft auch durch heroische Mittel – wie z. B. Rückenmarksoperationen, stereotaktische Operationen im Gehirn, hohe Morphiumdosen – kaum beeinflußbar sind, daß aber auf der anderen Seite manchmal eine physiologische Kochsalzinjektion und einfühlende Worte genügen, um Schmerzen zu lindern[1]. Die Intensität der Schmerzempfindung hängt offensichtlich von zusätzlichen Faktoren ab, die weit über das Biologische hinausgehen. Sie hängt vor allem auch davon ab, in welchem Ausmaß der Schmerz für den einzelnen als ein Phänomen empfunden wird, das der menschlichen Natur in einer gewissen Weise inhärent ist,

---

[1] Siehe Artikel *Rainer* H.: „Krebsschmerz und seine Behandlung". IMABE-Quartalsblatt Nr. 2/91.

oder aber als eine unakzeptable existenzielle Bedrohung. Kulturelle, rassische und ethnische Faktoren beeinflussen dabei erheblich die Schmerzempfindlichkeit. Ganz allgemein hat man den Eindruck, daß die Menschen unserer heutigen Kultur im Unterschied zu früheren Zeiten (z. B. im Mittelalter) Schmerz und Leid besonders sensibel und intensiv erleben[2].

Krankheit und Leid aus der Sicht unserer heutigen Kultur

Es scheint daher für den Arzt notwendig, abgesehen von einer kompetenten Schmerztherapie, auch über die Einstellung des heutigen Menschen zu Schmerz und Leid sowie über deren Sinn nachzudenken.

Wir leben in einer Zeit, in der das Heil des Menschen in erster Linie vom wissenschaftlichen Fortschritt erwartet wird. Schon beginnt man sich die Zukunft ohne Krankheit und Tod auszumalen[3]. Der Arzt soll dem Patienten das „Rezept seines Lebens" verschreiben. Man will bedingungslos gesund werden, damit man wieder imstande ist, sich beruflich zu behaupten, das Leben zu genießen, Großes zu leisten.

Krankheit ist ein Ärgernis geworden, ein Widerspruch zu unserem leidenschaftlichen Kult der Gesundheit, der Jugend, des Vergnügens und der Leistung[4].

Ärzte, Forscher und Pflegepersonal wie fast das gesamte Gesundheitssystem sind geneigt, in dieser Situation vor allem auf die Macht der Technik zu setzen. Der leidende Mensch wird einer Reihe fortschrittlicher und sehr exakter Untersuchungen unterzogen und zwar in höchst automatisierten Krankenhäusern, die alle nur erdenklichen technischen Möglichkeiten zur Diagnose und Therapie bieten. Es besteht allerdings die Gefahr, daß der Kranke in diesem System mehr als Klient erscheint, für den eine möglichst effiziente Leistung erbracht werden soll, und weniger als Patient im eigentlichen Sinn des Wortes, der seine ganz

---

[2] Vgl. *Buttiglione* R.: „Die Achtung des unschuldigen Lebens, ein Prüfstein unserer Kultur", in: „Der Status des Embryos" (1989), Verlag Fassbaender (IMABE Hrsg.).

[3] Vgl. *Vetter* H.: „Der Schmerz und die Würde der Person". (1980) Verlag Josef Knecht.

[4] Vgl. *Torelló* J. B.: „Medizin, Krankheit und Leid". Arzt und Christ (1965) 2.

persönliche Krankheit hier und jetzt erleidet und erlebt bzw. ertragen und austragen muß.

Auch der Patient selbst unterliegt zunehmend dieser technischen Mentalität. Man kommt ins Krankenhaus fast wie zum Autoservice: Möglichst schnell muß alles geschehen, möglichst viel auf einmal, die „komplette Durchuntersuchung" wird verlangt. Es muß alles wie geschmiert, also reibungslos gehen. Zeit zum Kranksein ist nicht eingeplant. Man ist unabkömmlich, der Urlaub ist gebucht.

Eine Hausärztin berichtet von einem Patienten, der wörtlich folgendes gesagt hat: „Frau Doktor, schließen Sie mich an eine Maschine an, mit der ich mehr essen kann und das Rauchen besser vertrage"[5].

Oder man geht zum Hausarzt, bewappnet mit einschlägiger Literatur aus der Boulevardpresse, und ordnet selbst an, was zu geschehen hat – wie im Selbstbedienungsladen.

Wenn der Patient allerdings dann in seinem Anspruch auf unbedingte Heilung enttäuscht wird und die Hilflosigkeit der Medizin letztlich doch offenbar wird, darf es nicht wundern, daß Unzufriedenheit aufkommt, die Krankheit als unerträglich empfunden wird und daß so mancher chronisch Kranke oder alte Patient in einem langen, leidvollen Leben keinen Sinn mehr sieht und sich frägt, ob es nicht besser wäre, das Leben mit Hilfe des Arztes zu beenden.

Der kranke Mensch – ein wertvolles Mitglied
unserer Gesellschaft

Angesichts einer solchen Situation scheint es notwendig, die Würde und den Wert, den kranke Menschen für eine Gesellschaft darstellen, wieder stärker in den Vordergrund zu stellen, damit unser Gesundheitssystem nicht zu einer Isolation unserer Kranken führt, abseits vom Alltagsleben und abseits von ihrer gewohnten Umgebung und ihren Angehörigen. Der Patient, so scheint es, leidet oft nicht so sehr unter seiner Krankheit als solcher, sondern darunter, daß er als nutzlose Last für seine Mitmenschen empfunden wird und abgegrenzt in einer Welt lebt, die nicht die unsere ist. Es ist die Welt der Altersheime und Pflegestationen, der Krankenhäuser und Sanatorien, mit denen der Nor-

---

[5] Persönliche Mitteilung.

malbürger möglichst nichts zu tun haben will. Es ist keine Frage, daß eine ausgeglichene familiäre Atmosphäre, das Gefühl der Geborgenheit, menschliche Wärme, Verständnis und Mitgefühl ganz wesentlich zur Linderung von Schmerz und Leid beitragen, ja den Heilungsprozeß beschleunigen können.

Es geht also nicht nur um eine Rehumanisierung einer sehr stark technisch ausgerichteten Medizin, sondern vor allem um eine Rehumanisierung und Wiedereingliederung der alten und kranken Menschen in unser Alltagsleben.

Dabei können wir uns der Frage nach dem Sinn eines leidvollen Lebens innerhalb unserer Gesellschaft kaum entziehen. Und in Wahrheit haben kranke Menschen letztlich eine eminent wertvolle und wichtige Bedeutung für uns alle auf dieser Welt. Es ist das Herz des Menschen, das durch das Leid bewegt wird. Mitgefühl, menschliche Wärme, die Sorge für den Mitmenschen, Nächstenliebe, Verständnis, Geborgenheit, Wohlwollen – all das sind Tugenden, die durch das menschliche Leid herausgefordert werden und ohne die unsere Welt eine traurige Welt wäre[6]. Leiden erleichtert das gegenseitige Verständnis unter den Menschen sehr und fördert die Solidarität untereinander durch die Erkenntnis, wie sehr man einander braucht.

Zur Frage nach dem Sinn des Leidens

Aber auch für den Leidenden selbst kann gesagt werden, daß ein leidvolles Leben keineswegs den Sinn des Lebens mindert. In keiner Situation ist der Mensch so sehr mit der Wahrheit seiner Existenz konfrontiert wie in Krankheit und Leid. Wenngleich wir als Ärzte selbstverständlich die Krankheit als Übel bekämpfen, so können wir doch immer wieder eine tiefe Wandlung zum Guten bei unseren Patienten erfahren. Krankheit kann auch eine ganz große Chance für einen Menschen bedeuten und oft viel sinnvoller sein als manche Dinge, die vielleicht ihren Wert schon in sich tragen (wie z. B. eine Weltreise, oder eine Symphonie von Beethoven). Strotzende Gesundheit ist allemal in Gefahr, Konsum und Genuß zu vergötzen und dabei die eigentlichen Tiefen der Wirklichkeit zu übersehen. Der selige Josemaria *Escrivá*

---

[6] Vgl. Johannes Paul II.: Apostolisches Rundschreiben. Savificis doloris vom 17.2.1984.

berichtet in seinem Buch „Die Spur des Sämanns" von einem Patienten folgendes: „Eine unheilbare Krankheit schränkte seine aktiven Möglichkeiten ein." Dennoch versicherte er mir voller Freude: „Die Krankheit ist gut für mich, jeden Tag liebe ich sie mehr. Wenn ich zu wählen hätte … hundertmal würde ich wählen, mit ihr geboren zu werden"[7].

Die Frage nach dem Sinn eines leidvollen Lebens verträgt auch keinen billigen Trost („du wirst immer noch gebraucht" u. ä.). Denn die Sinnfrage will eine Antwort, die auch dem Widersinn eines scheinbar nutzlosen Leidens und Lebens standhält. Illusionen, Lebenslügen helfen vielleicht über den ersten Augenblick, vielleicht auch über längere Zeit hinweg, sie treffen aber niemals den Kern der Frage. Nur ein Sinn, für den es sich lohnt auch zu sterben, kann hier eine Antwort geben. Eine Antwort, die nicht in die Kompetenz des Arztes fällt, die sich der Patient auch nicht selbst geben kann, sondern die letztlich nur der Glaube geben kann. Aber durch die Erkenntnis der Zerbrechlichkeit dieses Daseins erleichtert das Leiden dem Patienten die Annahme des Glaubens, denn der leidende Mensch erfaßt besser die Notwendigkeit der Erlösung und den Wert des göttlichen Geschenks der Gnade.

Bewältigung von Schmerz und Leid

Es kann natürlich sein, daß der Patient in seinem Schmerz mit Auflehnung, ja Verzweiflung reagiert. Aber gerade dann sind Ärzte, Krankenpfleger und Angehörige aufgerufen, den Patienten in brüderlicher Anteilnahme zu begleiten. Oft aber auch erleben Ärzte und Pflegepersonal betroffen und mit großem Respekt und Bewunderung Patienten, die ihre Krankheit, ihr Leid, auch ihren Tod mit großer Gelassenheit, Tapferkeit und Geduld annehmen. Freilich muß auch gesagt werden, daß gerade Schmerz und Leid bzw. die Mühsal und Gebrechlichkeit des Alters Bedingungen schaffen, die die Annahme des Todes erleichtern. Trotzdem ist es ein erstaunliches Geheimnis, zu welcher Größe der Mensch gerade im Leid fähig ist. Es ist ein eigenartiges Paradoxon, wie in Krankheit und Leid die Armseligkeit des Menschen, aber gleichzeitig auch seine unantastbare Würde offenbar werden. Diese Würde manife-

---

[7] Vgl. Josemaria *Escrivá de Balaguer*: „Die Spur des Sämanns" (1986) Adamas Verlag, Pkt 254.

stiert sich besonders bei jenen Patienten, die in der Lage sind, ihre Krankheit und den Tod – d. h. ihr Schicksal – anzunehmen.

Und damit sind wir nochmals beim Grundgedanken dieser Überlegungen angelangt, wie Schmerz und Leid in einer gewissen Weise auch hier und heute überwunden oder zumindest sehr gelindert werden könnten (vorausgesetzt die selbstverständliche medizinisch-ärztliche Hilfe natürlich): Schmerz und Tod werden nämlich in dem Ausmaß zum unerträglichen Leid, in dem sie nicht angenommen werden können. Annehmbar wird das Leid aber gerade in dem Maße leichter, in dem der Leidende selbst von seinen Mitmenschen angenommen wird. In diesem Sinne bekommt das Wort vom Mitleid seine eigentliche Bedeutung. Wenn wir daher unsere Leidenden und Sterbenden, unsere alten und gebrechlichen Mitmenschen wirklich als integrierte und wertvolle Mitglieder in unsere Gesellschaft aufnehmen und sie nicht als Last, sondern als Bereicherung für uns alle anerkennen, könnte leidenden und sterbenden Menschen vielleicht substanziell geholfen werden, ihr Schicksal leichter in Frieden und Gelassenheit zu tragen.

Christlicher Humanismus:
Eine Herausforderung für Arzt und Patient

Von **Friedrich Kummer**

,,Humanismus" wird in unserem Sprachgebrauch mit Humanität gleichgesetzt, wenn es nicht um Fragen der kulturhistorischen Bildung, sondern um die menschliche Reifung (individuell und soziologisch) geht. Demnach wäre der ,,christliche Humanismus" letztlich deckungsgleich mit der Nächstenliebe. Diese taugt als Begriff durchaus zur Umfassung solcher Anliegen wie Achtung der Würde und Freiheit der Menschen, ihres Rechtes auf Wohlergehen im breitesten Sinn, wird jedoch überhöht und vervollkommnet durch das göttliche Gebot.

Für den Laien in philosophischen Belangen ist es interessant, daß der dem Humanismus analoge, aus dem Griechischen abgeleitete Begriff ,,Anthropologie" etwas gänzlich anderes meint: diese benennt einerseits die Erforschung der sozio-biologischen Entwicklung der Menschheit, andererseits durchdringt sie als ,,Lehre vom Menschen" die philosophische Denkweise und ist in der Theologie unter anderem als Gegenstück zur ,,Christologie" etabliert.

Wenn also ,,christlicher Humanismus" gleich ,,Nächstenliebe" gesetzt werden kann, dann sind Arzt wie Patient zunächst außerhalb ihres Rollenverständnisses angesprochen: Im Allgemeinen wird ja der Arzt als solcher als Heiler, vielleicht noch als Begleiter, aber immer eher als Aktiver (,,Macher") empfunden. Der Patient dagegen ist der Betroffene, Leidende, Passive, zumindest wenn er dem Arzt gegenübertritt. Kaum jemand hätte bis vor nicht allzulanger Zeit als Wechselwirkung zwischen Arzt und Patient und ihren beschriebenen ,,Rollen" so etwas wie die Nächstenliebe vermutet.

Nichtsdestoweniger ist gerade dieser Aspekt des Humanismus zum Angelpunkt unzähliger eingehender Erörterungen geworden, deren

Charakter von polemisch bis resignierend reicht. Mit einem Mal ist die Störung jener Ordnung, die man Gesundheit nennt, zum „Agens" geworden, auf das der Arzt und der Patient reagieren. Und zugleich merken beide, daß sie sich verbünden müssen, um die Ordnung (Gesundheit) wieder zu ermöglichen. Jeder bringt nun ein, was in seiner Macht steht: der Arzt seine naturwissenschaftlichen Erkenntnisse und erlernten Fertigkeiten, der Patient seinen Willen zur Wiederherstellung der gesundheitlichen Ordnung, seine Mitarbeit am therapeutischen Konzept, das über die Rehabilitation schließlich zur Prävention des Rezidivs reicht.

Aber kann eine solche Darstellung wirklich allen Aspekten der Phänomene Krankheit-Patient-Arzt gerecht werden? Wie stellt sich die Sache dar, wenn das Unausweichliche, Schicksalhafte, nämlich die Krankheit zum Tode berücksichtigt werden soll?

Hier bricht mit einem Mal das schöne Szenarium vom „guten Arzt" und „braven Patienten" wie eine potemkinsche Fassade zusammen, und so öffnet sich der Blick auf all das, was durch die Bevormundung des technokratischen Mediziners einerseits und die irrealen Vorstellungen des ungebildeten Kranken andererseits verabsäumt wurde. Weniger dramatisch im Einzelfall aber mit umso größerer Brisanz für die Volksgesundheit behaftet, ist die primäre Prävention von Gesundheitsstörungen, die sich längst aus dem traditionellen Bereich der Schutzimpfung heraus und hinein in die Beeinflussung der alltäglichen Lebensgewohnheiten entwickelt hat, wobei die Diät und die Luftqualität der Wohnräume ebenso von Interesse sind wie die Mülltrennung, der Kraftfahrzeugverkehr, die Industrie und die Energiebereitstellung. Es wird nun offensichtlich immer komplizierter, den christlichen Humanismus und seine herausfordernde Wirkung auf Arzt und Patient allein im Blick zu behalten. Wo aber ist der Punkt, von dem aus all diese Perspektiven gut einsehbar sind?

Aus der *Antike* ist uns nicht nur die sehr menschenfreundliche Haltung des Arztes Hippokrates gegenüber Patienten und deren Leiden, aber auch gegenüber Euthanasie und Abtreibung überliefert. Wir kennen aber auch Asklepius, den Gott der Heilkunde selbst und seine Familie. Er nannte zwei Töchter sein eigen, die Panakea und die Hygieia. Er, der bezüglich des Menschenwohls nur locker engagierte Vater, delegierte die Hauptaufgaben an seine Töchter, wobei Panakea die heilende, also wiederherstellende Kunst zur Aufgabe erhielt, während Schwester Hygieia der Vorbeugung, der Bewahrung der gesunden Ordnung obliegen sollte. Doch schon war der familiäre Friede gestört: je aktiver die eine war, desto mehr fühlte sich die jeweils andere um ihre Aufgabe betrogen[1].

Tatsächlich scheint auch in der modernen Medizin die konsequente Prävention wesentlich schwerer durchsetzbar, da sie sehr viel weniger spektakulär und dennoch teuer ist und zu all dem ihren Erfolg oft erst nach Generationen beweisen kann. Da hat es die kurative Medizin oft leichter, da sie kurzfristige Investitionen mit meßbaren Erfolgen belohnt (Antibiotika, Immunsuppresiva, elektronische Geräte, Transplantation etc.). Sie bringt zwar meistens keine kausale Therapie fertig, was wieder die Gefahren des Rezidivs nicht ausschließt. Wohl aber kann sie für sich buchen, daß ihre symptomatische Therapie so breit, durchgreifend und erfolgreich auf die Pathophysiologie der Krankheiten wirken kann, daß Wohlbefinden und Lebensverlängerung als weithin belegbare Erfolge verbucht werden können.

Sosehr auch die „öffentliche Medizin" ständig präsent ist (oder sein sollte), wenn Arzt und Patient einander gegenüber treten, so käme der humanistische Aspekt dieser höchst individuellen Beziehung eindeutig zu kurz, wenn sich Arzt und/oder Patient alleine von diesen allgemein gültigen humanitären Beweggründen leiten ließen.

Damit ist das eigenartige *Paradoxon* aufgezeigt, daß nämlich das umfassende, im besten Sinn politische Denken nicht unbedingt dazu angetan ist, die interindividuellen Beziehungen zwischen einem gegebenen Arzt und seinen Patienten zu fördern. Sie – die politische Medizin – hat das bonum commune im Auge, also das, was möglichst allen zusammen frommt, auf das alle ein Recht haben. Sie muß aber absehen können von den Besonderheiten des Einzelfalles, sonst haben wir es mit Bevormundung und Dirigismus zu tun.

Es wird daher die vertrauliche Aussprache des Patienten mit dem humanistisch denkenden Arzt manches Detail der Postulate und Maximen des Gesundheitspolitikers zu relativieren, zu erklären und gar

---

[1] H. *Osmond* : God and the Doctor. New Engl.J. Med. (1980) 302, 555.

zu mildern vermögen. Hier sind beide, Arzt und Patient, herausgefordert, in einer Güterabwägung den Sinn und Unsinn allgemein gültiger Präventivmaßnahmen zu erörtern, anstatt aus den Deklarationen des „Herzjahres", der „Antiraucher-Kampagne" oder der Aktion „Kampf dem Krebs" vorzulesen. Wenn jemand raucht, zu Übergewicht, zu erhöhten Blutfetten oder Harnsäurewerten, zu übermäßigem Alkoholkonsum oder zur Hypertonie neigt, so sollte er natürlich alle Möglichkeiten zur Milderung seines kardiovaskulären Risikos kennen und ausschöpfen – aber eben eines nach dem anderen und nicht alles auf einmal. Hier prallt die Herausforderung zur individuell-liebevollen Beratung und Führung mit dem epidemiologisch-statistischen Postulat zusammen. Anders herum: Ein humanistisch denkender Hygieniker oder Gesundheitspolitiker ist eher denkbar als ein politisch-global agierender praktischer Arzt in seiner Sprechstunde.

Vieles ist in den letzten Jahrzehnten als für den Menschen gesundheitsschädlich erkannt worden, bzw. was diesbezüglich vermeidbar und zu verbessern sei. Dies reicht vom Genußmittelkonsum über die Arbeitsplatzhygiene bis zu Sport, Kleidung und Toiletteartikel. Die humanitär und rechtlich denkenden, dem Allgemeinwohl verpflichteten Aktivisten jedweder Seite (Ärzte, Politiker, Bürgerinitiativen) stellen dem Bürger (alias Konsument, Laie, auf jeden Fall Opfer) ein statistisch wohlfundiertes Szenarium vor Augen, dem kaum zu entfliehen ist, wenn nicht eben eine höchst persönliche und individuelle Entscheidung des Einzelnen zur „Umkehr" erreicht wird. Man fühlt hier gleich, daß deren Nichtzustandekommen mindestens tendenzmäßig zur Ächtung oder gar legalen Straffälligkeit des Unbekehrbaren führen kann. Dies ist zum Teil dort schon der Fall, wo für mangelnde Gesundheitsvorsorge eine Kürzung der Versicherungsdeckung im Erkrankungsfall vorgeschlagen wurde.

Es ist auffällig, daß sich in manchen Aspekten die Methoden zur Erreichung des jeweiligen Zieles gleichen, wenn man Aktionen zur *Gesundheitsvorsorge* und zur Rettung der Umwelt mit jener der *christlichen Mission* vergleicht. Hier wie dort handelt es sich um die Sorge Weniger um Viele, die der Gebildeten um die Ungebildeten, wobei primär und prinzipiell keine Rentabilitätsrechnungen eine Rolle spielen, da es ja schließlich um ideelle Werte geht. So ist auch zu verstehen, daß in einem Gesundheitssystem, das fast zur Gänze von politischen Interessenten getragen wird, wenig Platz und Honorierung für interindividuelle Kontakte, genauer: für das ärztliche Gespräch eingeräumt wird. Und hier liegt die nächste Ebene der Analogie zwischen Gesundheitsberatung und Seelsorge: So wie vom Beichtvater niemand eine Honorarforderung erwarten würde, so argumentiert der Sozialversicherungsträger, daß das ärztliche Gespräch nicht extra honoriert werden müsse, da der niedergelassene Arzt auf Grund seines Berufsethos ohnehin dazu verpflichtet sei (Protokolle des Hauptverbandes der Sozialversicherungsträger Österreichs)!

Der höchst individuell geführte *Dialog* zwischen Arzt und Patient ist daher – entgegen allen Härten, die sich der praktischen Durchführung entgegenstellen – eine immer aktuelle und humanistische Herausforderung für beide Teile. Dennoch muß dieser Dialog erst die christliche Dimension hinzugewinnen, wenn man es nicht beim humanistischen Liberalismus bewenden lassen will. Es wird noch aufzuzeigen sein, daß es gerade diese Hereinnahme des christlichen (übernatürlichen) Aspektes ist, der die Rückkoppelung zum natürlichen Sittengesetz vermittelt und das Abgleiten in unsachliche Emotionalität und Sentimentalismus verhindert.

Dies soll keineswegs heißen, daß hohes Fachkönnen im Verein mit einer ausgereiften humanistischen Gesinnung nicht ausreichen, um eine wertvolle Arzt-Patientenbeziehung zu gewährleisten. Diese wird aber unvollkommen bleiben, wenn es um die Grundfragen geht, bei denen die transzendentale Zielsetzung der menschlichen Existenz bedeutsam ist (Abtreibung, Euthanasie, aber auch In-vitro-Fertilisation und manche gentechnologische Manipulation).

Damit wäre vorerst der Kreis geschlossen: „Humanitär" ist als selbstverständliche Basis anzusehen; „humanistisch" ist das Postulat der individuellen Patientenführung; „christlicher Humanismus" aber ist die Herausforderung zur Menschenliebe im Sinne Christi. Im Evangelium findet sich der Hinweis auf die Menschenfreundlichkeit Gottes (Philanthropia), die Huld Gottes gegenüber seinen Geschöpfen. Wenn man eine solche Haltung auf den Alltag in Klinik und Praxis ummünzt, so wird das Ausmaß dieser Herausforderung spürbar.

Das Rollenbild des Kranken:

Das Bild, das sich die Gesellschaft vom Kranken macht, wurde treffend von *Parson*[2] in 4 Punkten zusammengefaßt:

1. Der Patient wird aus seiner sozialen Verantwortlichkeit herausgenommen,

2. der Patient kann seine Krankheit nicht durch einen Willensakt beenden,

3. der Patient will aber so schnell wie möglich gesund werden,

4. vom Patienten wird Fügsamkeit und Mitarbeit gegenüber seinem Behandler erwartet.

Aus diesen Postulaten klingt eindeutig die negativistische Grundhaltung durch, daß der Patient von sich auf alle Fälle sagen kann, daß ihm etwas vorenthalten oder ihm etwas weggenommen würde. Beide kennzeichnen (nicht erst seit Thomas *von Aquin*) die Ungerechtigkeit schlechthin. Zur Bekämpfung dieser Ungerechtigkeit ist der Arzt aufgerufen, der der Natur nachhelfen soll (medicus curat, natura sanat). Der Patient hingegen ist, ob er will oder nicht, der dies „leiden" muß und sich mit diesem Leiden auch auseinanderzusetzen hat. Man könnte hier in Analogie zum homo sapiens sapiens (das vernünftige Wesen, das über sich selbst reflektiert) vom „homo patiens patiens" sprechen, weil der Mensch nicht nur weiß daß er leidet, sondern unter dieser Erkenntnis umsomehr leidet, wenn er ihren Sinn nicht sieht. Nichts desto weniger besitzt der Mensch die Möglichkeit, diese Erkenntnis zu erwerben. Daraus ergibt sich notwendigerweise als nächstes die Frage nach dem *Sinn des Leidens*, um die kein Weg herumführt.

Die Antwort des christlichen Humanismus bietet nicht gleich eine Erleichterung an, sondern ist vielmehr in sich eine neue Herausforderung: Als Christ weiß ich (oder bemühe ich mich zu wissen), daß

1. alles aus Gottes Hand kommt, daher

2. alles sinnvoll ist, auch wenn

3. alles für mich unklar bleibt.

Es kann nicht verhohlen werden, daß eine solche heroische Haltung die Einfachheit der Gotteskindschaft voraussetzt, wie sie nicht nur den Heiligen geziemt.

---

[2] T. *Parson:* The social system. New York: Free Press, 1964.

Das Leiden okkupiert aber nicht nur den Körper (Schmerzen, Schwäche, Krankheitsgefühl), sondern auch den Willen, den Verstand und das Gefühl, und zwar alles in hohem Ausmaß und zugleich. Damit wird die Bewältigung der Herausforderung selbst in Frage gestellt, wenn nicht ein konkretes Bezugssytem vorhanden ist. Dieses kann gleich einer Rettungsplattform durch die Zuwendung und Zuneigung durch andere Menschen geschaffen werden, die verhindert, im bodenlosen Sumpf der eigenen Schwachheit zu versinken.

Die *Herausforderung* für den Kranken besteht also in der Bewältigung der Folgen, die sich aus *Parsons'* Postulaten ergeben:

1. die Herausnahme aus dem Weltbezug findet bereits im Krankenstand statt, noch mehr natürlich bei der stationären Spitalsaufnahme. Es resultiert eine Sonderstellung in Familie und Gesellschaft, aus der die Rückkehr in das soziale Gefüge keineswegs selbstverständlich sein muß. Den von einer schweren Krankheit Genesenen haftet nicht selten das Stigma des andersartigen an, meist für eine begrenzte Zeit, manchmal auch für immer.

2. Die Auseinandersetzung mit diesen Veränderungen ist sehr schwer, wenn nicht schon früher (vor der Gesundheitsstörung) bereits eine gewisse Einübung stattgefunden hat. Es ist hier wie mit dem Training vor dem Wettkampf oder der Rüstung vor dem Krieg: auch der Gesunde ist herausgefordert, sich durch Anschauung, Herzöffnung und Mitleiden (Empathie) mit der Möglichkeit des eigenen Krankwerdens auseinanderzusetzen.

3. Wenn das sofortige Gesundwerden nicht klappt, werden viele Patienten in eine „neue Ordnung" für die Bewältigung ihrer Situation gepreßt. Dazu gehören Selbstbezichtigungen (Schuld und Strafe) aber auch Schuldzuweisungen an Angehörige („weil du mich gekränkt hast, bin ich krank geworden"). Hier ist die gedankliche Verbindung zur Psychoonkogenese gegeben, die von manchem Krebspatienten dazu verwendet wird, den lieben Angehörigen eine Teilschuld an seinem bösartigen Tumor zuzuweisen.

4. Der Schwerkranke hat damit auch die große Chance, diese Auseinandersetzung anzunehmen und auch zu bestehen, um nicht in die Resignation zu verfallen. Dazu braucht er aber die Unterstützung nicht nur seines Behandlers, sondern auch der Liebe, Information, der Geduld

und des Gesprächs gerade jener Menschen, die sich am meisten mit ihm in gesunden Tagen verbunden gefühlt haben.

Eine neue Art der Herausforderung für den Patienten scheint darin zu bestehen, dem Arzt und dem Pflegepersonal *vorbehaltlos* gegenüber zu treten. Besonders im Bereich der Spitäler (Stationen und Ambulanzen) wird in den letzten Jahren zunehmend spürbar, daß viele Patienten mit schier unerfüllbaren Forderungen auftreten und dabei tatkräftig von den Angehörigen unterstützt werden. Es werden Dinge eingefordert bzw. für selbstverständlich erachtet, die aber in Wirklichkeit eine aufwendige und oft kostenreiche Infrastruktur voraussetzen (Maximaldiagnostik um jeden Preis und zu jeder Zeit). Damit wird nicht selten von Seiten der voreingenommenen Patientenschaft, insbesonders bei der Einweisung ins Krankenhaus, ein mißtrauisches Spannungsverhältnis geschaffen, welches sich manchmal in unschönen Diskussionen oder Aggressionen entlädt. In der Regel aber – und dies muß hier ausdrücklich angemerkt werden – merken die Patienten bald, daß man mit den gegebenen Möglichkeiten das Beste und Menschenmögliche aus der Situation herauszuholen bemüht ist und das ursprüngliche Vorurteil schließlich dem Vertrauen weicht.

Es liegt nun auf der Hand, daß die durchschnittliche Klientel eines Krankenhauses nicht von vornherein unter der Herausforderung zum christlichen Humanismus ,,leidet“. Auch wird es schwer sein, jeden neuen und aufmüpfigen Patienten von der Mißverständlichkeit seiner Forderungen zu überzeugen und ihn zu humanistischem Denken über das allgemeine Wohl anzuleiten. Dennoch muß es immer unbestritten bleiben, daß der Patient a priori überwiegend mehr Rechte als Pflichten haben darf, und das Beharren auf das ihm nicht Zustehende prinzipiell einer Diskussion bedarf.

Herausforderung für den Arzt und den Pflegedienst

Humanistisch im allgemeinen ist die Haltung des Gesunden, der sich mit der Krankheit schlechthin berufsmäßig auseinandersetzen muß. Diese Auseinandersetzung bewegt sich auf allgemein menschlichen Prinzipien, schließt aber bereits den Ruf nach Innerlichkeit ein.

Die Verchristlichung dieser Humanitas mündet schließlich in die Philanthropia, die als die ,,Güte und Menschenfreundlichkeit unseres

Gottes" (Titusbrief 3,4) formuliert wird. Dieser göttliche Hintergrund unterscheidet die Philantrophia von der Anthropophilie, bei der „nur" der Mensch für den Menschen da ist. In einem wie im anderen Fall ist der Helfer bereits die Hilfe: selbst wenn die wissenschaftlich-fachliche Hilfe nur in einer Linderung des Leidens bestehen kann, so ist der Helfer selbst als Person und involvierter Mitleidender ein wichtiger Teil der Therapie. Dieses helfende Mitleiden setzt aber einen klaren Kopf voraus, der nicht selten mit einem blutenden Herzen verbunden ist.

Arzt und Pflegeperson bekommen durch die Krankheit und den Patienten eine neue Dimension des Menschseins hinzu. Das bereits zitierte moderne Hilfswort heißt *Empathie* und besteht in dem Bedürfnis, auf Grund einer natürlichen humanen Regung sich das Leiden des Anderen zu verinnerlichen. Für den Christen enthüllt sie darüber hinaus (ja nicht stattdessen!) die Herausforderung, darin eine tiefe Verwandtschaft zum Leiden Christi zu sehen.

Dabei ist die Gefahr, von den menschlich natürlichen Reaktionen abzuheben, als äußerst gering zu veranschlagen (religiöser Sentimentalismus). Hingegen besteht die Herausforderung darin, die tiefen Gefühle und Depressionen des Kranken mittragen zu lernen, ohne sich gleich in eine Medikation für den Kranken flüchten zu müssen. Gefühle der Kranken können und sollen nicht „diszipliniert" werden, lautes Weinen und offen zur Schau getragene Verzweiflung gehören einfach dazu und sollten nicht sofort mit Psychopharmaka angegangen werden.

Hier besteht allerdings eine gewisse Gefahr der Überpsychologisierung, sowie der verwandten Untugend des Sentimentalismus. Dieser ist schwer zu definieren. Es handelt sich dabei um die Vermischung von durchaus sachlichen Problemen und Konflikten, die aber mit einer vordergründigen (kitschigen) Emotionalität vorgetragen werden, die eine sachliche Diskussion von vornherein ausschließt. Ein Gegenstand des Sentimentalismus ist seit längerer Zeit die Frage der Euthanasie, auch der Abtreibung („Recht auf den Bauch"), sowie in jüngerer Zeit die „Krankheit des nichterfüllten Kinderwunsches" und das „Recht auf ein Kind", als Ansatz für ethisch fragliche Therapieformen, wie z. B. In-vitro-Fertilisation.

Für den Dienst am Schwerkranken, Hilflosen und Behinderten ist die Herausforderung gerade an den christlichen Humanismus besonders groß. Es heißt: „Schenken und empfangen, so ist das Leben". Aber wenn Schenken zur Einbahn wird, sich verschwendet ohne Widerhall (verwirrte Greise, komatöse Sterbende, böswillige Anverwandte), kann sich urplötzlich beim Therapeuten und Pfleger die gefährliche Resignation einstellen. Von dieser ist es nur ein kleiner Schritt zur Gleichgültigkeit, die die Schwester der Ablehnung ist. Hier braucht es zu allererst menschliche (brüderliche) Hilfe, auch die psychologische Supervision hat hier eine großartige Aufgabe. Dort wo sie installiert ist und gut funktioniert, ist sie nicht wegzudenken. Gerade deswegen ist es bemerkenswert, daß durch hunderte von Jahren die geistlichen Pflegeorden „nur" auf ihren christlichen Humanismus gestützt dasselbe, wenn nicht noch besseres, geleistet haben!

Herausforderung bei der Führung des Schwerstkranken

Arzt und Pflegepersonal sind wie kaum eine andere Berufsgruppe der heutigen Zeit herausgefordert, ihren Dienst und nicht selten darüber hinaus einen Teil ihres Privatlebens den Schwerkranken zu widmen, deren Heilung höchst ungewiß bis sicher unmöglich ist, deren Lebensspanne sich dennoch aller Prognose entzieht. Hier ist prinzipiell die medizinische Behandlung durch *Begleitung*[3] zu ersetzen. Ein Wort zur Sachlage und eine Antwort auf eine konkrete Frage dürfen das wechselseitige Gespräch mit allen seinen Wechselwirkungen nicht ersetzen. Der Einzelne darf nicht im Behandlungsteam verschwinden und anonym, somit ersetzbar werden. Selbstverständlich muß es das Team geben, bestehend nicht nur aus Ärzten und Pfegepesonal, sondern auch aus Gymnastinnen, Sozialarbeiten, Psychologen und Supervisoren. Es bedarf großer Feinfühligkeit, im Gespräch das Wörtchen „wir" durch „ich" zu ersetzen, wenn der Kranke seine Ängste und Nöte verbalisiert. Es besteht die Herausforderung darin, die eigene Angst, Unsicherheit und Mutlosigkeit wahrzunehmen und sich einzugestehen, um umso freier in der Zuwendung zum Patienten zu sein. Die menschliche Würde darf im Sterben nicht verloren gehen und dies wird nur möglich sein, wenn Sterben, Leiden und Tod als wesentliche Bezugskategorien einer im wahrsten Sinne humanen Medizin akzepiert sind. Furcht und Angst,

---

[3] G. *Griesl*: Das Problem der menschlichen Begleitung sterbender Patienten im Krankenhaus. Vortrag, Österr. Gesellschaft für Intensivmedizin 1984).

Resignation und Einsamkeit dürfen dem Kranken nicht ausgetrieben werden. Er hat – so paradox dies klingt – auch ein Recht auf Leid als einem existentiellen Bestandteil des Menschen (Franco *Rest*)[4]. Dieses Recht auf Leiden leitet sich freilich nur von der Realität der *Sinngebung* des Leidens ab. Im Leiden einen Sinn zu sehen, ist schließlich die Brücke zum christlichen Humanismus. Diese Brücke spannt sich zwischen zwei „Ufern" und kann für viele damit zur Lösung des eigenen Problems beitragen:

– das eine Ufer: die menschliche, diesseitige Sicht des Leidens, die daraus erwachsende Auflehnung, Schuldzuweisung oder Resignation einerseits, und die heroische Umformung andererseits in vage Ideale wie Schuld- und Sühnegedanken („geschieht mir ja recht") oder Glaube an eine Änderung des Aggregatszustandes nach dem Tode, an Seelenwanderung oder dergleichen;

– das andre Ufer: die übernatürliche Sicht des Leidens im Sinne des christlichen Humanismus, der von der Gottesebenbildlichkeit des Menschen (imago hominis) ausgeht, die in und durch das Erlösungswerk Christi um den Aspekt des Leidens ergänzt und abgerundet worden ist.

So legt Johannes Paul II. die Grundaussage seiner Enzyklika „Salvivici dolores" genau auf diesem Punkt fest[5]. Durch Christus ist jedes Leiden zum Heilsleiden geworden. Eine solche Aussage stellt allerdings Patienten und Ärzten heute im Regelfall vor eine grimmige Herausforderung, die nur selten als großartig oder einmalig empfunden wird.

Schlußfolgerungen

Die moderne Medizin erhebt den Anspruch, ihre Naturwissenschaftlichkeit mit der individuellen Zuwendung zu verbinden. Dies bedeutet eigentlich eine Rückkehr zur Medizin der vorwissenschaftlichen Ära, in welcher der Naturkunde 20% und dem Hausverstand 80% der ärztlichen Kunst eingeräumt wurde. Als erweiterndes Prinzip darf hier die Phantasie eingeführt werden, die auf profunder Sachkenntnis beruht, alle Sinne mobilisiert (Auge, Ohr, Hirn), das Herz öffnet und ohne Vorbehalt den Kranken als Person annimmt.

---

[4] F. *Rest*: Begleitung unheilbarer Kranker zwischen Behandlung und Umwandlung. Arzt und Christ (1988), 34, 175

[5] Papst Johannes Paul II.: Ap. Schreiben „Salvifici doloris", 1984.

Die verschiedenen Ebenen der ärztlichen Herausforderung sind

– die Vorsorge als öffentliche Aufklärung und individuelle Präventivmedizin, wobei die politisch- gemeinschaftliche Zielsetzung einer Gesundheitsberatung oft in der direkten Konfrontation mit dem Patienten in der Sprechstunde relativiert und individualisiert werden muß (nicht jedes Übergewicht ist krankhaft, nicht jedes Cholesterin pathologisch, auch nicht jedes Genußmittel ist gleich schädlich);

– die Ebene der Diagnostik, auf der sich die Konfrontation mit dem manifesten Leiden, der Aufklärung darüber und der therapeutischen Führung abspielt, wobei sich wieder die Herausforderung zur Synthese der technischen Möglichkeiten mit dem ethisch Vertretbaren einstellt;

– die Sorge um das Umfeld des Kranken, seine Familie, seine Pfleger und seine sozialen Möglichkeiten: eine Herausforderung zu einem nur zu oft unbedankten Zeitaufwand.

Die Mitte aller Überlegungen muß der Mensch in der Würde seiner Persönlichkeit sein und bleiben. Eine solche Haltung befähigt zur Gerechtigkeit (Wahrung des Zustehenden oder dessen Wiederherstellung im Sinne von Thomas *von Aquin*), zur Feinfühligkeit (taktvolles Vorausahnen der Reaktion und der Bedürfnisse des Kranken und Leidenden) und schließlich zu einer persönlichen Beziehung, die bis zur Freundschaft reicht, wie dies Johannes Paul II. auf einem Chirurgenkongress 1987 empfohlen hat.

Zu einer Krise der Medizin kann es nur kommen, wenn Ungerechtigkeit, Taktlosigkeit und Lieblosigkeit dominieren, verbunden mit fachlicher Inkompetenz, zumal die Forschung zu einer Explosion der Information geführt hat, der der einzelne Arzt nur mit einem heroischen Willen zur Fortbildung folgen kann.

Die Herausforderung des christlichen Humanismus anzunehmen heißt für den Arzt, den leidenden Christus in seinen Patienten zu erkennen, mit dieser Erkenntnis aber die volle fachliche Kompetenz und Verantwortung zu verbinden, sowie seine Patienten wie Bruder und Schwester zu lieben mit fast allen sich daraus ergebenden Konsequenzen; und für den Patienten, nach dem Sinn des Leidens zu fragen, ihn zu erfahren, offen sein zu dürfen in seiner Qual, aber keine diesseitige Resignation aufkommen zu lassen. Der todgeweihte Patient muß sein Sterben als die größte Chance des Lebens sehen, eine Haltung, die beizeiten (nämlich noch vor der letzten Krankheit) erworben werden muß.

Literatur

M. Bergener: Umgang mit unheilbar Kranken und Sterbenden. Sandorama (1984), III, 34

P. Becker: Eine Herausforderung unserer Zeit: Sterbebegleitung – Lebensbeistand. Arzt und Christ (1987) 33, 86

Die menschliche Würde im Altwerden

Von **Johannes B. Torelló**

Aus einem zweifachen Grund möchte ich um Nachsicht bitten: meine ärztliche und seelsorgliche Arbeit hat mich oft die Problematik alter Menschen erleben lassen, aber nicht ausschließlich und nicht hauptsächlich, sodaß diese Überlegungen notwendigerweise unvollständig und sogar einseitig sein müssen. Wenn ich andererseits bei einem Großen wie C. G. *Jung*[1] lese, daß es eigentlich nur zwei Abschnitte im Menschenleben gibt, wobei das 40. Jahr die entscheidende Lebenswende bildet; wenn die allgemeine Rede vom 3. Lebensalter (ab 60) gesellschaftliche und gesetzliche Bestätigung findet, dann kann ich über das Altern, allem Anschein und Vollbeschäftigtsein zum Trotz, auch als Betroffener meine Gedanken vorbringen und das ist ein weiterer Grund für Subjektivität, also wiederum Einseitigkeit meiner Darlegungen.

Vorab gleich zum im Titel dieses Beitrags enthaltenen Ausdruck: Menschenwürde. Begriff und Wirklichkeit menschlicher Würde beziehen sich nicht und beruhen nicht auf physischen, seelischen, moralischen oder sozialen Eigenschaften der Person, sondern auf ihrem Wesen. Der Mensch als Person ist mehr als Individuum, mehr als Einheit: er ist Ganzheit, die in keiner anderen Einheit (Familie, Klasse, Volk), aufgehen kann, er ist nicht verschmelzbar und als Person nicht fortpflanzbar. Er ist nicht mitteilbar. Jede Person ist ein absolutes Novum, nicht eine Norm, sondern immer Ausnahme. Jeder ist einmalig und unwiederholbar. Da die Person geistig ist, kommt ihr allein Würde zu – als Gegenbegriff zu dem des Nutzwertes; und diese Würde kommt ihr wesentlich zu, unabhängig von aller vitalen und sozialen Nützlichkeit. Der Wert der Person

---

[1] *Jung*, Carl G., Erinnerungen, Träume, Gedanken. Walter. Zürich 1971.

entspringt ihrem „Wesen in sich", das rational, also moralisch ist. Darum hat die Person den Charakter des Zweckes: niemals darf sie als Mittel zu irgendeinem anderen Zweck betrachtet und behandelt werden. Sie ist ein absoluter Wert – von Anfang an bis in die Ewigkeit.

Dazu muß außerdem betont werden, daß sich bei aller Einheit und Ganzheit das Geistige mit dem Leib-Seelischen auseinandersetzen kann. Denn der Mensch ist tatsächlich bedingt (Vererbung, Milieu, Leiblichkeit, Krankheit usw.), aber nicht davon bestimmt (*Frankl*)[2], d. h. er kann zu diesen unausweichlichen Bedingungen Stellung nehmen. Selbstdistanzierung, Stellungnahme den eigenen Bedingtheiten gegenüber („Trotzmacht des Geistes") machen die geistige Person aus. Keine Person muß so sein, sie kann immer anders, besser, schlechter werden. Der Mensch als Person langt über sich selbst hinaus, weist auf einen anderen hin: das ist, was Selbsttranszendenz der Person genannt wird. Dieses „Hin- und Fortschwingen über die Leibzustände, das zum Wesen der Person gehört" (Max *Scheler*)[3], faßte Gabriel *Marcel* im Satz zusammen: „Der Mensch ist immer nicht nur mehr, als er hat, sondern mehr, als er ist"[4].

Die Person, ein unbegreifliches Werk Gottes

Wenn wir das im Licht der christlichen Offenbarung betrachten, so heißt es: der Mensch als Geschöpf Gottes ist gewiß arm – er ist vollständige Abhängigkeit und Nicht-Notwendigkeit, Beschränktheit und Zerbrechlichkeit; aber das ist die Kehrseite einer gewaltigen Positivität: als jeweils einmaliges und unwiederholbares Ebenbild Gottes hat er teil am Sein Gottes selbst. Denn Gott hat – nach der Beschreibung des Genesisbuches – einem Lehmkloß Seinen Odem oder Geist eingehaucht. So ist die Person, jede Person, als einmaliges Ebenbild Gottes immer unbegreiflich, ein lebendiges Geheimnis der schöpferischen Liebe, das uns die Sakralität von Leib und Seele erblicken läßt. Die Liebe, die Gott ist,

---

[2] *Frankl* Viktor E., Der unbedingte Mensch, in: „Anthropologische Grundlagen der Psychotherapie". Huber, Bern 1975. 83 ff, – Zehn Thesen über die Person, in: „Der Wille zum Sinn". Huber, Bern 1972.

[3] *Scheler* Max, Tod und Fortleben, in: „Schriften aus dem Nachlaß". Bd. I. Francke. Bern 1957, 9.

[4] *Marcel* Gabriel, Homo viator. Eine Philosophie der Hoffnung. Düsseldorf 1949.

ruft den einzelnen ins Sein und Leben – Gott kann sich nicht wiederholen, sodaß jede Person ein Unikat, eine Einzigartigkeit ist, Trägerin eines einmaligen Willen Gottes, die in der Ewigkeit Ursprung und Identität hat: „Mit ewiger Liebe habe ich dich geliebt"[5], „Ich habe dich beim Namen gerufen, du gehörst mir!"[6].

Darauf gründet und „grünt" (Hildegard *von Bingen*)[7] die Würde der Person, d. h. ihre Unantastbarkeit, die Verehrungs- und Liebenswürdigkeit des einzelnen Menschengeschöpfes, das immer (genial oder mongoloid, kräftig oder gelähmt, kreativ oder verkalkt) Träger der geheimnisvollen Liebe Gottes ist. Von daher hat es immer einen einmaligen Sinn, der verborgen ist im Herzen des Schöpfers, und ist es bestimmt zur – auch einmaligen – Vollendung oder Daseinsfülle, die wir Heiligkeit nennen.

Hätten alle, die Alten, die Reifen und die Jungen, dieses klare Menschenbild vor Augen, könnten wir uns nicht vorstellen, wie das sogenannte Problem des Alterns aussähe – gewiß ganz anders als es Psychologen und Soziologen, Ärzte und Gerontologen darstellen!

Jugend um jeden Preis

Man behauptet, daß frühe Kulturen dieses Problem nicht hatten, weil die Menschen viel jünger starben. In Wirklichkeit wurde damals jedem Lebensalter eine besondere Funktion zugeschrieben, die nicht unterdrückend, sondern eher zufriedenstellend war und als Abwehr von Frustrationen wirkte. Vielleicht lohnt es sich gar nicht zu erwähnen, aber: der Senat oder Rat der Ältesten war in fast allen Zeitabschnitten der Weltgeschichte vorhanden, im weltlichen und im religiösen Bereich, denn der alte Mensch wurde beachtet, geehrt und gefragt in allen Kulturen, außer in unserer eigenen. Gerade bei uns im Abendland, in der gepriesenen „Wiege der Zivilisation" ereignet sich das Entsetzlichste (corruptio optimi pessima!): nie zuvor hat sich eine Kultur entwickelt, die sich so vollständig und drastisch von der Transzendenz, vom Göttlichen losgelöst und dem krassesten Materia-

---

[5] Gen. 31, 3.
[6] Gen. 43, 1.
[7] Hildegard *v. Bingen*. Geheimnis der Liebe. Bilder von des Menschen liebhafter Not und Seligkeit. Walter Verlag. Olten 1957.

lismus ausgeliefert hat. Seitdem das naturwissenschaftlich-technische Denken alle Bereiche des Lebens beherrscht, besteht der Mensch nur als Leistender, als Arbeitskraft, als nützliches Werkzeug einer eher anonymen Staatsstruktur, von der allein verlangt wird, daß sie funktioniert, produziert und einem ein bißchen sinnliche Lust verschafft. Also: Jugend ist Trumpf, denn dies ist das Alter der Kraft, der Produktion und des Lebensgenusses. Daher wird der Jugend ständig und verlogen geschmeichelt; daher die peinliche Lächerlichkeit der Nachahmung der Jugend von seiten der Erwachsenen und sogar mancher Greise, die die eigene Wirklichkeit verleugnen und sich anzupassen versuchen – durch Jeans und Diskothekbesuch dann und wann –; daher die Bemühungen von Politikern, Professoren und Klerikern, um die Jugend durch alberne Konzessionen zu gewinnen; daher auch das Verschwinden des 4. Gebotes aus der Verkündigung und anderes mehr. Altsein ist Schuld, beschämende Schuld. „Jugend um jeden Preis und Verachtung des Alters" (J. *Bodamer*)[8] kennzeichnen tatsächlich unsere Gesellschaft. Traditionen zu achten, konservativ zu wirken, Vergangenes zu ehren, stellt heute keinen Lebenswert mehr dar. Denn Fortschritte werden immer schneller gemacht und alle, und alles wird kurzlebiger. Erfahrung ist im Nu veraltet, passe. In Wirklichkeit fehlt es bei uns, und zwar immer bedrückender, an Weisheit, welche die Erfahrungen und die Neuheiten zu bewerten, zu ordnen und human auszunützen weiß.

In diesem Rahmen wird das Altwerden zum Alptraum, oder, wie es J. *Nestroy* sagte: „Ja, ja, lang leben will halt alles, aber alt werden will kein Mensch." Denn man weiß es: hohe oder auch nur geringe Leistungen nicht mehr erbringen zu können heißt abgewertet, abgeschoben, wenn nicht deutlich verspottet, verachtet und weggeworfen zu werden. Der damals allgemein angenommenen Weltanschauung folgend hat das Nazi-Regime 200.000 alte Menschen und 400.000 Geisteskranke töten lassen! Man weiß auch, daß die heutige „Beschäftigkeit" weder sinnvoll noch Vitalität ist, aber man täuscht und betäubt sich gern. De facto führen viele äußerst dynamische Menschen kaum ein menschliches Leben.

---

[8] *Bodamer* Joachim. Das Alter als Lebensbilanz in der technischen Welt, in: „Der Mensch ohne Ich". Herder. Freiburg 1958. 90 ff.

Nestroy: ,,Wer Menschen kennt, der kennt auch die Vegetabilien, weil nur sehr wenig Menschen leben – und viele, unzählige aber nur vegetieren.

Wer in der Früh aufsteht, in die Kanzlei geht, nachher essen geht, nachher präferanzeln geht und nachher schlafen geht, der vegetiert; wer in der Früh ins G'wölb geht und nachher auf die Maut geht u. nachher essen geht, und nachher wieder ins G'wölb geht, der vegetiert. Wer in der Früh aufsteht, nachher a Roll' durchgeht, nachher in die Prob' geht, nachher essen geht, nachher ins Kaffeehaus geht, nachher Komödie spielen geht, und wenn das alle Tag so fort geht, der vegetiert. Zum Leben gehört sich, billig berechnet, eine Million, und das ist nicht genug; auch ein geistiger Aufschwung g'hört dazu, und das find't man höchst selten beisammen; wenigstens, was ich von die Millionär weiß, so führen fast alle aus millionärrischer Gewinnvermehrungspassion ein so fades, trockenes Geschäftsleben, was kaum den blühenden Namen ,,Vegetation" verdient."

Es ist menschlich, sich vor dem Verfall der eigenen leiblichen und seelischen Kräfte zu fürchten, aber unmenschlich ist es, sich vor der sozialen Isolierung und Verpönung fürchten zu müssen, wie ein Abfallprodukt der Gesellschaft behandelt zu werden: herabgesetzt auf den Rang des Verbrauchten, im Autobus rudelweise verpackt und zum Ausflug zusammengeschleppt ... wie eine paradoxe Wiederkehr der Kinder-Sommerlager der eher schlechten als ,,guten alten Zeiten". Zahlreiche alte Menschen werden in sogenannten ,,Heimen" (früher Hospize genannt) beherbergt, wo sie immer zur selben Stunde aufstehen müssen, das Zimmer verlassen – da die Bedienerinnen putzen müssen – und die Tage im Halbschlaf oder spielend verbingen wie in einer zweiten Kindheit (?) in gespannter Erwartung eines Besuches, die langen und langweiligen Stunden zählend, die sie noch vom Tode trennen. Es gibt Hospize, pardon Heime, die sehr, sehr schön und sehr, sehr teuer, behaglich bis luxuriös sind ... aber man bekommt dort immer denselben Eindruck: die Alten würden gern davonlaufen. Als Senior abgestempelt sein ist – auch mit allen möglichen Begünstigungen – schlimm, im Altersheim leben zu müssen, noch schlimmer. Denn man versinkt dabei sehr leicht in die Anonymität der Vermassung, man wird vom eigenen Milieu weggerissen, und weder die bezahlte Nettigkeit von Helfern und Pflegern noch die selbstloseste Nächstenliebe christlicher Beisteher können die Familienwärme und -Zuneigung ersetzen und das Gefühl, definitiv überflüssig zu sein, kompensieren oder lindern.

Abgesehen von der Lage in den Heimen – die auch nicht zu verteufeln ist, denn sie stellen in nicht wenigen Fällen die einzige Lösung dar –, muß man darauf hinweisen, daß das Alter an sich, vor allem aus dem bereits genannten Grund des überall wirkenden Leistungsdenkens als etwas Negatives, Zerstörendes, Enttäuschendes, Demütigendes, ja Deprimierendes aufgefaßt und erlitten wird: tatenlos bedeutet wertlos, Nicht-leistungsfähig-Sein oder als Nicht-leistungsfähig deklariert – werden bedeutet auch Nicht-geliebt-werden-Können. Die Depression ist oft nur laviert und sie offenbart sich allein durch psychosomatische Störungen (u. a. Schlaflosigkeit). Wenn das Altwerden wie ein Verlust oder wie das endgültige Abwärts erlebt wird, dann können sich kleinere Störungen allmählich verstärken. Frustrationen und Anpassungsschwierigkeiten im Alter werden zusammen mit unbewußten Ängsten zum ständigen Begleiter. Als Folge davon treten Angstzustände und eine zunehmende Aggressivität auf, die sich in vielen Fällen wiederum auf den Körper auswirken und zu organischen Beschwerden führen: Kopf- und Nackenschmerzen, Herzfunktionsstörungen, Hochdruck, rheumatische Erscheinungen usw. (*Luban-Plozza*)[9].

Schon früh wächst bei vielen die Angst vor dem Alter. Die Alternden fühlen sich vom Leben gekränkt und zugleich von Angst geplagt: Angst vor dem Versagen der leiblichen und seelischen Kräfte, letzten Endes vor dem Tod, selbstverständlich besonders dann, wenn Untätigkeit und Tod beinahe im selben Ausmaß nichts – als NICHTS – bedeuten.

Von daher rührt, gleich ob zu Hause in Einsamkeit, oder ob in einer Anstalt, der Zustand der Wunschlosigkeit, der entsprechenden Scham, der Erniedrigung – vor allem dann, wenn man sich aufgrund körperlicher Behinderung (Gelähmte aller Art) den anderen, fremden „Techniken" ausgeliefert sieht. Hinzu kommen ein beinahe unvermeindlich zunehmendes Mißtrauen der Umwelt gegenüber – „sie verstehen mich nicht",

---

9 *Luban-Plozza* Boris. Sistema nervoso e vita d'oggi. Ed. Menghini. Poschiavo 1968.

„sie haben ihre eigenen Anliegen und verfolgen ihre Zwecke bei mir und durch mich“: vom Geldverdienen bis zur Forschungsneugier und sogar zum „Himmelreich-Verdienen“! Auch Eifersucht (Jüngeren, Gesünderen, Protegierten oder Bevorzugten gegenüber) und die oben erwähnte Aggressivität als Selbstbehauptungs- und Rettungsversuch am Rande des Abgrundes sind zu beobachten. Es ist wirklich schwer, das Anders-Sein, das Schwach- oder Behindert-Sein, zu ertragen, auch wenn man zu Hause ist, bei jenen, an die man sich gebunden fühlt, ja wo man früher bestimmend und führend gewirkt hat.

Die Depression zeigt sich nicht nur durch mancherlei organische Störungen, sondern auch durch Einstellungen und „faule Philosophien“, die das Reden und das Verhalten nicht weniger alter Menschen kennzeichnen, von denen hier nur die schlimmste genannt werden soll: die Skepsis, die „goldene Wurstigkeit“, der Mangel an Glauben und Wertschätzung – dem Menschen, dem Leben, der Geschichte, der Religion gegenüber. Diese scheinbar kühle Grundhaltung muß als „das Schlimmste“ bezeichnet werden, denn sie verkleidet sich als Weisheit und ist im Grunde Nihilismus rein reaktiv – depressiver Herkunft, den die Vitalität überhaupt nicht schont, sondern gerade an ihrem Mark äußerst gefräßig nagt.

Der Beruf des Pflegers als wahre Berufung

Das alles macht den Umgang mit alten Menschen nicht einfach. Viele, die diesen wichtigen Dienst mit Idealismus ergreifen, werden bald entmutigt. Mit dem Ideal der Nächstenliebe muß daher großer Realismus gepaart werden. Ein nicht bei allen Gutwilligen vorhandener Scharfblick muß entwickelt werden, um an keiner Methode zu kleben, und die einzelne Person mit deren inneren und äußeren, leiblichen, charakterlichen, beruflichen und sozialen Umständen zu erkennen und zu berücksichtigen. Jede Person hat und zeigt negative und positive Eigenschaften, die der Aufmerksamkeit des Helfers nicht entgehen sollten, um Verallgemeinerungen zu vermeiden, die die personale Begegnung immer beeinträchtigen, wenn nicht völlig vereiteln. Wer zwei Personen gleich anspricht und behandelt, ist kein Menschenhelfer, sondern ein Schuster! Hinter den körperlichen und seelischen Eigenschaften sollte man die Einmaligkeit der jeweiligen Person entdecken und würdigen. Die personale Begegnung ist eine Kunst, keine exakte Wissenschaft, die man ein für alle Mal beherrschen kann: eine Kunst, die immer neu gefunden und erfunden werden soll. Etiketten sind immer trügerisch und fördern Vereinfachungen und Pauschalierungen, die der Würde des einzelnen nicht gerecht werden können.

Man sollte sich jedem alten Menschen nähern, als ob er der erste wäre, dem man begegnet. Es ist sehr leicht, alte Menschen zu verletzen und sogar zu erniedrigen. Die Technik, die ärztliche Technik tut das des öfteren, weil sie dazu neigt, im Nächsten einen „Fall", einen Namenlosen zu sehen und an ihm herumzumanipulieren. Der Name, die Biographie, die Familie, der frühere soziale und berufliche Stand des einzelnen müssen immer bekannt sein, genannt, erwähnt und anerkannt werden, um den Dienst an ihm annehmbar und liebenswürdig zu machen. Taktgefühl, Einfühlungsvermögen, Respekt vor Sonderbarkeiten und sogar Launen gehören dazu sowie Natürlichkeit, Schlichtheit und unaufdringliche Fröhlichkeit. Das „Zeiterlebnis" der alten Menschen ist klebrig, langsam, eher eintönig und grau: daher wirken bei ihnen die Hektik, die Geschäftigkeit, die Eile, das Sich-Sputen verletzend und rücksichtslos. Man muß sich beherrschen, das Gefühl der echten Zuwendung und der Mühelosigkeit der – wenn auch de facto harten – Hilfeleistung zu erwecken: denn der Eindruck, eine Last für alle zu sein, schwächt die Vitalität und schürt die Depression und sogar die Verzweiflung.

Eine gewisse Autorität, Entschlossenheit und Geistesgegenwart sind bei jedem Pfleger notwendig, jedoch im fördernden Sinn dieser Eigenschaften, d. h. als Erwecker von schlummernden Kräften, von noch vorhandener, wenn auch teilweise verschütteter Freiheit und Verantwortlichkeit, von Mut und Großherzigkeit. Die verbreitete Unsitte, mit Alten umzugehen wie mit Kindern – blödeln, witzeln, herumkommandieren, kurzschlüssig schmeicheln und belohnen usw. – ist wie Öl ins Feuer der Empfindlichen und wie ein Schlag ins Wasser für die mutlos Passiven; all das stellt immer eine schwere Kränkung, ja eine Technik der Erniedrigung der personalen Würde dar, die gänzlich und ausnahmslos verbannt werden muß. Jeder Helfer reinige die eigenen Augen, um auch hinter der Erscheinung eines völlig verkalkten Greises, hinter paranoiden oder zwangsneurotischen Charakterzügen, hinter Starrheiten und Sturheiten der Senilen, hinter einem körperlichen und seelischen Wrack die Größe und die Würde der Person erblicken und achten zu können!

Dazu muß man die persönliche Situation des Helfers selbst berücksichtigen: nicht selten wird er bei der Pflege von alten Menschen mit harten Schicksalsfragen konfrontiert, die er wegen seiner Erziehung, familiärer Schwierigkeiten, sittlicher Lebenskrisen und sonstigen Engpässen nicht bewältigen kann – das Problem des Leidens, des menschlichen Verfalls und schließlich des Todes. Es ist nicht leicht, über Helfer zu verfügen, die die eigenen ungelösten Fragen nicht auf die Alten projizieren, Helfer, die eine feste und klare Weltanschauung haben und dem Mysterium des Lebens und des Todes voller Achtung und frei von Angst gegenüberstehen. Aber es ist notwendig und allein Not-wendend! Hier muß ich klipp und klar die Überzeugung äußern, daß allein der christliche Glaube einen Menschen für den Dienst am-alten-Nächsten wirklich ausrüstet und sowohl unpassenden Aktivismus als auch Passivität und Neutralität zu vermeiden weiß. Nur der christliche Glaube vermag einem Menschen im abschließenden Kapitel seines Lebens zu helfen, denn nur der Glaube läßt es als Übergang vom irdischen in das ewige Leben, vom Leiden in unvergängliches Glück, vom Schatten in das Licht, von der Gebrechlichkeit in die Vollendung begreifen und erleben. Er allein ist nicht billiger Trost in diesem entscheidenden letzten Existenzabschnitt. Ist der notwendige personale Umgang gelungen, ist eine nicht gekünstelte Freundschaft erreicht, besteht die Beziehung alter Menschen – Helfer in einem immer innigeren täglichen Gespräch, so wird die Möglichkeit entstehen, echte Hilfe zu leisten, die sowohl den einen als auch den anderen befriedigen kann. Erst dann wird die Erwähnung und Empfehlung von geistlichen, religiösen, sakramentalen Hilfsmitteln nicht als Einmischung in fremde Angelegenheiten und nicht als Manipulation der Intimität, sondern als Zeichen und glaubwürdiger Ausdruck wahrer brüderlicher Liebe angenommen.

Nur jener, der davon überzeugt ist, daß man das, was man dem Geringsten tut, Christus selbst getan hat, ja, nur er, der im verfallenen, hilflosen, leidenden Menschen Christus zu sehen vermag, wird jenen Mut und jene Geduld, die Kraft und die Zartheit, das Feingefühl und die Entschlossenheit aufbringen, die dieser Dienst am alten Menschen erfordert. Denn hier geht es nicht um irgendeinen Beruf, sondern um eine wahre Berufung!

Kurzbiographien

Johannes BONELLI, geb. 1944, Dr. med., Universitätsprofessor, Facharzt für Innere Medizin, Kardiologie und Klinische Pharmakologie. Habilitation für Innere Medizin 1980 an der Universität Wien. Ärztlicher Direktor des Krankenhauses St. Elisabeth, Wien und Vorstand der Abteilung für Innere Medizin. Direktor des IMABE-Instituts für medizinische Anthropologie und Bioethik, Wien.
Adresse: 1080 Wien, Pfeilgasse 20/18 (Österreich)

Friedrich KUMMER, geb. 1938, Dr. med., Universitätsprofessor, Facharzt für Innere Medizin. Habilitation für Innere Medizin 1975 an der Universität Wien. Vorstand der 2. Medizinischen Abteilung mit Lungenkrankheiten und Tuberkulose des Wilhelminenspitals der Stadt Wien.
Adresse: 1050 Wien, St. Johann-Gasse 1–3 (Österreich)

Andreas LAUN, geb. 1942, Dr. theol., Univ.-Doz., gehört dem Orden der Oblaten des hl. Franz von Sales an. Nach Studien in Salzburg, Eichstätt und Fribourg ist er einerseits in der Seelsorge tätig (seit 1989 Pfarrer im Kahlenbergerdorf bei Wien), andererseits als Moraltheologe an den Ordenshochschulen in Heiligenkreuz und in Benediktbeuern (BRD)
Adresse: 1190 Wien, Zwillinggasse 2 (Österreich)

Elisabeth LUKAS, geb. 1942, Dr.phil., Klinische Psychologin und Schülerin von Viktor E. Frankl, seit 1968 ist sie Fachl.Leiterin des „Süddeutschen Instituts für Logotherapie GmbH" in Fürstenfeldbruck bei München. Vorträge und Vorlesungen auf Einladung von über 40 Universitäten machten sie international bekannt. Ihre 14 Fachbücher sind in 9 Sprachen übersetzt worden. Heute gilt sie als eine der bedeutendsten Interpretinnen des Franklschen Werkes.
Adresse: 8080 Fürstenfeldbruck, Geschwister-Scholl-Platz 6 (BRD)

Günther PÖLTNER, geb. 1942, Dr. phil., Universitätsprofessor, Gastprofessor in Münster, Studium an der Akademie für Musik und darstellende Kunst (Staatsprüfung aus dem Hauptfach Klavier mit Auszeichnung, 1962). Studium an der Universität Wien (Philosophie, Pädagogik, Geschichte), Promotion zum Dr. phil. sub auspiciis praesidentis 1967. Habilitation 1976.

Adresse: 1180 Wien, Schopenhauerstraße 68 (Österreich)

Martin RHONHEIMER, geb. 1950, Dr. phil., Universitätsprofessor, a.o. Professor für Ethik und politische Philosophie an der Philosophischen Fakultät der Römischen Hochschule vom Hl. Kreuz (Ateneo Romano della Santa Croce). Promotion 1977.

Buchveröffentlichungen: Politisierung und Legitimitätsentzug (1979); Familie und Selbstverwirklichung (1979); Natur als Grundlage der Moral (1987). Zahlreiche Beiträge in Zeitschriften und Sammelwerken.

Adresse: 8044 Zürich, Ackermannstraße 25 (Schweiz)

Juan ROSADO, geb. 1965, Dr. Phil., Studium der Philosophie in Wien und Pamplona. Dissertation: „Personsein und der Anfang menschlichen Lebens".

Wissenschaftlicher Mitarbeiter des IMABE-Institutes für medizinische Anthropologie und Bioethik, Wien.

Adresse: 5020 Salzburg, Schießstattstraße 19

Alfred R. SONNENFELD, geb. 1951, Dr. med., Dr. theol., Leiter der Forschungsgruppe für Bioethik des Lindenthal Instituts, Köln. Promotion in Medizin 1975. Studentenseelsorger in Bonn. Zahlreiche Veröffentlichungen zur medizinischen Ethik.

Adresse: 5300 Bonn 1, Adenauer Allee 129 (BRD)

Johannes B. TORELLO, geb. 1920, Dr. med., Dr. theol., 1948 Priesterweihe in Madrid. Ab 1970 Rektor der Wiener Peterskirche. 1989 Ernennung zum Prälaten. Zwei Bücher wurden mehrfach übersetzt: „Psychoanalyse und Beichte" sowie eine Sammlung verschiedener in Wien erschienener Aufsätze.

Adresse: 1010 Wien, Petersplatz 6 (Österreich)